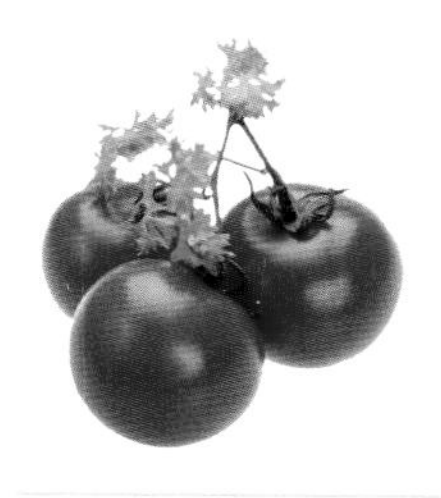

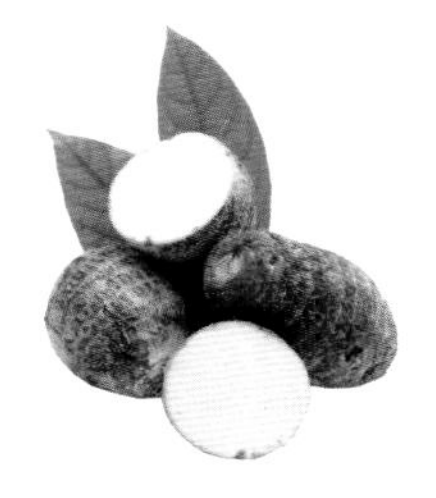

◎视频互动祛病书◎

肝病怎么吃

| 胡维勤　编著 |

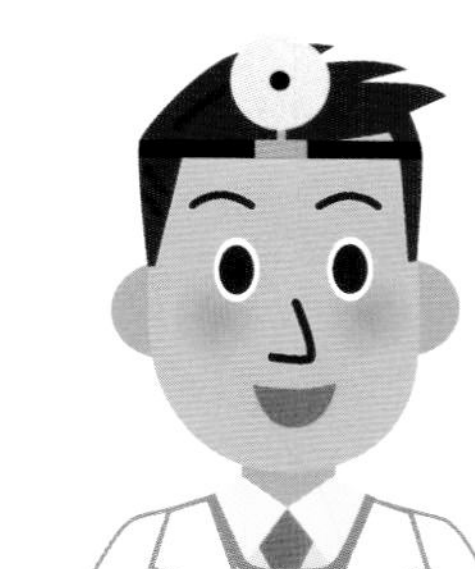

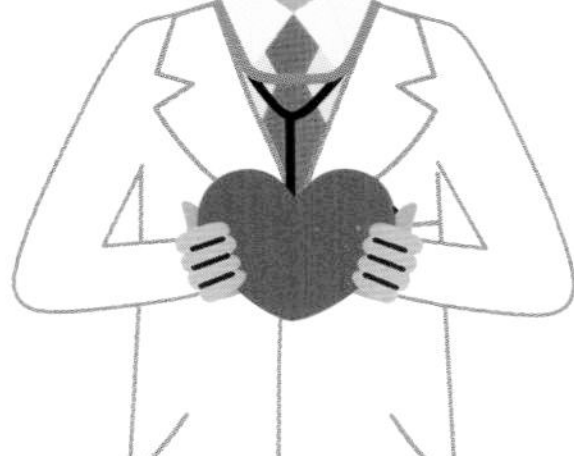

时代出版传媒股份有限公司
安徽科学技术出版社

图书在版编目（CIP）数据

肝病怎么吃 /胡维勤编著. --合肥:安徽科学技术出版社,2015.4
（视频互动祛病书）
ISBN 978-7-5337-6470-8

Ⅰ.①肝… Ⅱ.①胡… Ⅲ.①肝疾病－食物疗法－食谱
Ⅳ.①R247.1②TS972.161

中国版本图书馆CIP数据核字(2014)第236127号

肝病怎么吃 胡维勤 编著

出 版 人：黄和平 策划编辑：丁凌云 吴 玲 责任编辑：黄 轩
特约编辑：黄 佳 封面设计：谢颖设计工作室
出版发行：时代出版传媒股份有限公司 http://www.press-mart.com
安徽科学技术出版社 http://www.ahstp.net
(合肥市政务文化新区翡翠路1118号出版传媒广场，邮编：230071)
电话:(0551)63533330
印 制：深圳市雅佳图印刷有限公司 电话：(0755)82426000
（如发现印装质量问题，影响阅读，请与印刷厂商联系调换）

开本：723×1020 1/16 印张：13 字数：250千
版次：2015年4月第1版 2015年4月第1次印刷

ISBN 978-7-5337-6470-8 定价：28.50元

序言 Preface

肝脏是人体内重要的“排毒”和“解毒”的器官，在保障人体健康方面起着至关重要的作用。但是，在当今社会，各种肝脏疾病越来越严重地威胁着人们的健康。我国是病毒性肝炎的高度流行区。出现这种状况的原因，一方面是人们缺乏肝病知识，另一方面是大家还没有完全意识到肝病对人类健康的危害性。过去人们一直认为肝病是饮酒造成的，然而，近年来的医学研究发现，饮酒只是引发各种肝病的原因之一，其他原因还有很多。所以，我们要重视肝病。

在日常生活中，肝病患者除了要积极治疗、定期检查外，饮食调理也很重要。如饮食得当，则有利于病情的恢复；如饮食不当，则可能使病情加重，甚至危及生命。虽然目前α－干扰素的抗病毒作用已被肯定，但副作用很大，价格昂贵，其应用和效果都不尽如人意。所以说，合理的饮食调理和中医中药治疗不失为治疗肝病的重要措施。饮食疗法取材简单，应用方便，效果确切，集营养与药疗于一体，深受肝病患者的喜爱。

本书共分为四章。第一章主要介绍了肝脏的基础知识，包括肝脏的位置、功能、肝病信号以及肝病患者的饮食原则等。希望通过本章的内容能够引导读者认识肝脏，在生活细节和饮食习惯中保护肝脏。

在第二章中，我们挑选了15种常见的肝病，分别介绍了其症状、高发人群以及饮食原则。针对每种病症的具体情况，本书还推荐了其对症的特效食谱供患者选择。

在我们日常接触的食材中，有很多具有养护肝脏的功效。在第三章中，我们为您介绍40种辅助调养肝病的食材，从这些食材的基本知识入手，包括每日适用量、营养成分、养肝功效、食用建议、搭配宜忌及其食疗菜谱，让肝病患者可以根据自己的病情和饮食爱好选择适合的食物，吃得明白，吃出健康。

在第四章中，我们分别为您介绍了26道养肝药茶和汤饮。这些药茶和汤饮不仅制作简单，而且在调养肝脏方面效果明显。

最后，本书还带有两个附录，分别讲述如何从运动方面来保护肝脏。通过这些内容，希望能够让患者学会从简单的运动中去护肝养肝。

本书中的食疗菜谱都附有精美的图片及二维码。只要用您的手机对准二维码扫一扫，菜谱的完整制作过程就会呈现在您眼前，让您轻轻松松就学会，完完全全掌握养肝护肝、调理肝病的菜肴的制作方法。

书中提及的有关肝病的知识非常丰富，衷心希望能为肝病患者提供一定的帮助。同时，在编撰的过程中，难免出现疏漏，欢迎广大读者提出宝贵的意见。祝愿各位患者早日恢复健康，远离疾病困扰。

胡维勤

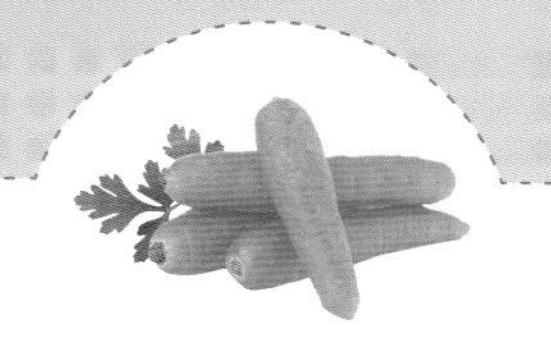
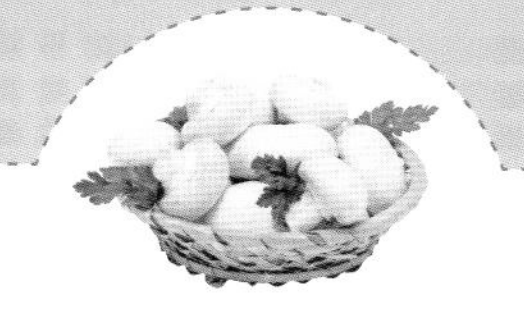
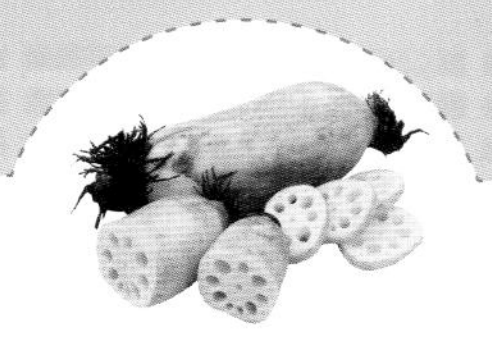

Contents 目录

Part 1 认识我们的肝脏

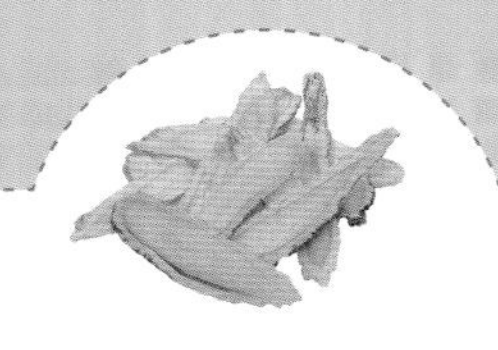
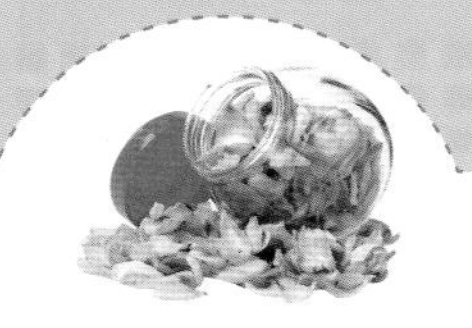
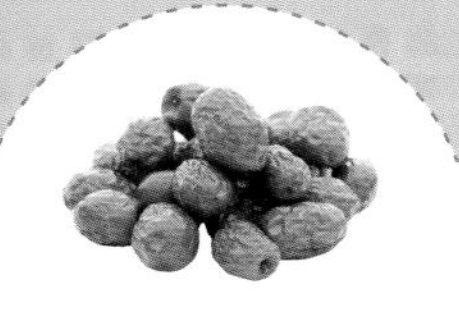

Part 2 15种常见肝病吃什么？怎么吃？

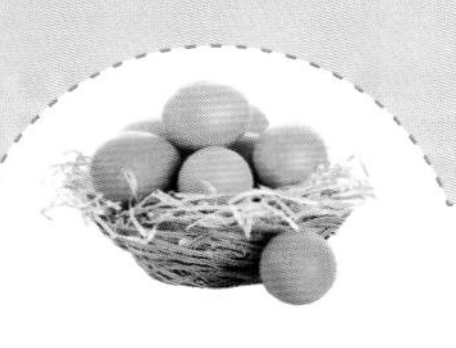
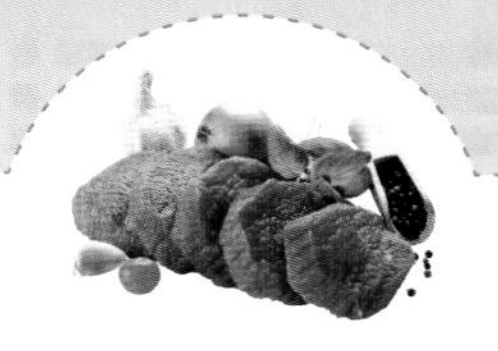
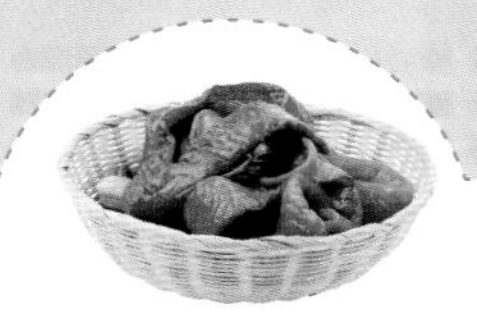

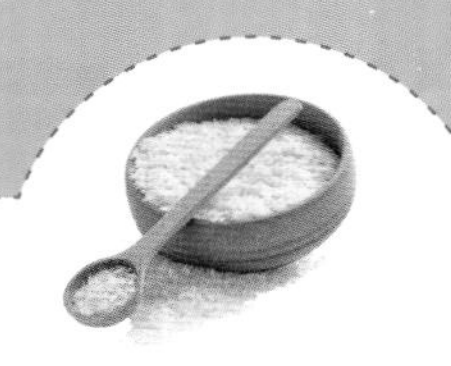
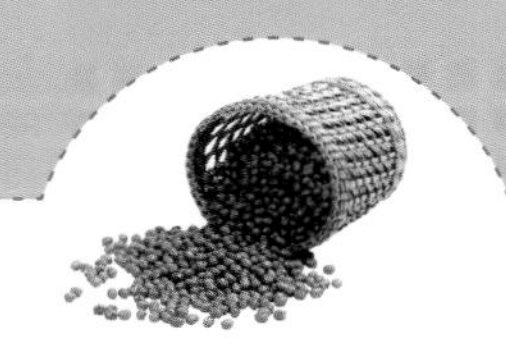
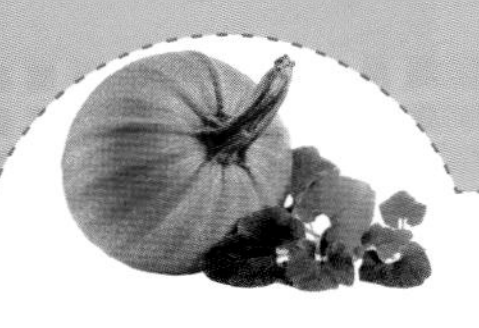

Part 3　40种养肝食材就该这样吃

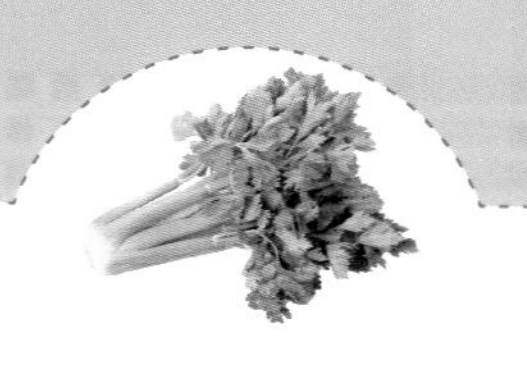
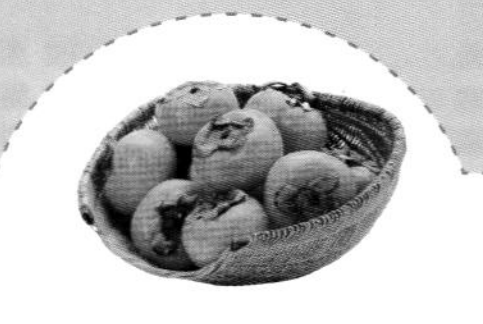
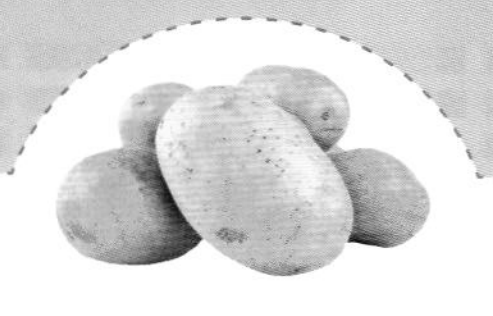

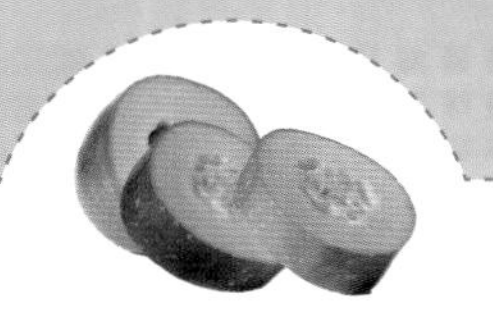
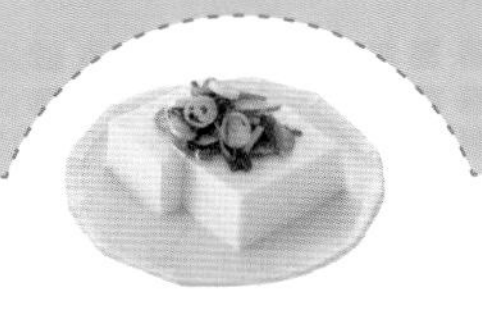
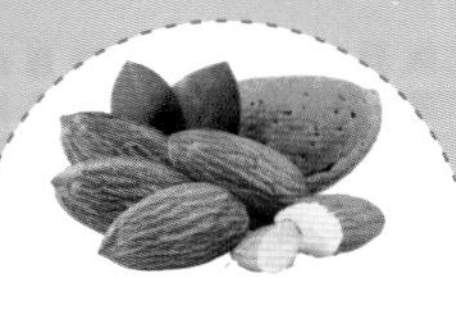

Part 4 有效护肝的药茶、汤饮

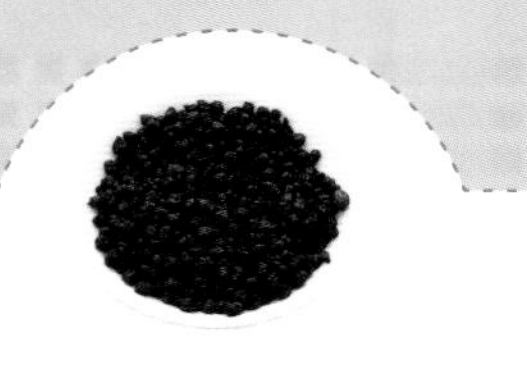
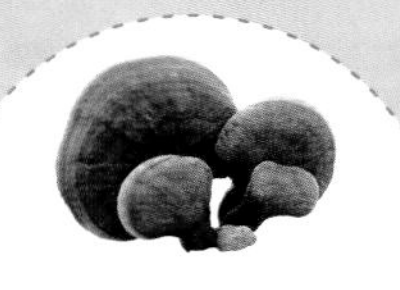
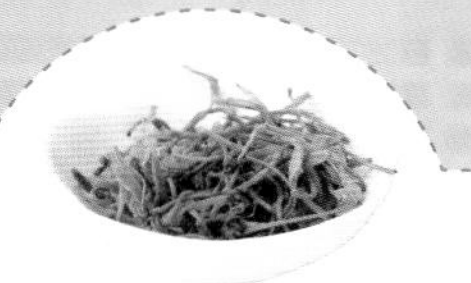

附录 1 运动也可保肝护肝

附录 2 “小动作”护肝法

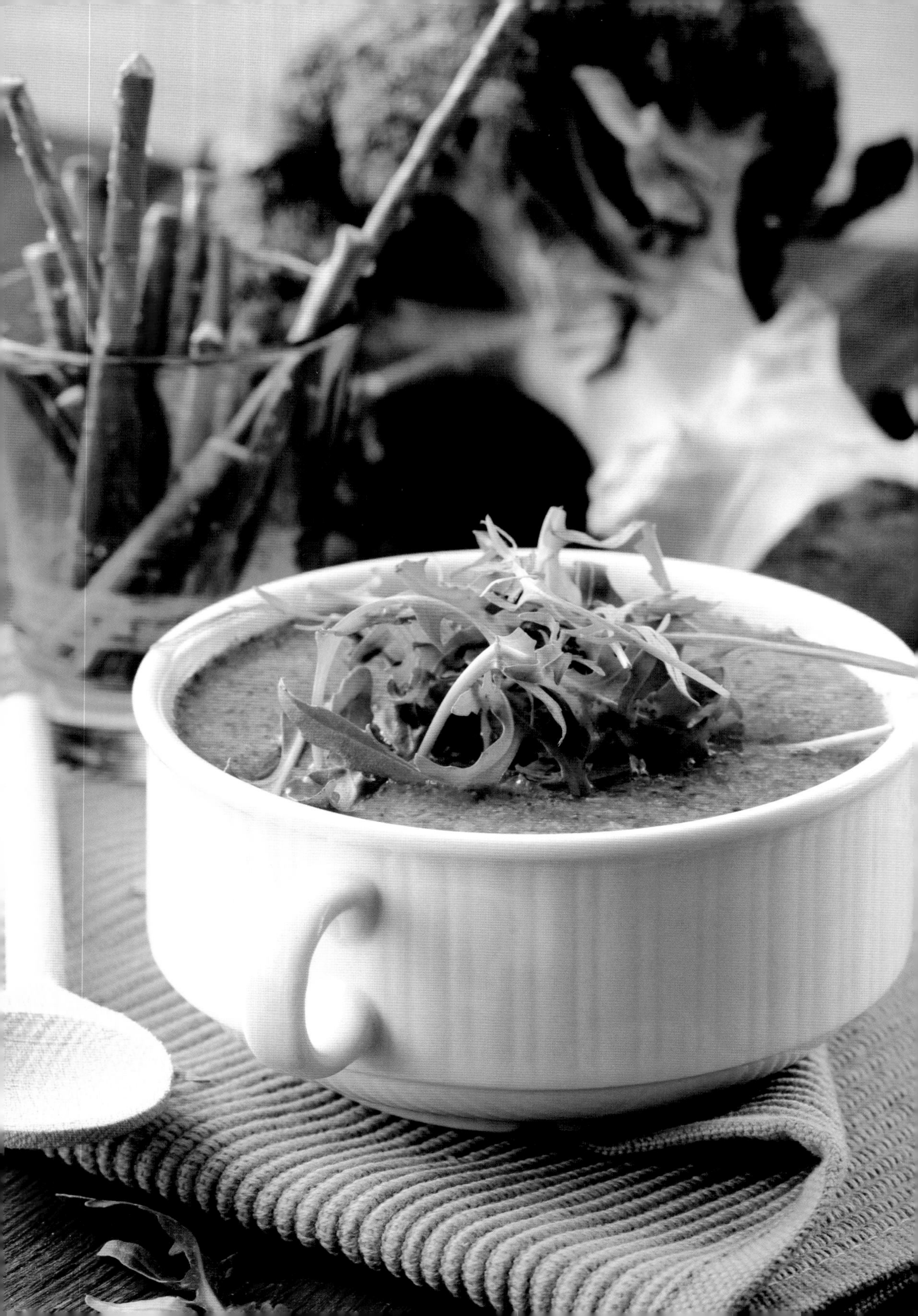

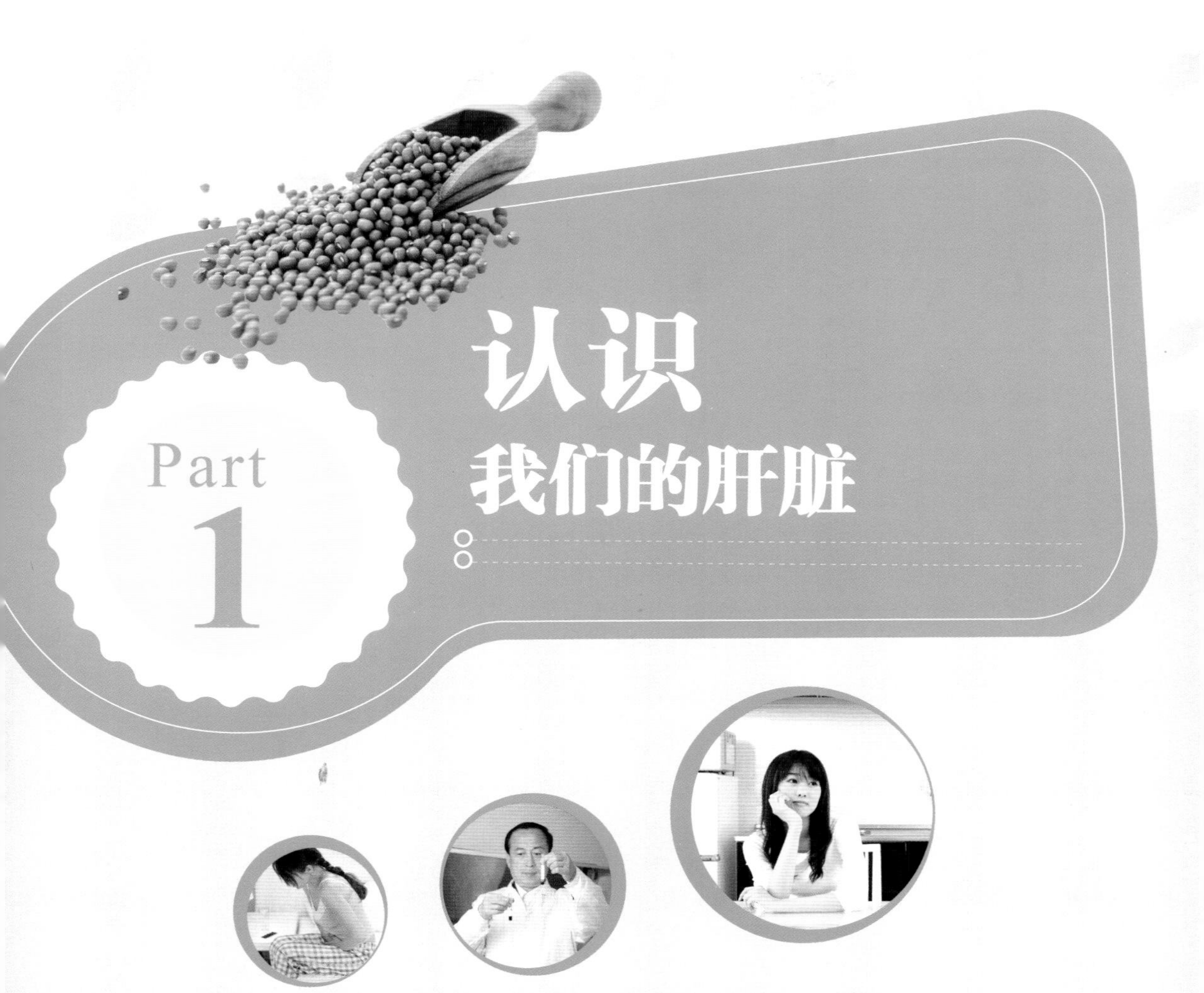

Part 1 认识我们的肝脏

关于肝脏，你了解多少？肝脏是人体内最大的内脏器官，负责碳水化合物、脂肪、蛋白质三大营养物质的代谢和储存；除了消化功能，它的另一个主要功能是为人体“解毒”。肝脏除了具有强大的解毒功能，也是个“最容易受伤”的器官，病毒感染、环境污染、不良生活及饮食习惯、不良情绪、滥用药物等多种因素，均可导致肝脏发生病变，出现乙肝、脂肪肝、酒精肝、肝硬化、肝纤维化、肝癌等令人谈“肝”色变的疾病。事实上，现代人经常出现的各种亚健康状况、情绪问题，甚至某些心理问题，也都与肝脏健康状况密切相关。既然肝脏如此重要，肝病如此可怕，我们该如何在日常生活中养护好肝脏呢？本章将为您详细介绍。

肝脏的位置及功能

肝脏位于人体右腹腔深部，横膈膜下面，具有代谢、解毒、免疫、造血和其他多种功能，对人体具有非常重要的作用。要更好地保护肝脏，就要先了解肝脏的基本知识。

肝脏在人体中的位置

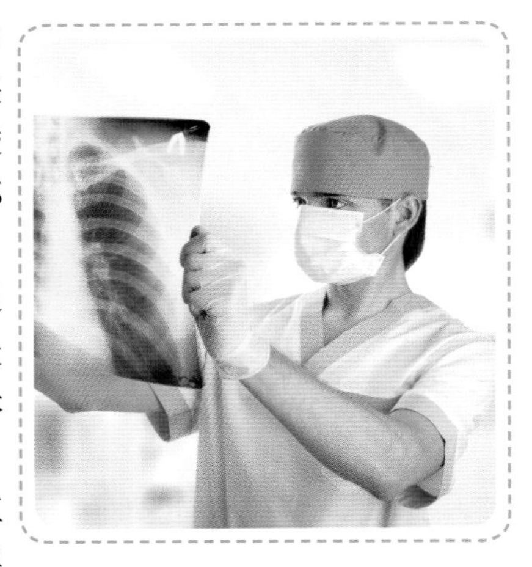

肝脏呈不规则的楔形，右侧钝厚而左侧扁窄，由许多条韧带固定在腹腔内，表面被灰白色的肝包膜包裹着，深藏于人体右腹腔深部，横膈膜下面。肝脏体积较大，占据了几乎全部的右季肋区、大部分腹上区和小部分左季肋区。大部分肝脏被肋弓所覆盖，仅在腹上区、右肋弓间有部分露出，并直接接触腹前壁。因为有充足的血液供应，肝脏呈棕红色，质软而脆。作为人体最大的内脏器官，成年人的肝脏重量占体重的1/50~1/40，体积为25厘米×15厘米×16厘米左右。

以肝内血管和肝内裂缝为基础，可将肝脏分为“五叶四段”，即左内叶、左外叶、右前叶、右后叶、尾叶，左外叶又分为左外叶上下段，右后叶又分为右后叶上下段。肝脏左叶上面膈邻近心包和心脏；右叶上面膈邻近右胸膜腔和右肺；右叶后缘内侧邻近食管；左叶下面接触胃前壁；方叶下接触幽门；右叶下面前边接触结肠右曲；中部近肝门处邻接十二指肠；后接触肾和肾上腺。

肝脏的位置并不是固定不动的，这是由于肝脏上缘与膈相邻，所以当人体呼吸时，肝脏可随呼吸运动而被膈推动下移。其位置表现为吸气时稍下降，呼气时稍上升，通常平静呼吸时升降可达2~3厘米。另外，由于肝脏自身的重力，人站立时与平卧时其位置也不同。

肝脏的生理特征与生理功能

肝脏是人体内新陈代谢最旺盛的器官，其血流量极为丰富，约占心输出量的1/4，每分钟进入肝脏的血流量为1 000～1 200毫升。实验证明，动物在完全摘除肝脏后只能生存50多个小时，这说明肝脏是维持生命活动必不可少的重要器官。肝脏的主要功能是进行蛋白质、脂肪、碳水化合物、激素的代谢，解毒，分泌胆汁，免疫防御，以及造血、储血和调节血循环量等。

代谢功能：包括合成代谢、分解代谢和能量代谢。人每天摄取的食物中含有丰富的碳水化合物、蛋白质、脂肪、维生素，这些营养物质经过胃肠初步消化吸收后，就通过血液循环进入肝脏，经过肝脏的分解作用，转化成为葡萄糖、氨基酸、脂肪酸等物质。这些分解后的物质又会在肝脏内被合成为人体所需要的蛋白质、脂肪和一些特殊的碳水化合物或能量物质等，以供应全身。经过这个过程，从食物中摄入的营养物质就变成了人体中的一部分。

人体内许多激素在发挥其调节作用后，主要在肝脏内被分解转化，从而降低或失去其活性，称为“灭活”。肝脏的这一功能非常重要，如肝脏发生病变而对激素“灭活”功能降低，就会使体内雌激素、醛固酮、抗利尿激素等水平升高，从而出现男性乳房发育、肝掌、蜘蛛痣及水钠潴留等现象；若肝脏对胰岛素的灭活能力减弱，则会导致血中胰岛素含量增高，引发多种病症。

解毒功能：肝脏的解毒方式主要有4种：①化学方法。如氧化、还原、分解、结合和脱氧作用，其中结合作用是肝脏解毒的最重要方式，通过肝内的有机酸或无机酸与毒物结合，生成新的物质而失去毒性。如有毒的氨在肝脏内被合成无毒的尿素，并随尿液排出体外。②分泌作用。一些重金属如汞，以及来自肠道的细菌，可随肝脏中的胆汁分泌排出。③蓄积作用。某些有毒的生物碱进入人体后，可先被蓄积于肝脏，肝脏逐渐少量释放这些物质，以降低对身体的毒害。④吞噬作用：细菌、染料及其他颗粒性有毒物质，可被肝脏的网状内皮细胞吞噬。

分泌胆汁：肝细胞制造、分泌的胆汁经胆管输送并储存到胆囊。进食时胆囊会自动收缩，通过胆囊管和胆总管把胆汁排泄到小肠，以帮助消化和吸收脂肪。

免疫防御功能：肝脏里有一种为数不少的细胞，叫做“库普弗细胞”，它既是肝脏的卫士，也是全身的保护神。进入血液的外来分子，尤其是颗粒性的抗原物质，一旦经过肝脏，就会被这种细胞吞噬、消化，或经过初步处理后交给其他免疫细胞进一步清除。

造血、储血和调节血循环量：由于血液通过两根血管流入肝脏，同时经过另一根血管流出肝脏，因此肝脏的血流量很大，血容量相应也很大。当人体静止休息尤其是躺卧时，大部分血液流回肝脏，这时肝脏就像一个“血池”，储存着大量血液；当其他的器官需要血液时，肝脏就可以拿出一部分血液为其所用。

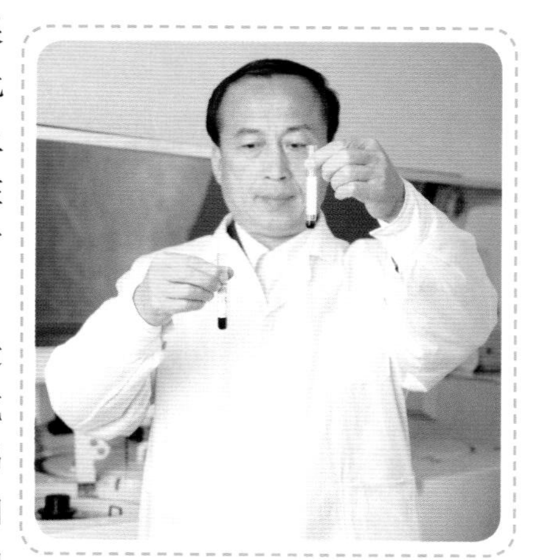

其他功能：几乎所有的凝血因子都是由肝脏制造的，肝病可引起凝血因子缺乏，造成凝血时间延长或发生出血倾向，临床上可见肝硬化患者因肝功能衰竭导致出血不止甚至死亡；肝脏还参与水、电解质的调节，若肝脏发生损伤，对钠、钾、铁、磷等电解质调节失衡，会导致水钠潴留，引起水肿、腹水。

留意身体发出的肝病信号

肝脏本身没有痛觉神经，所以我们无法直接感知来自肝脏的“疼痛”。但由于肝脏与全身多种生理功能息息相关，身体的很多部位都可以向我们传达肝脏的健康状况。如果身体已经发出了以下“求救信号”时，尤其是有好几种症状同时出现，经过休养后，症状依然没有消除，便可怀疑有患肝病的可能，要及时去医院进行检查。

食欲减退、恶心厌油

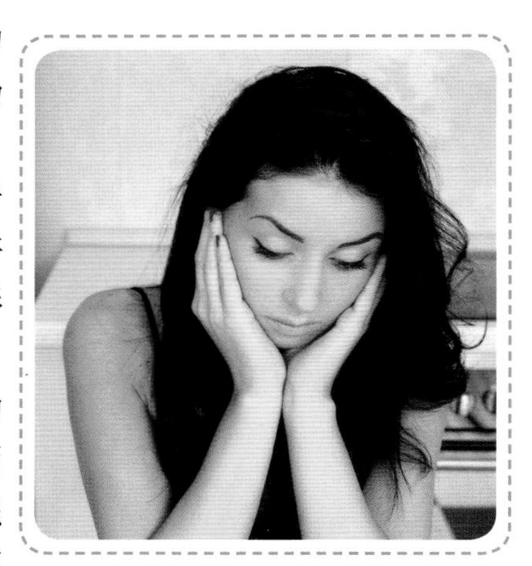

食欲减退、恶心厌油是大多数肝炎患者都会出现的症状，尤其是黄疸型肝炎患者表现得更严重。这是因为分泌胆汁是肝脏的重要功能之一，胆汁是一种消化液，有乳化脂肪的作用，可使脂肪乳化成许多微滴，有利于脂肪的消化。人体内的胆汁约有75%由肝细胞生成，肝脏一旦患病，肝细胞分泌胆汁的功能就会降低，从而影响脂肪的消化，所以患者会出现厌油症状。

另外，患肝病时还会导致胃肠道充血、水肿、蠕动减弱，出现胃肠功能紊乱等症状，影响患者对食物的消化和吸收，因而出现食欲减退、恶心厌油等症状。勉强进食后腹部出现饱胀感，有的还会出现上腹不适、呕吐、腹泻、体重减轻等症状。

持续性发热，并排除其他感染

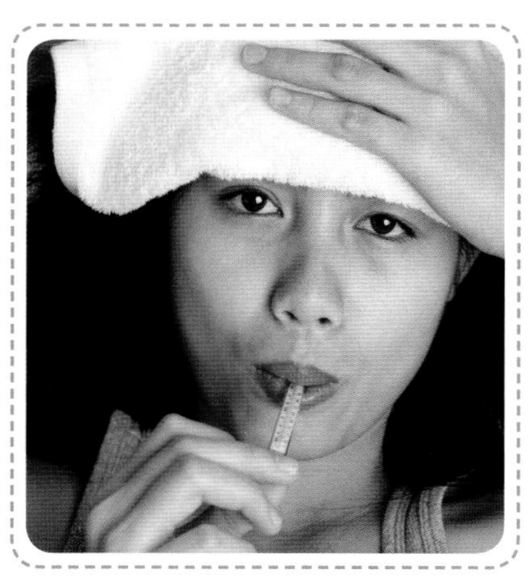

急性黄疸型肝炎患者早期常有发热症状，体温多在37.5~38.5℃，一般持续3~5天，而无黄疸型肝炎者发热时体温远远低于黄疸型肝炎者。急性无黄疸型肝炎发热一般为低热，高热少见，并表现出怕冷、头晕头痛、周身不适、食欲减退等类似感冒的症状。急性重型肝炎患者体温在24小时内急剧上升，可出现高热。

肝炎患者发热主要是肝细胞发生炎症、坏死，激活中性粒细胞、单核细胞释放致热源，刺激下丘脑体温调节中枢。同时，肝功能损害使肝脏解毒功能降低，不能及时清除某些代谢产物，也可引起发热。

尿黄如茶色

人体内红细胞的平均寿命是120天，当它死亡后会破裂释放出血红蛋白，经过一系列的分解代谢后变成一种橙黄色的物质，即胆红素。胆红素有毒性，在肝脏中进行代谢后最终随粪便和尿液排出体外。

肝病患者由于肝细胞被破坏，影响胆红素的代谢，使胆红素进入血液的量增多，经尿液排出体外较平时增加，故尿色加深。尿的颜色越黄，说明肝细胞被破坏越严重，若病情好转，则尿色逐渐恢复正常。

全身乏力，疲劳感无法消除

疲乏无力是肝炎患者发病的早期表现之一。轻者不爱活动，重者卧床不起，连洗脸、吃饭都懒得动。尽管经充分休息，疲劳感仍不能消除，严重者好像四肢与身体分离似的。

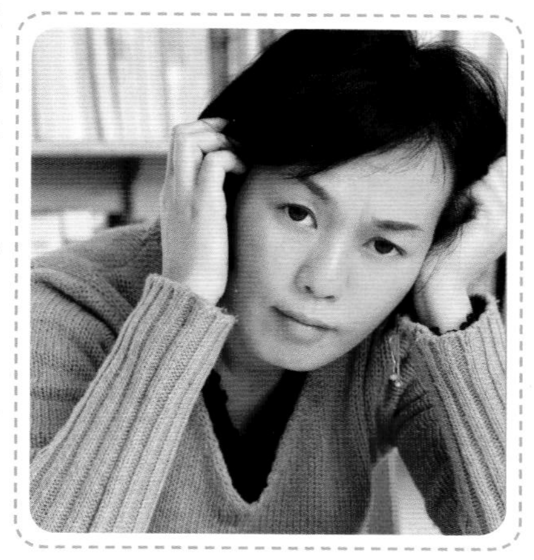

出现这些症状主要是由于肝炎患者食欲不振，出现消化吸收障碍，导致人体能量不足；其次是由于病毒导致肝细胞遭到破坏，从而使肝脏制造和储存糖原减少，身体功能不足。另外，肝脏代谢出现问题之后导致的维生素缺乏、电解质紊乱及肝细胞破坏，都会引起血中胆碱酯酶减少，影响神经、肌肉的正常功能，从而出现无法消除的全身乏力。

面色晦暗、发黄、无光泽

与被太阳晒黑的皮肤不同，肝病患者的面部皮肤发黄、晦暗而无光泽度；慢性肝病早期会出现严重的黑眼圈，其中大多数为慢性乙型肝炎。

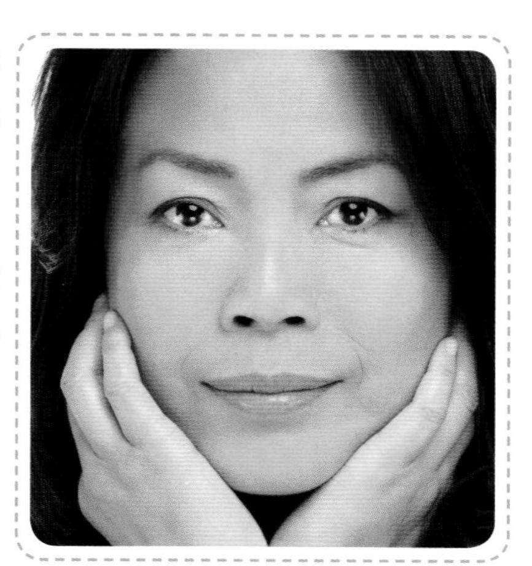

从未患过肝炎的人，若在出现畏寒、发热、恶心、呕吐、肝痛、极度乏力等症状后，突然出现眼睛和皮肤发黄，则表明已患急性黄疸型肝炎；慢性肝炎患者若出现黄疸，则表明病情加重。

下肢或全身水肿

肝病患者初期可见下肢明显水肿，甚至全身水肿，按之凹陷，并排除肾脏损害。肝硬化、肝癌伴腹水的患者，常有下肢水肿，轻者发生在踝部，严重者可蔓延至整个下肢。临床上曾见到有的患者下肢高度水肿，水液能从大腿皮肤渗出。

造成下肢水肿的主要原因是腹水压迫下肢静脉，使静脉回流受阻；轻度水肿亦可因血浆白蛋白过低所致。血浆白蛋白是一种在肝脏中合成的球状蛋白质，有维持血浆胶体渗透压的功能，血液中缺乏血浆白蛋白会引起水肿。

雌激素增高，出现蜘蛛痣

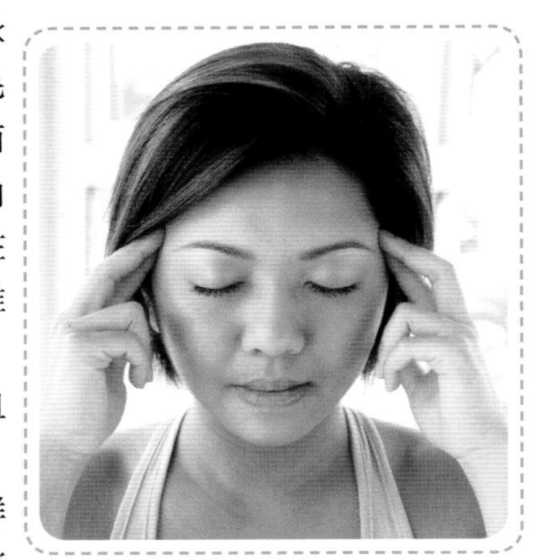

“蜘蛛痣”也称蜘蛛状毛细血管扩张症，或称动脉性蜘蛛痣，形态很像蜘蛛，痣体旁有放射状排列的毛细血管扩张。蜘蛛痣好发于躯干以上的部位，尤其以面部、颈部和手部多见。一般认为，蜘蛛痣的出现与体内雌激素升高、雄激素生成减少有关。经检测，慢性肝脏疾病引起的临床上有明显蜘蛛痣的患者，其血液中的雌激素水平比正常人高几十倍甚至几百倍。

当肝脏出现病变时，对雌激素的代谢功能受到阻碍，体内雌激素增多而形成蜘蛛痣。当肝功能恶化时，蜘蛛痣可急剧增多；肝功能好转后，此痣可由原来的鲜红色变成棕黑色，继而消失。另外，长期的肝功能损害导致雌激素的灭活失衡，可使患者皮肤细胞内黑色素增加，引起肝性黝黑面容。

肝区疼痛

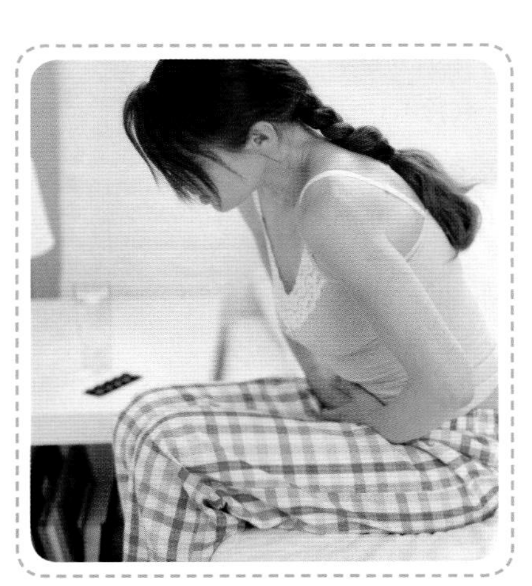

肝病患者常有肝区痛，患者自觉右上腹及肝区疼痛，有时向背部放射，疼痛程度不一。有的肝炎患者有胀痛、钝痛或针刺样痛，活动时会加剧，而且持续时间不一，有的时候短，有的时候很长。一般的肝病患者疼痛以夜间为主，卧床休息可以在一定程度上缓解疼痛，有的时候左侧卧位时疼痛减轻，咳嗽或者高声谈笑时疼痛加重。个别患者可能有脾肿大的症状，并伴有脾区疼痛。出现这种症状的主要原因是肝炎病毒引起肝脏肿大。

白眼球发黄

白眼球和皮肤变黄这种现象就叫黄疸。黄疸是肝炎中最易被发现的一种临床表现。形成黄疸时，皮肤和黏膜呈现黄色，最容易察觉的症状是眼白变黄，这是由于血液中胆红素含量增加导致的巩膜黄染，有时在灯光下不明显，而在户外阳光下易于辨认。

肝掌或指甲异常

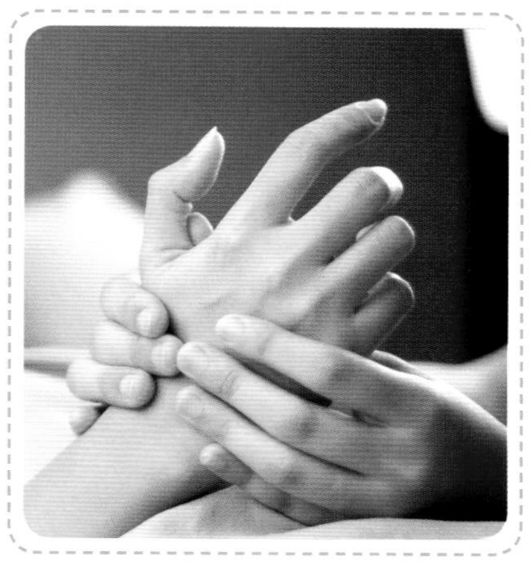

我们还要留意观察自己的手掌，看是否出现“肝掌”。肝掌是肝脏疾病的一个临床表现，肝掌出现在患者的手掌，其表现为在大拇指和小指根部的大小鱼际处皮肤出现片状充血，或是红色斑点、斑块，色如朱砂，加压后变成苍白色，解除压迫后又呈红色，掌心颜色正常。如果留意观察的话，可以看见大量扩展连片的点片状小动脉，有的情况下不仅手掌有，脚底也有。造成肝掌的原因是肝功能受损后，肝部对雌激素的灭活作用降低，导致体内雌激素的大量堆积，引起体内小动脉扩张而造成的。

另外，中医认为肝主筋，所以除肝掌外，肝病还会表现在指甲上，一般表现为在指甲表面有凸起的棱线，或向下凹陷，且干脆易折。

出血倾向

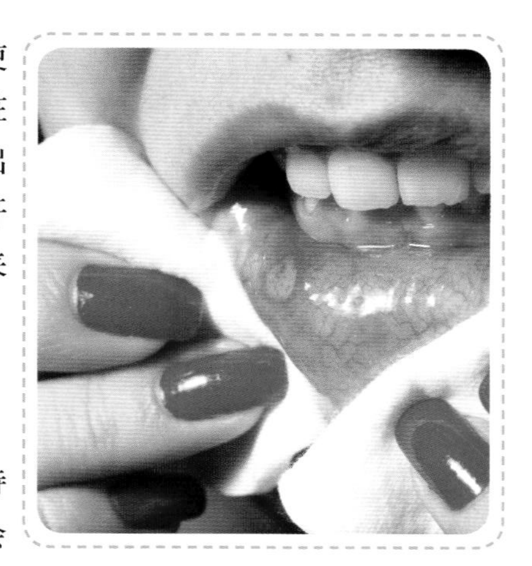

肝病出血现象是由于干细胞受损，肝功能减退，使凝血因子合成减少，继而凝血机制发生障碍所致。肝脏出血很容易引起肝病患者鼻腔出血、牙龈出血、痔疮出血、胃肠道出血等，且出血时难以止住。一般出血的肝病患者可以服用维生素C、维生素K以及其他的止血药来缓解出血症状。

皮肤敏感、瘙痒

值得我们注意的是，除了一些明显的关于肝脏的特征外，一些小细节也要有所留意，因为肝脏病变不仅会表现在肝脏部位，还会表现在皮肤上。

当肝脏病变表现在皮肤上时，患者就会出现瘙痒难忍的症状，而且瘙痒皮肤的区域会随着时间的推移而扩大。另外，患者的皮肤还会变得十分敏感，甚至连触摸都会感到难受；也有的患者发生瘙痒后皮肤更容易红肿发炎，这些症状都可能是肝病的信号，需要引起重视。

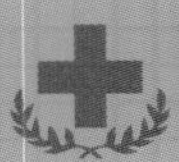

重视生活细节，避免伤肝因素

肝脏是人体的“化工厂”，需要帮助人体过滤很多垃圾和有害物质，因此，肝脏在这个过程中也会受到不同程度的伤害。要想保护肝脏，就要重视生活中的细节，尽量避免伤害肝脏的因素。

过量饮酒

饮酒是伤肝的最主要因素之一。由于白酒、啤酒、红酒甚至米酒都是有一定度数的，也就是说含有一定量的酒精。度数越高的酒，其酒精含量就越高，对于肝脏的伤害也就越大。在摄入体内的酒精中，90%需要在肝脏内进行代谢，肝脏在代谢酒精的过程中会导致肝细胞坏死。健康专家介绍，饮酒造成肝损害，主要取决于两个方面：一是饮酒年限，二是每次所饮酒量的多少。如果一次大量饮酒，就会杀死大量肝细胞；如果长期大量饮酒或酗酒，就会严重伤害肝脏，导致酒精性脂肪肝、酒精性肝炎甚至酒精性肝硬化。

肥胖

肥胖对肝脏也有一定的伤害。单纯的肥胖常会导致肝脏疾病。很多肥胖的人常会伴有肝功能损害、肝炎、脂肪肝等。肥胖会伤害肝脏就是因为人体无法消耗的脂肪在肝周围堆积，最终使正常大小的肝脏因为脂肪而变得肥大，失去正常的功能。所以，肥胖对于肝脏的伤害不容小觑，过于肥胖的人要注意适当减重。

滥用药物

“是药三分毒”，某些药物会干扰细胞代谢，伤害肝脏功能。比如具有酶诱导剂作用的药物会加速药物本身以及其他药物的代谢，从而产生更多的毒性产物，聚积在肝脏内伤害肝细胞；而具有酶抑制剂作用的药物会增加其他药物的浓度，从而增加他们的毒性，使其在肝脏内积聚，伤害肝细胞。

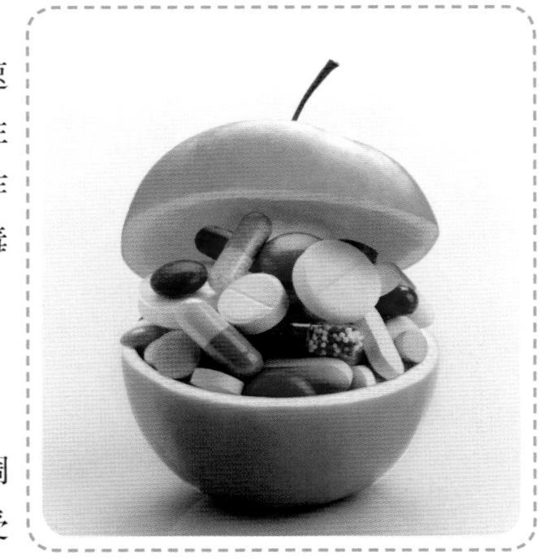

用眼过度

中医讲“久视伤肝”，肝的精血充足，肝气调和，眼睛才能发挥视物辨别的功能。这是因为眼睛受到肝脏提供的血液和阴津的滋养，如果过度用眼，自然要耗损过多的肝血，伤害肝脏。所以，要保护肝脏，适度用眼也是很重要的。

过度疲劳

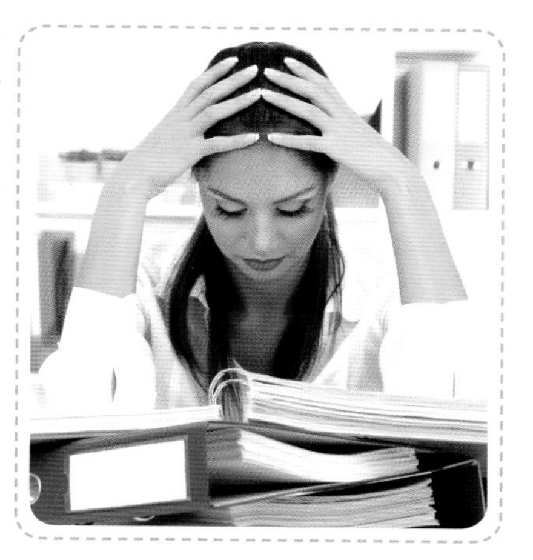

肝脏是人体内最重要的解毒器官，疲劳所产生的有毒物质需要在肝脏中代谢。过度疲劳产生大量的有毒物质，而且浓度很高，对肝脏的伤害是非常大的。如果长期过度疲劳，肝脏就要长期分解、代谢高浓度的有毒物质，很容易导致肝细胞死亡，伤害肝脏，引发肝病。

久坐不动

不仅“久视伤肝”，其实久坐也伤肝。人体的关节、肌腱、韧带都属于肝系统，是肝脏赖以疏泄条达的结构基础和重要通道。现代社会中，很多人由于工作的原因在电脑前、汽车里一坐就是半天，也有许多人在电视机前一坐就是一晚上，这样会令关节肌腱韧带僵硬，失去柔韧灵活，从而导致肝疏泄条达系统内的通道不畅通。所以，我们经常会觉得，越是坐着，越是不运动，人就会越郁闷或脾气暴躁。因此，为了肝脏健康，最好避免久坐不动。

七情郁结

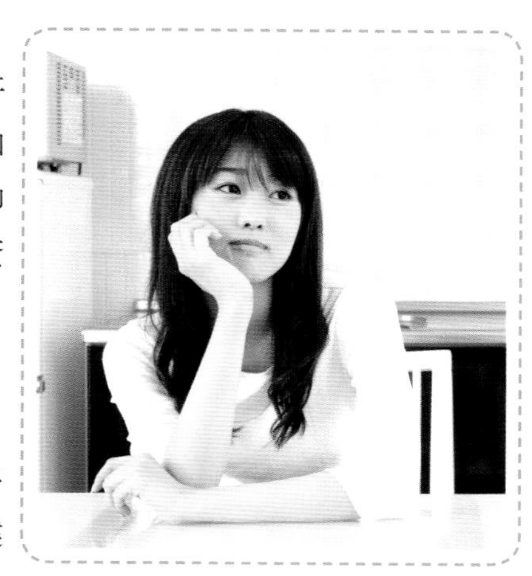

人有七情六欲，在日常生活中难免会有喜怒哀乐，这些情绪如果过度，就会伤害肝脏。肝气郁结会导致肝脏血液流通不畅，解毒负担加重，最终会伤害肝细胞和肝功能。七情郁结不仅会损伤肝脏，还会导致失眠、抑郁、头痛、烦躁易怒、腹部胀满、胸胁胀痛、内分泌紊乱、经期异常、乳腺癌等疾病。

过度服药

药物是用来治疗疾病的，对于肝病来说，有很多的西药、中药都具有很好的疗效。因此，有些人为了健康，往往将各种营养药、补药、治疗用药当成饭来吃。这种过度服药的状况很容易伤害肝脏。有调查显示，由红霉素、阿司匹林、利福平等常用药所引起的肝脏疾病患者，大约占到肝病住院患者的10%。另外，中草药的服用也要适量，木薯、艾叶、毛冬青、苦杏仁、北豆根等中草药服用剂量大时，可能引起黄疸、肝区疼痛和肝功能损害。

怒极伤肝

中医讲“心主喜、肝主怒、肺主悲、脾主思、肾主恐”，肝“喜条达、主疏泄”，所以很多脾气暴躁的人往往肝脏不好。在历史上，也有岳飞“怒发冲冠”，周瑜被诸葛亮“三气”，吐血而亡。在现实生活中，也有很多人经不起激愤情绪的冲击，导致肝气横逆、肝阳暴涨，从而损害肝脏。怒气伤肝会导致肝气郁滞、食欲减退；重者会面色苍白、四肢发抖甚至昏厥、死亡。怒气不仅伤肝，而且还有可能诱发高血压、冠心病、心脏病和胃溃疡等疾病。

总是吃快餐

快餐有很多优点，省时省力、方便快捷，甚至有的还很美味。但是，快餐也有很多的缺点，如脂肪含量高、多油多盐，甚至很多快餐的卫生情况很差，食材不够新鲜健康。所以，经常吃快餐会摄入过多的油、盐、脂肪，导致肝脏负担加重；吃卫生不佳的快餐还有被传染乙肝的可能性。因此，快餐不能常吃，即使要吃快餐，也尽量选择味道相对清淡、食材比较新鲜、卫生情况良好的。

冬季长期吃辣

冬季天气寒冷，人们普遍食欲大开，尤其喜欢吃辣的食物。在寒冷的冬季吃一些辣的食物的确能够温中祛寒、暖身和胃，但是，如果吃辣过多或长期吃辣就容易伤害肝脏健康。中医认为，辛入肺，过多的辛辣食物会让肺气偏胜，肺气偏盛就会对肝脏造成损伤。另外，长期大量吃辣会导致上火，还会损害眼部健康，甚至会引发干眼症、结膜炎等眼部疾病。

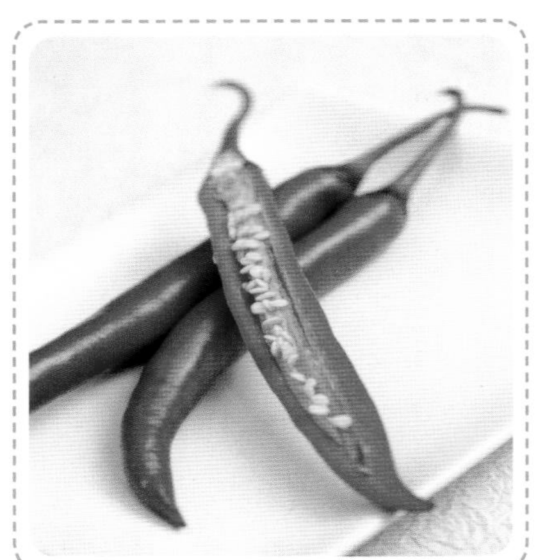

遭受外界暴力——肝损伤

暴力因素引起的肝损伤可分为闭合性肝损伤和开放性肝损伤，闭合性肝损伤多因撞击引起，出血量少可自行吸收，出血量大时可以起出血性休克；而开放性肝损伤，这种情况多因尖锐器物刺伤或穿透伤。可根据伤口大小和肝损伤位置不同，严重程度也不同，伤口小时出血量相对也小，一般都能自行止血。但是伤口大或刺破动脉时可引起大出血，往往需紧急处理，要不然甚至危及生命。

改变饮食习惯，保护肝脏

良好的饮食习惯不仅对肠胃健康有益，对于肝脏的健康也有很大的益处。下面就为您介绍一些有助于保护肝脏的好的饮食习惯，希望能够对您的肝脏健康有益。

健康饮食防肝病

健康的饮食不仅对于养护肠胃有重要作用，对于肝脏的养护也是非常重要的。首先，健康的饮食需要均衡营养，不偏食，不暴饮暴食。其次，健康饮食要避免摄入过多的脂肪。过多的脂肪会使人体重增加，身体消化不了的脂肪由肝脏来分解，既增加了肝脏的负担，还有可能引起脂肪肝。再次，健康饮食要少食甚至忌食油腻、煎炸和辛辣刺激的食物。肝病患者往往都伴有胆囊炎，而油腻食物不仅不易消化，还会阻碍胆汁排泄，引发腹胀、肋痛、嗳气等症状；辣椒、胡椒等辛辣刺激的食物会助长肝脏湿热，加重肝脏不适，也应该忌食。

细嚼慢咽也养肝

现代社会生活节奏加快，很多人总是在匆匆忙忙之中度过一天，心态也变得很匆忙。匆匆忙忙地起床、匆匆忙忙地上班、匆匆忙忙地吃饭，很难静下心来慢慢地享受生活。

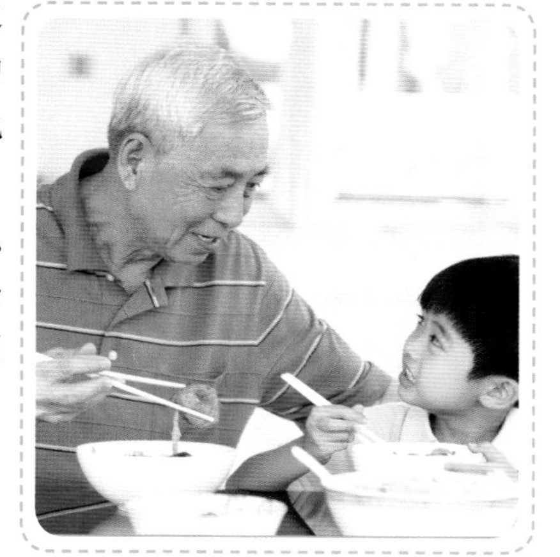

其实，只要心态放慢一些，完全不用干什么都那么匆忙。吃饭的时候尤其不能匆忙。细嚼慢咽不仅对于肠胃消化有好处，对肝脏也很有益处。如果长期狼吞虎咽地吃饭，会影响消化吸收，还会损害肝脏功能。

吃饭只吃八分饱

很多人认为生病的人能吃最好，吃得越多说明恢复得越快，这种想法是错误的。尤其是肝病患者，吃饭的时候不能吃太多，以八分饱为佳。

肝脏发生病变时，消化酶分泌减少，肠胃蠕动减缓，消化功能也随之下降。如果这时候吃得太饱，会加重肠胃和肝脏负担。另外，摄入过多高脂肪、高糖食物还会造成营养过剩，易引发高血脂和脂肪肝，加重肝脏的病情。所以，吃饭只吃八分饱是非常有好处的。

补充蛋白质可护肝

蛋白质对于肝脏具有非常重要的意义。蛋白质是肝脏的“维修工”，能起到修复肝细胞、促进肝细胞再生的作用，对于人体的健康非常重要。

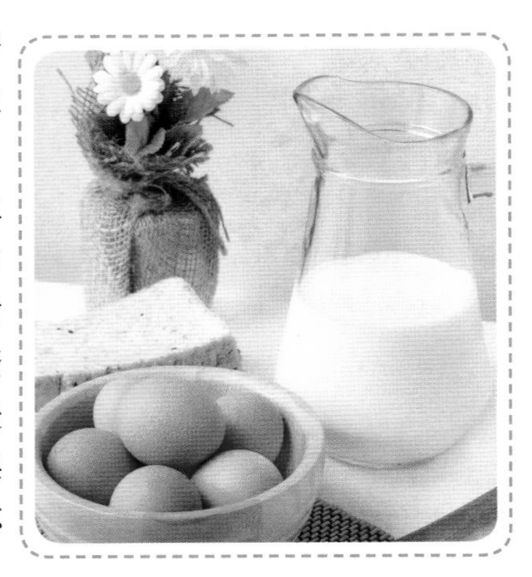

在我们日常接触的食物中，鸡蛋、豆腐、牛奶、鱼类、鸡肉、芝麻、松子、核桃等都是高蛋白、低热量的食物。正常人每天摄取的优质蛋白应该多于90克，而对于肝功能受到损害的人来说，适当地多吃一些富含高蛋白的食物，会更有利于肝脏恢复健康，防止它进一步受到伤害。所以，从这个方面来讲，患有急性肝炎的人每天摄入的蛋白质不能少于80克，患有肝硬化的患者则不能少于100克。

养肝护肝，饮食要注意温热寒凉

肝病患者的饮食要注意食材的温热寒凉，否则不但对于康复没有益处，还会起到相反的效果。中医认为“肝病禁辛”，也就是说肝病患者要慎食甚至忌食热性、辛辣的食物，辛燥食物会伤肝阴而助长肝脏湿热，如羊肉、魔芋、皮蛋、红鲤鱼、大蒜、辣椒、胡椒等。肝病患者食用这些食物会导致肝病反弹或病情加重，所以要慎食。而苦、寒食物可以清热解毒，对于肝胆湿热型的肝病患者很有益处，如鸭肉、苦瓜、西瓜、菠菜、西葫芦、茭白等。

多吃绿色食物能养肝

中医有“青色入肝经”的说法，意思是说，经常吃些绿色的食物对肝脏很有好处。这是因为绿色食物大多富含维生素C，有助于肝脏解毒，有益肝气循环、代谢，还能够消除疲劳、舒缓肝郁，起到养肝护肝的作用。所以，肝病患者平时可以适量多食用一些绿色食物来养肝。水果类如猕猴桃含有丰富的钙、维生素C、维生素E、必需氨基酸和矿物质等有效成分，经常食用则具有调节免疫、护肝、防癌、养颜的功效。新鲜的绿色蔬菜也是非常好的选择，如西蓝花、菠菜、芹菜等。肝病患者既可以生食，也可以煮汤或清炒食用。

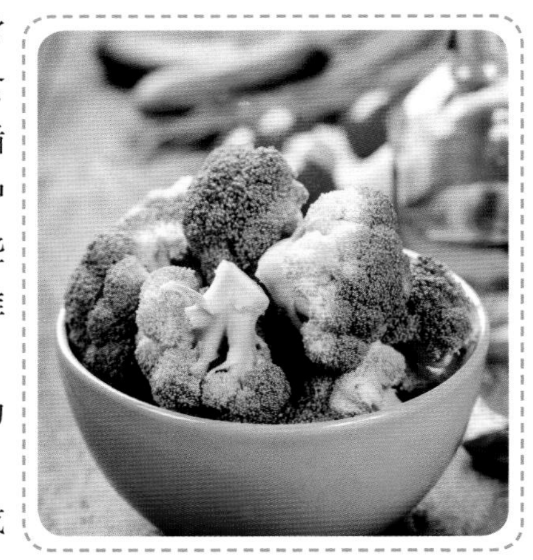

适量喝茶可以养肝

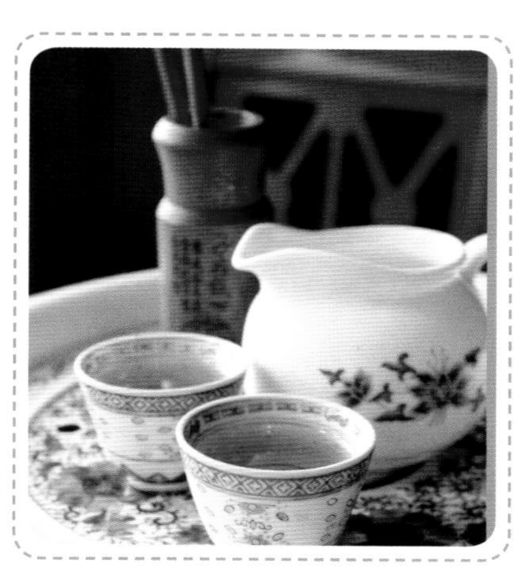

茶是一种历史悠久的饮料，茶叶含有多种营养成分，具有消食化积、生津止渴的功效。肝病患者适量喝茶可以养肝，尤其是绿茶，还能清热降火、活血化瘀、利水通便、防癌抗癌，对于有心烦、恶心、口苦、口渴、牙龈红肿、小便不利、便秘等症状的肝病患者有很好的辅助疗效。但是需要注意的是，喝茶要适时、适量，泡茶宜淡不宜浓，以防伤害肠胃。空腹不宜饮茶；饭前饭后半小时之内不宜饮茶，否则会影响食物消化吸收；睡前不宜饮茶，否则会影响睡眠，甚至还会导致失眠；服用滋补品期间也不宜饮茶，更不宜用茶水服药，以免抵消药效。

春季饮食养肝效果佳

春天在五行中属木，而人体的五脏之中肝也属木，所以春气通肝。中医认为，春天是肝旺之时，趁势养肝可以避免暑期的阴虚。春季养肝首先要适量吃些凉性食品，如粥类、茶类、水果蔬菜都很不错。另外，春季养生还要注重精神调理，保持心胸开阔，情绪乐观，不要恼怒与郁闷，以使肝气顺达，气血调畅，达到防病保健的目的。

要养肝，酸味食物可多吃

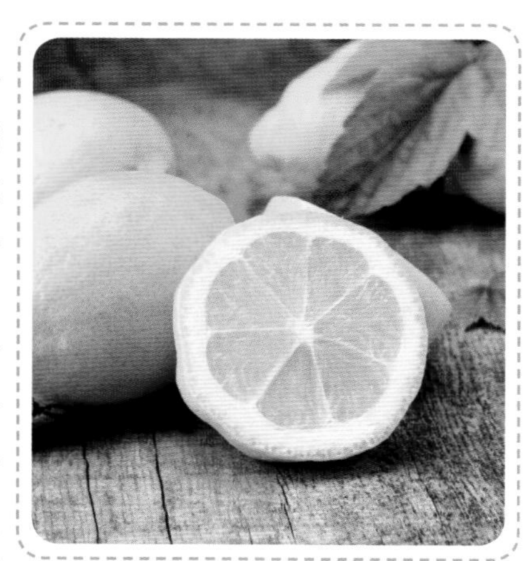

从中医的角度来讲，酸味食物可以引药入肝，食用酸味食物或药物可以养肝。肝病患者在日常饮食中，可以适当食用一些酸味食品，如山楂、橘子、葡萄等，不仅能够起到养肝的功效，还能够使得食欲不佳的肝病患者增加食欲。柑橘、柠檬等酸味水果富含维生素C，还具有抗病毒的作用。

另外，酸奶、食醋、山楂、五味子、乌梅、白芍等酸味食物和药物都可以养肝。但是由于酸味食物对胃有一定的刺激性，所以肝病合并胃病的患者不宜食用酸味食物。酸味食物并不是一年四季都适宜吃，比如春季肝气旺盛时，就不可以吃太多酸味食品，否则会造成肝气过盛，影响健康。

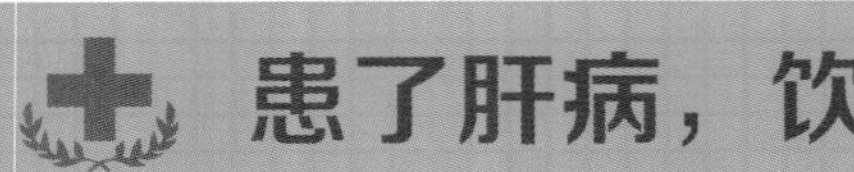

患了肝病，饮食更要有原则

肝病患者除了要积极治疗以外，在饮食方面也有很多需要注意的方面。饮食是治疗的辅助，如果肝病患者在治疗的同时能够运用饮食辅助治疗，就能够取到事半功倍的效果。

肝病患者需防营养过剩

有些肝病患者本身就是由于脂肪和热量摄入过多而导致脂肪在肝脏堆积，使肝脏受损；有些肝病患者营养不良，缺少运动，一旦营养摄入过多，超过了身体的需求和肠胃、肝脏的负担能力，就会引起肝脏不适，加重病情。所以，对于肝病患者来说，脂肪肝及其他营养过剩的患者要控制营养和热量的摄入，营养不良的肝病患者要适量滋补，不能过量，否则对病情不利。

营养元素治肝病不可少

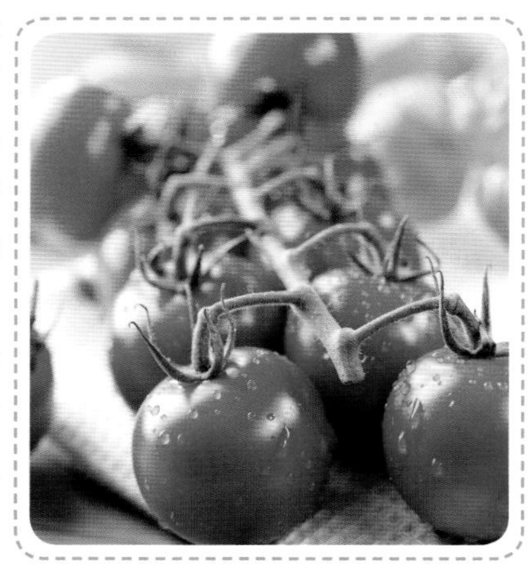

脂肪不是肝脏的敌人：很多人以为脂肪是肝脏的大敌。实际上，不管有没有脂肪肝，脂肪都是肝脏必不可少的营养，少了它，肝脏就没法正常工作。有些肝病患者查出脂肪肝后就只吃蔬菜和水果，这是不合适的。肝脏需要脂肪，但不代表需要过多的脂肪，所以瘦肉、低脂牛奶、虾等低脂食物是首选。

蛋白质能修复肝脏：蛋白质能修复肝细胞、促进肝细胞再生。豆腐、牛奶、鸡蛋、鱼、芝麻等高蛋白、低热量的食物对肝脏健康有利。正常人每天摄取的优质蛋白应该多于90克，肝功能受损的人适当多吃高蛋白的食物，会更有利于肝脏恢复健康。患有急性肝炎的人每天摄入的蛋白质不能少于80克；患有肝硬化的患者则不能少于100克。

肝脏喜欢吃糖：糖是保护肝脏的重要物质。葡萄糖能提供给人体很多能量，如果一个人长时间处于缺乏能量的状态，就会影响肝脏功能。另外，糖还能合成肝糖原，肝糖原储存在肝脏中，可以抵挡毒素对肝细胞的损害。

维生素A可以抗肝癌：研究表明，维生素A能保护肝脏，阻止和抑制肝脏中癌细胞的增生。它能使正常组织恢复功能，还能帮助化疗患者降低癌症的复发率。胡萝卜、金枪鱼罐头、牛奶、番茄、菠菜、动物肝脏、鱼肝油及乳制品中都含有大量维生素A。

B族维生素为肝脏加油：B族维生素能加速物质代谢，让它们转化成能量，不仅能给肝脏“加油”，还能修复肝功能、防止肝脂肪变性，进而起到预防脂肪肝的作用。B族维生素能溶解在水里，在体内滞留的时间只有几个小时，必须每天补充。已经患有肝病的人，每天的摄入量应该在10~30毫克，最高不能超过30毫克。猪肉、黄豆、大米、香菇等食物中含有丰富的B族维生素，也可以适当选择补充剂。

维生素E能护肝：维生素E能起到阻止肝组织老化的作用。麦芽、大豆、植物油、坚果类、绿叶蔬菜中都富含维生素E。健康人每天摄入12毫克维E即可，而肝病患者每天则至少需要补充100毫克维生素E，才能满足肝脏需要。

肝病患者应注意补硒

大量流行病学研究表明，肝病患者体内普遍缺硒，病情越重，血硒水平越低。因此，适量补硒是治疗肝病的一个基础措施。病毒（包括肝炎病毒）对人类产生危害，大致有3个基本过程。第一要逃过人体免疫系统的防御，进入人体；第二要摧毁人体抗氧化防御系统，造成损伤；第三要在人体内繁殖并产生变异，有些变异还会形成攻击性更强的新病毒。而补硒正是从增强免疫防御、增强抗氧化防御和阻断病毒突变上抵抗病毒。所以，补硒可以减轻肝炎症状，增强护肝药物治疗效果，并能够阻断肝炎向肝癌发展。

低铁饮食有助修复肝细胞

低铁饮食可以有效地降低丙型肝炎患者的高铁蛋白血症，从而修复肝细胞，改善肝功能。研究表明，减少肝病患者饮食中铁的摄入，降低血清铁蛋白，减少肝脏贮铁量，有利于慢性肝病患者的恢复和治疗。低铁饮食治疗慢性肝病是安全、有效的方法，适用于不能使用干扰素或对干扰素禁忌的慢性肝病患者。

肝病患者秋冬季饮食最关键

冬季是肝病高发季节，所以肝病患者在秋冬季节的饮食非常重要，适当的饮食不但有助于病情的恢复和治疗，还能起到滋补身体的功效。

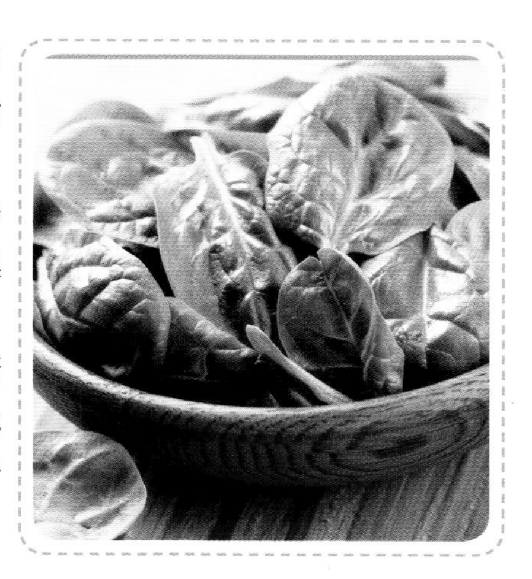

优质蛋白食品：大豆含有丰富的蛋白质，对肝脏修复非常有益；豆腐具有益气和中、清热解毒、生津润燥的功效，能健脾益气、祛黄除湿。

蔬菜：菠菜、小白菜、油菜、柿子椒、西红柿等新鲜蔬菜具有抗病毒作用；卷心菜、芝麻等富含维生素E的食物，可以提高免疫力，增强抗病能力，对肝炎患者很有益处。

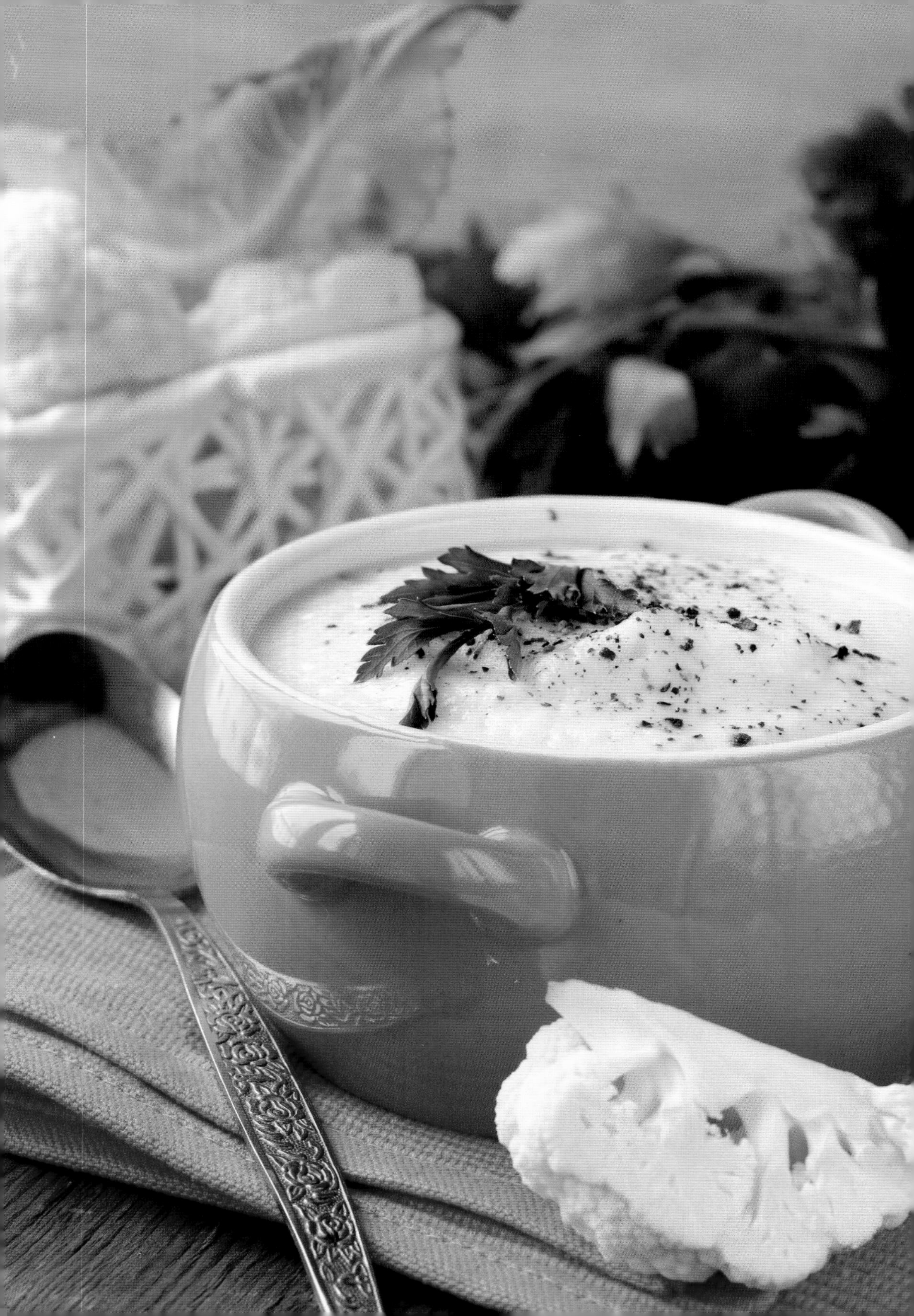

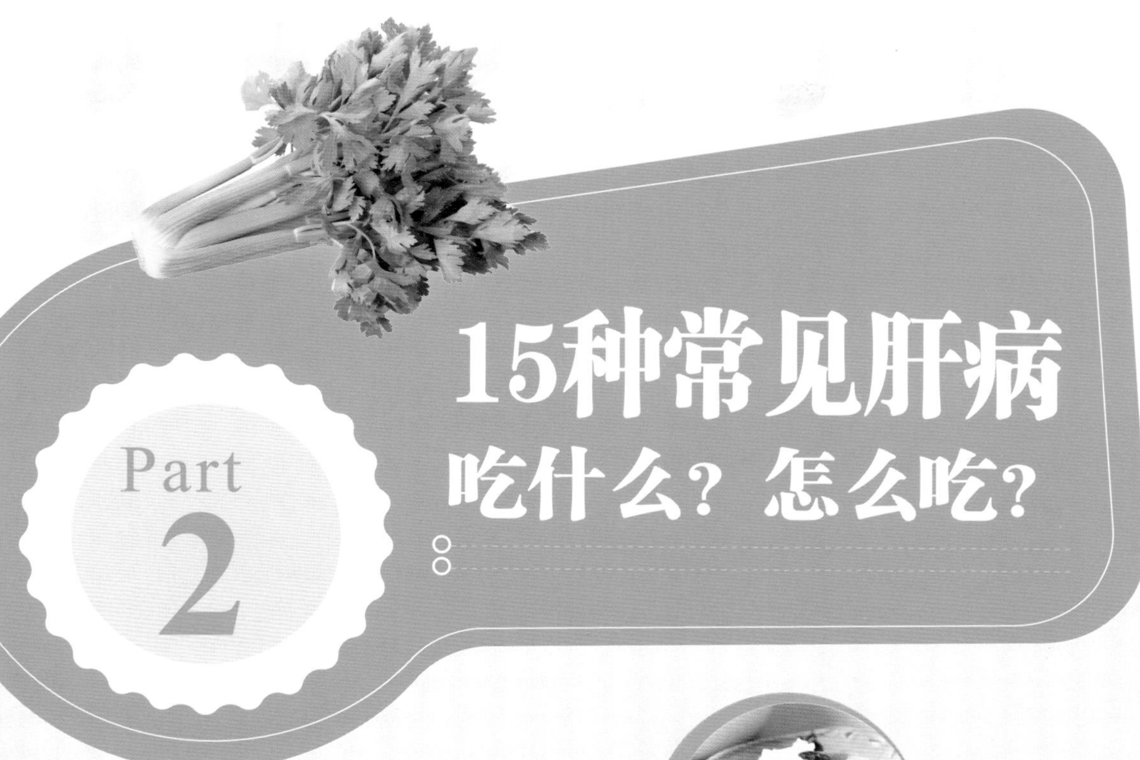

Part 2 15种常见肝病 吃什么？怎么吃？

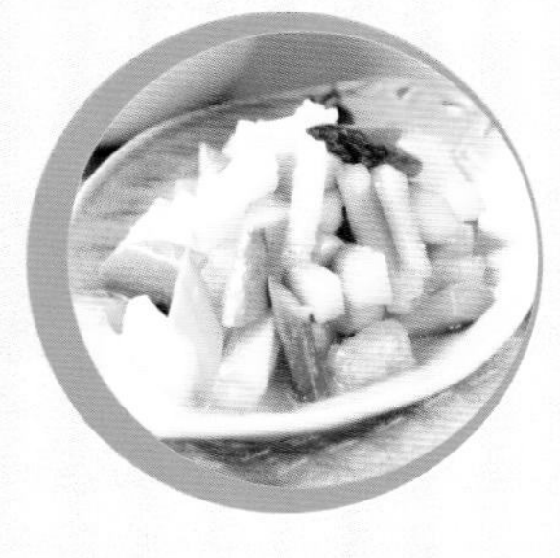

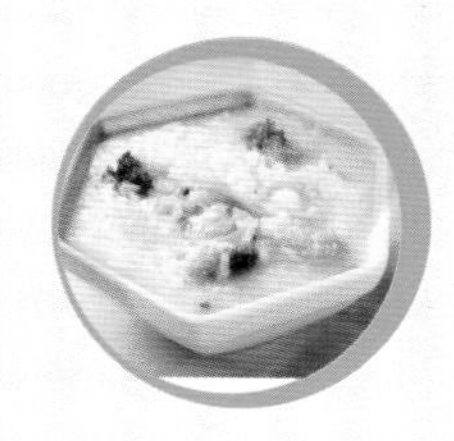

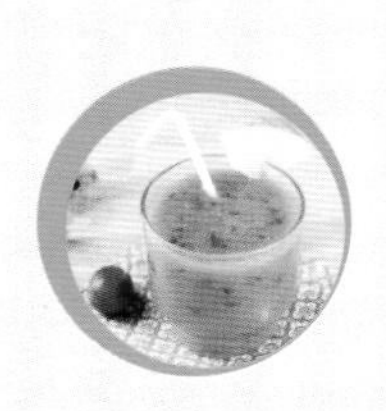

肝病患者的饮食调理很重要，如果饮食得当则有利于病情的恢复；如果饮食不当，则可能使病情加重，甚至危及生命。肝病患者总的饮食原则为“高蛋白质、低脂肪、适量糖”，但应根据自己病情的轻重缓急，制订个性化的饮食方案。

本章为读者详细讲解15种肝病，介绍每种肝病的典型症状、高发人群和饮食原则，每种肝病后面还配有与之相对应的二维码食谱，只需用手机一扫，就能对照视频学做美食。让读者清清楚楚地了解，得了肝病要怎么从饮食上调养，要吃什么，该怎么吃。

甲型病毒性肝炎

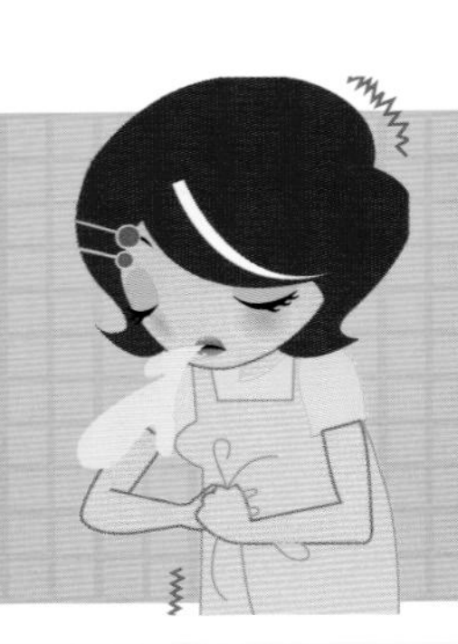

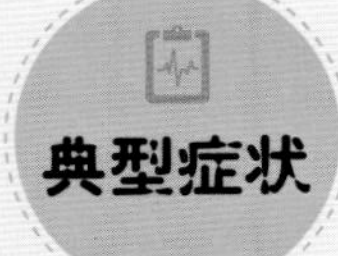

典型症状

甲肝是病毒性肝炎之一。病毒性肝炎包括甲肝、乙肝、丙肝、丁肝、戊肝等。甲型肝炎潜伏期约30天，多以发热起病，类似感冒症状，平均发热3天；常伴随恶心、呕吐、厌油等类似胃炎的表现；随之出现尿色深红，皮肤、黏膜发黄，粪便颜色变浅等症状。化验检查提示血清胆红素和谷丙转氨酶明显增高。

高发人群

凡是未感染过甲肝病毒的人，无论儿童还是成人，均为易感染者。甲肝病毒感染与社会经济状况及个人卫生习惯有密切关系。我国15岁以下的儿童及青少年是最易感染的人群。大部分患者病后已获得持久免疫力，所以成年人中甲肝患者明显减少。

饮食原则

（1）适量摄入蛋白质：当肝脏病变时，人体自身的蛋白质分解加速，大量蛋白质丢失，血浆蛋白下降，使受损的肝组织难以修复，甚至因低蛋白质而产生局部水肿及腹水，故应补充高蛋白质饮食，如蛋类、牛奶、瘦肉和豆制品，豆类与动物蛋白质同食，可提高两者的营养价值。

（2）适量摄入糖类：甲肝患者由于食欲减退，进食量少，血糖浓度下降，易出现面色苍白、心悸出汗、倦怠少力等低血糖反应。糖类是人体能量的主要来源，补充糖类，可有效防治低血糖反应。

饮食禁忌

（1）热量适当，限制脂肪：患急性肝炎时，由于肝脏炎症导致胆汁分泌不足，使脂肪的分解和吸收能力下降，大量食用高脂肪食物，强迫肝脏分泌胆汁，会增加肝脏的负担，使病情加重。

（2）甲肝患者要戒烟、戒酒，严禁暴饮暴食，改正不健康、不卫生的生活方式。

调理食谱 什锦海鲜面

●原料：乌冬面110克，熟蛤蜊80克，虾仁45克，瘦肉55克，香菇25克，高汤600毫升

●调料：盐、鸡粉各2克，芝麻油少许

●制作：

①将洗好的瘦肉切片；洗净的香菇切块；熟蛤蜊取出肉；洗好的虾仁切段，备用。

②锅中注入适量清水烧热，倒入高汤，用大火略煮；放入瘦肉、香菇、蛤蜊肉、虾仁，略煮片刻；撇去浮沫，倒入乌冬面，加入盐、鸡粉，淋入少许芝麻油，煮至食材熟软。

③关火后盛出煮好的海鲜面即成。

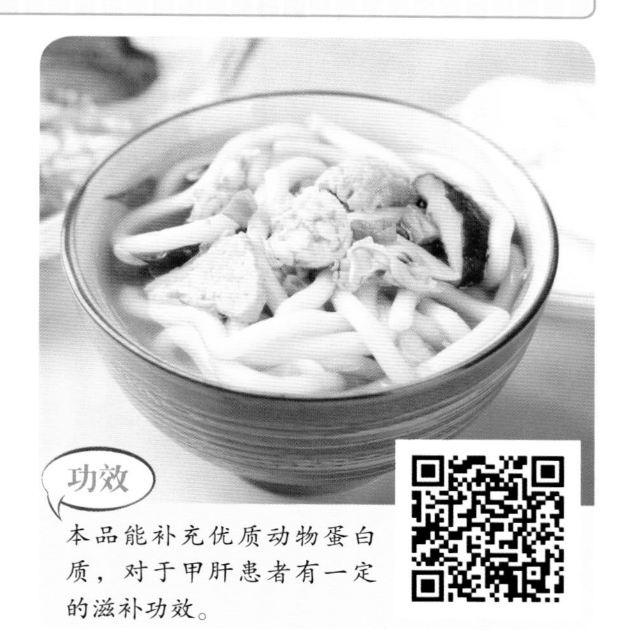

功效

本品能补充优质动物蛋白质，对于甲肝患者有一定的滋补功效。

调理食谱 香菇鸡肉云吞

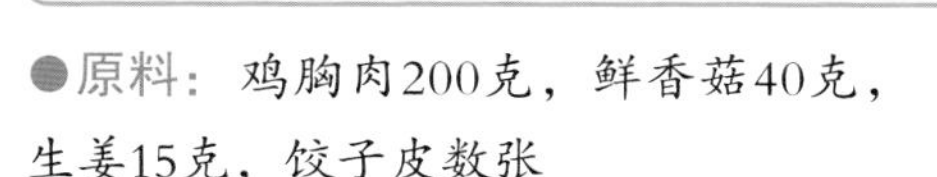

●原料：鸡胸肉200克，鲜香菇40克，生姜15克，饺子皮数张

●调料：盐1克，鸡粉2克，酱油2毫升，芝麻油3毫升，料酒10毫升，食用油适量

●制作：

①将鸡胸肉洗净剁末；香菇洗净切粒；生姜洗净去皮剁末，加料酒制成姜汁；鸡肉末加酱油、姜汁、盐、料酒、香菇、鸡粉、芝麻油，拌匀，制成馅料。

②取饺子皮，在边缘蘸少许清水，取适量馅料放在饺子皮上，收口，两端捏在一起，制成云吞生坯。

③取蒸盘，刷食用油，放上云吞生坯；蒸盘放入烧开的蒸锅中，用大火蒸5分钟，至云吞生坯熟透，取出装盘即成。

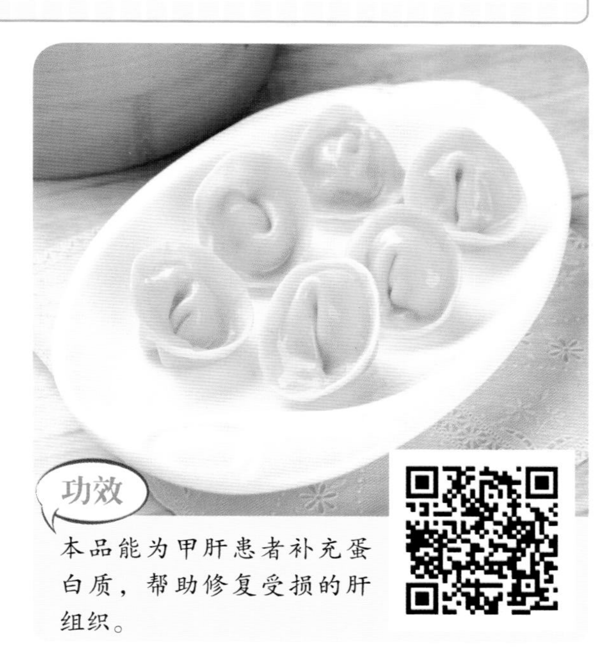

功效

本品能为甲肝患者补充蛋白质，帮助修复受损的肝组织。

调理食谱 素炒三丁

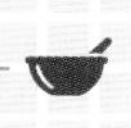

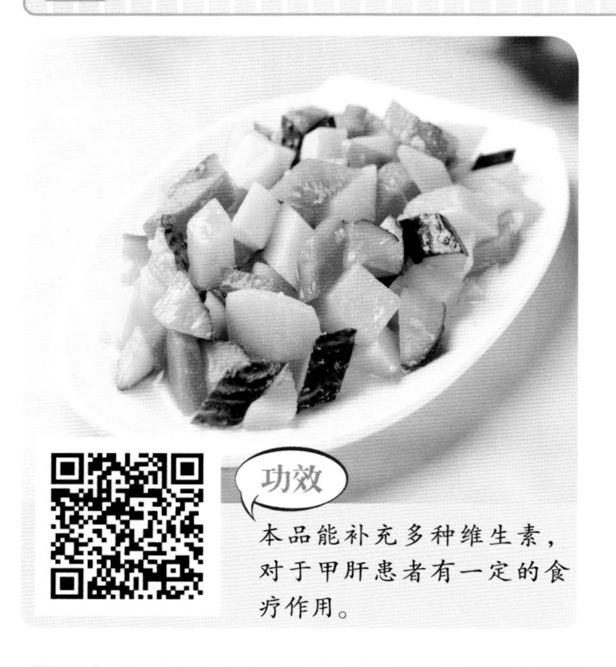

功效

本品能补充多种维生素，对于甲肝患者有一定的食疗作用。

●原料：黄瓜170克，胡萝卜150克，土豆200克，蒜末、葱段各少许

●调料：盐3克，鸡粉2克，水淀粉5毫升，食用油适量

●制作：

①将土豆洗净去皮切丁；胡萝卜洗净去皮切丁；黄瓜洗净切丁。

②锅中注水烧开，加入盐、食用油、胡萝卜、土豆丁，搅拌匀，略煮片刻，再倒入黄瓜，拌匀，煮约半分钟，至食材断生，捞出待用。

③用油起锅，放入蒜末、葱段，爆香，倒入焯过水的食材，翻炒匀，加入盐、鸡粉，炒匀，倒入水淀粉勾芡，至食材熟透、入味即成。

调理食谱 西红柿炒口蘑

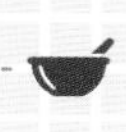

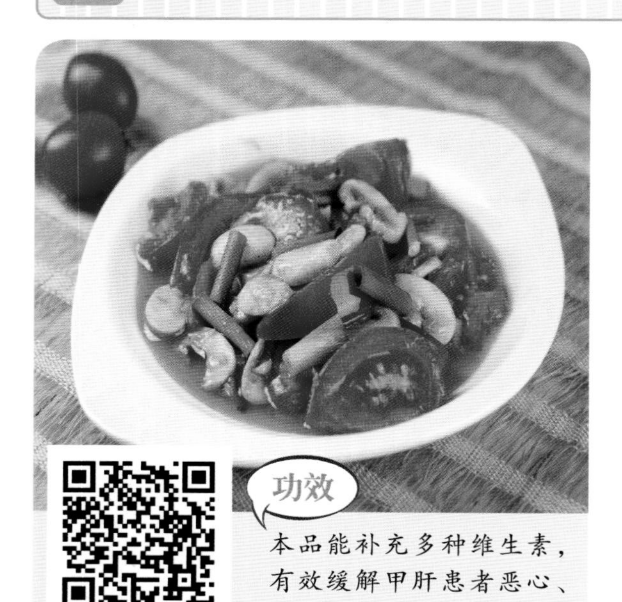

功效

本品能补充多种维生素，有效缓解甲肝患者恶心、呕吐等症状。

●原料：西红柿120克，口蘑90克，姜片、蒜末、葱段各适量

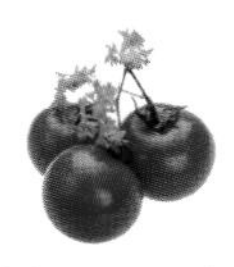

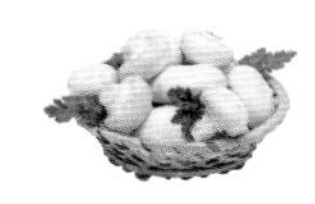

●调料：盐4克，鸡粉2克，水淀粉、食用油各适量

●制作：

①将洗净的口蘑切片，焯水；洗好的西红柿切块。

②用油起锅，放入姜片、蒜末，爆香；倒入口蘑，拌炒匀，加入西红柿，炒匀；放入适量盐、鸡粉，炒匀调味，倒入水淀粉，勾芡。

③盛出装盘，放上葱段即成。

调理食谱 肉末炒青豆

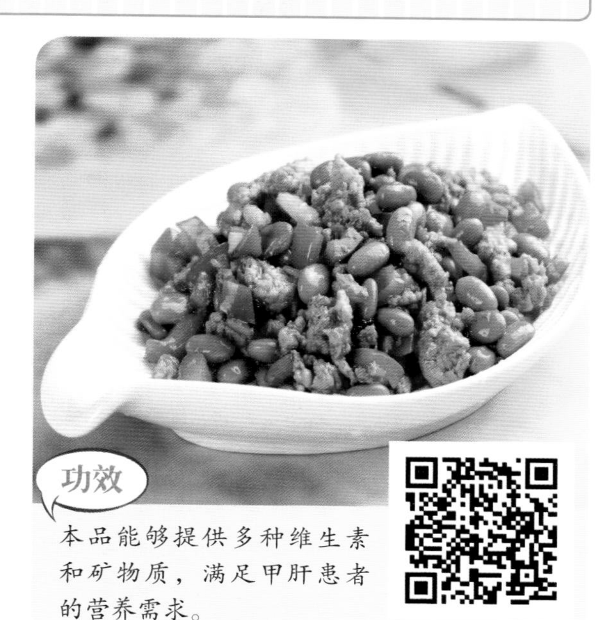

●原料：肉末100克，青豆130克，红椒20克，姜片、蒜末、葱段各少许

●调料：盐4克，鸡粉1克，生抽4毫升，食用油4毫升

●制作：

①将彩椒洗净切成丁。

②锅中注水烧开，加入盐、食用油、青豆，煮约1分钟，倒入彩椒丁煮约半分钟至食材断生后捞出待用。

③用油起锅，倒入肉末，炒至肉质松散，放入生抽、料酒、蒜末、葱段、青豆、彩椒、盐、鸡粉、水淀粉，翻炒至食材熟软即成。

功效

本品能够提供多种维生素和矿物质，满足甲肝患者的营养需求。

调理食谱 紫甘蓝拌茭白

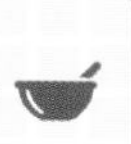

●原料：紫甘蓝150克，茭白200克，彩椒50克，蒜末少许

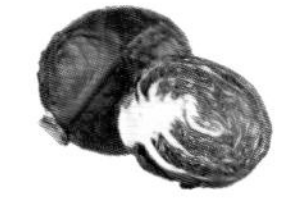
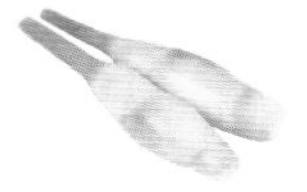

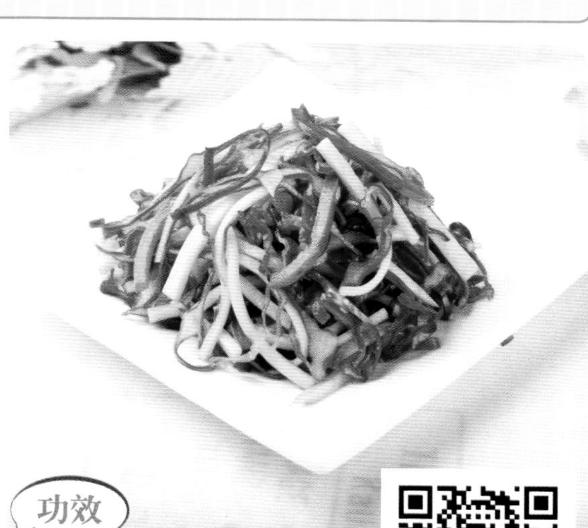

●调料：盐2克，鸡粉2克，陈醋4毫升，芝麻油3毫升，食用油适量

●制作：

①将茭白、彩椒、紫甘蓝洗净切丝，分别焯水。

②把焯好水的食材捞出，装入碗中，放入蒜末，加入生抽、盐、鸡粉，淋入陈醋、芝麻油，用筷子搅拌均匀。

③将拌好的食材盛出，装入盘中即成。

功效

本品能清热、解毒、消炎、增强免疫，适合甲肝患者食用。

调理食谱 白萝卜海带汤

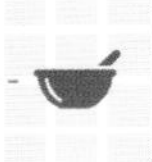

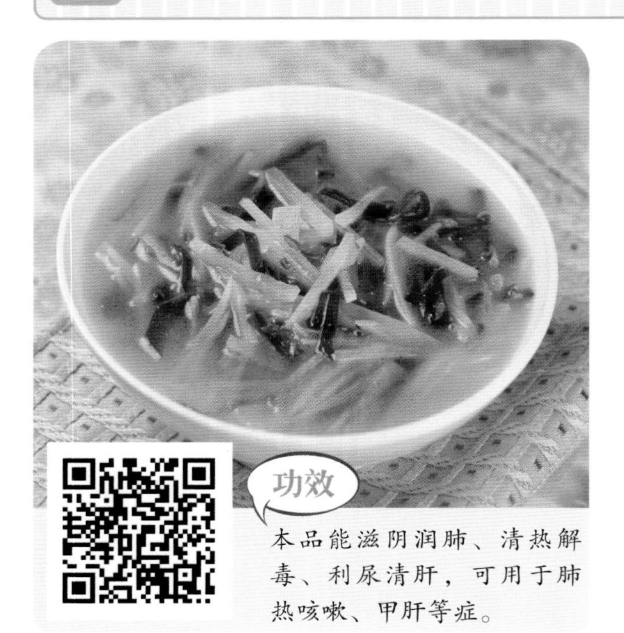

功效

本品能滋阴润肺、清热解毒、利尿清肝，可用于肺热咳嗽、甲肝等症。

●原料：白萝卜200克，海带180克，姜片、葱花各少许

●调料：盐2克，鸡粉2克，食用油适量

●制作：

①将白萝卜洗净去皮切丝；海带洗净切丝。

②用油起锅，放入姜片，爆香，倒入白萝卜丝，炒匀，注入适量清水，烧开后煮3分钟至熟，稍加搅拌，倒入海带，拌匀，煮沸，放入适量盐、鸡粉，搅匀，煮沸。

③把煮好的汤料盛出，装入碗中，放上葱花即可。

调理食谱 白菜豆腐鸭架汤

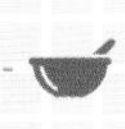

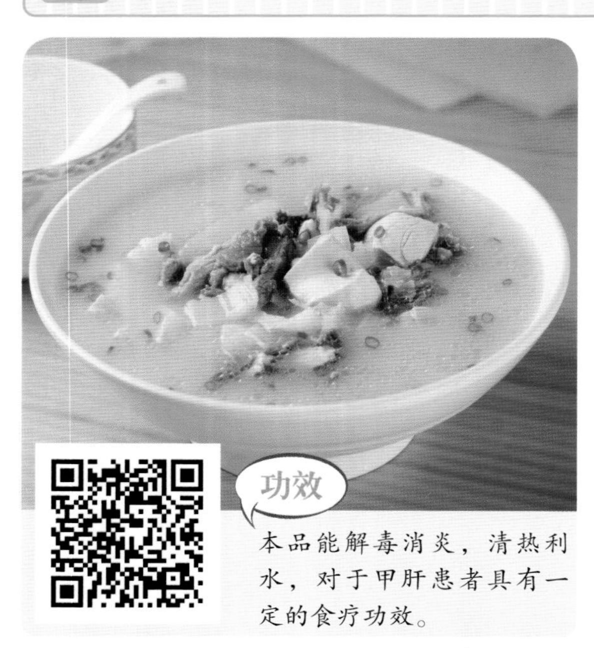

功效

本品能解毒消炎，清热利水，对于甲肝患者具有一定的食疗功效。

●原料：鸭骨架400克，大白菜140克，嫩豆腐200克，姜片、葱花各少许

●调料：盐3克，鸡粉3克，胡椒粉少许，料酒10毫升

●制作：

①将洗好的豆腐切小方块；洗净的大白菜切小块。

②锅中注水烧开，倒入鸭骨架，煮至沸，氽去血水，捞出待用。

③砂锅中注水烧开，倒入鸭骨架，加入姜片、料酒，烧开后用小火炖30分钟；倒入豆腐、大白菜，烧开后用小火再炖15分钟。

④加盐、鸡粉、胡椒粉调味，关火后盛出，撒上葱花即可。

调理食谱

西红柿柚子汁

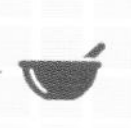

●原料：柚子肉80克，西红柿60克

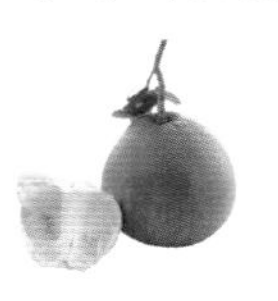

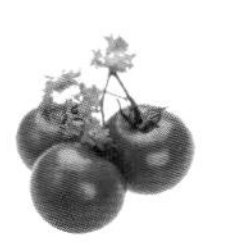

●制作：

①将西红柿洗净焯水，去除表皮，切块；柚子肉去除果皮和果核，掰成小块。

②取榨汁机，选择“搅拌”刀座组合，倒入备好的柚子、西红柿，注入适量矿泉水，通电后选择“榨汁”功能，搅拌一会儿，榨出蔬果汁。

③断电后将蔬果汁倒入玻璃杯中即成。

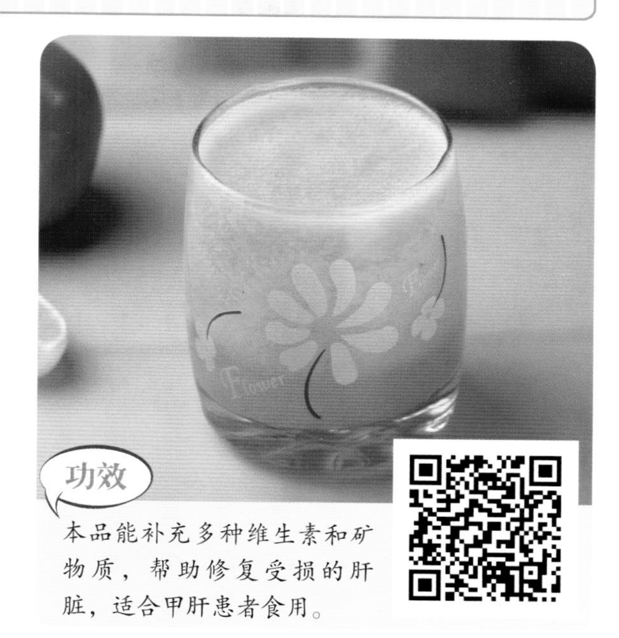

功效

本品能补充多种维生素和矿物质，帮助修复受损的肝脏，适合甲肝患者食用。

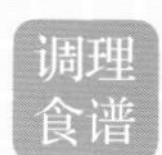

酸奶草莓

●原料：草莓90克，酸奶100毫升

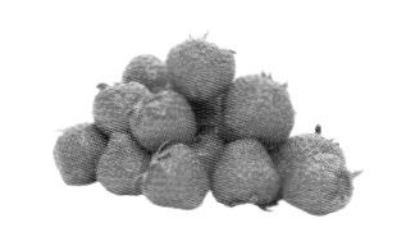

●调料：蜂蜜适量

●制作：

①将洗净的草莓切去果蒂，把果肉切成小块，备用。

②取一个干净的碗，倒入草莓块，放入备好的酸奶，淋上适量蜂蜜，搅拌至食材入味。

③取一个干净的盘子，盛入拌好的食材，摆好盘即成。

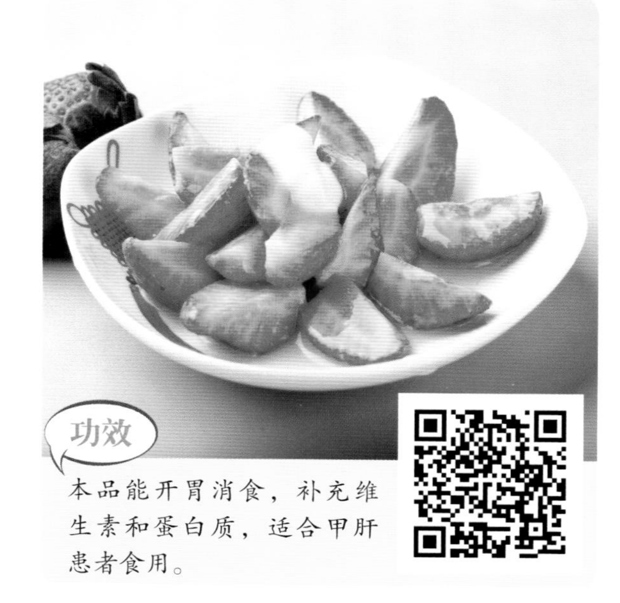

功效

本品能开胃消食，补充维生素和蛋白质，适合甲肝患者食用。

戊型病毒性肝炎

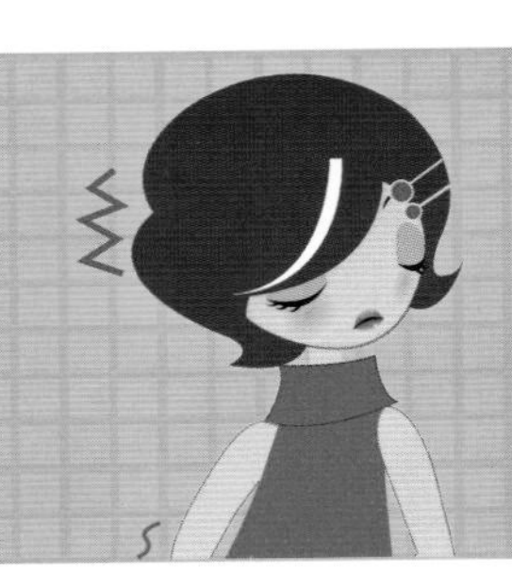

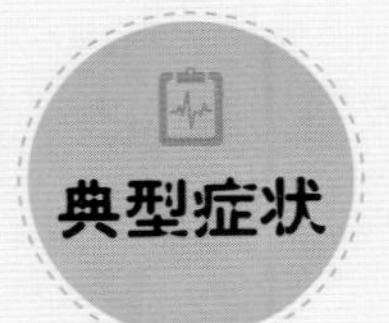

典型症状

戊型病毒性肝炎是病毒性肝炎的一种，多发于高温多雨季节，尤其在洪涝灾害造成粪便对水源广泛污染的地区。戊型病毒性肝炎潜伏期较长，平均为6周。一般起病比较急，以黄疸最为多见。多数患者有发热现象，伴有乏力、恶心、呕吐、肝区痛，少数患者有关节痛。大多数患者黄疸于2周左右消退，一般不发展为慢性。孕妇感染易发生肝功能衰竭，尤其是在妊娠晚期病死率高，可见流产与死胎。

高发人群

戊型病毒性肝炎的发病人群以青壮年为主，儿童和老年人发病比较少；孕妇易感性比较高，由于血清免疫球蛋白水平低下，往往病情重而且病死率高。戊型病毒性肝炎没有家庭聚集现象，流行持续时间长短不一，无慢性化，预后良好。

饮食原则

（1）饮食清淡：戊型病毒性肝炎患者的饮食要清淡，忌食油腻、辛辣、刺激、生冷的食物，但是要注意的是，饮食清淡不等于全素食，还要适量摄入脂肪，可以吃一些瘦肉。

（2）补充维生素：戊型病毒性肝炎患者在日常饮食中还要注意多补充维生素，新鲜的蔬菜、水果都是不错的选择。蔬菜可以清炒，水果最好生吃，或者榨汁饮用。

饮食禁忌

（1）注意饮食卫生：戊肝是一种人畜共患病，与人类密切接触的动物如猪、牛、羊、鸡、狗等都能感染戊肝病毒，因此，一定要避免进食生肉或半熟动物肉制品以及海产品。

（2）生食蔬菜、水果时一定要清洗干净，不吃放置时间过久、不新鲜的食物，不喝生水。

调理食谱 西蓝花蛤蜊粥

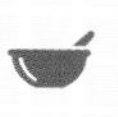

●原料：西蓝花90克，蛤蜊200克，水发大米150克，姜片少许

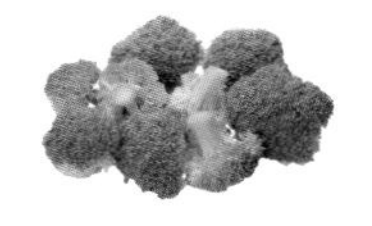

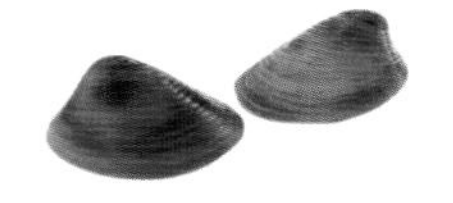

●调料：盐2克，鸡粉2克，食用油适量

●制作：

①将洗净的蛤蜊煮至壳开，取出蛤蜊肉；洗净的西蓝花切块。

②砂锅中注水烧开，倒入泡好的大米拌匀，大火烧开后，转小火煮30分钟，放入蛤蜊肉、食用油、西蓝花，搅拌均匀，煮至全部食材熟透；加盐、鸡粉，搅匀调味。盛出装碗即成。

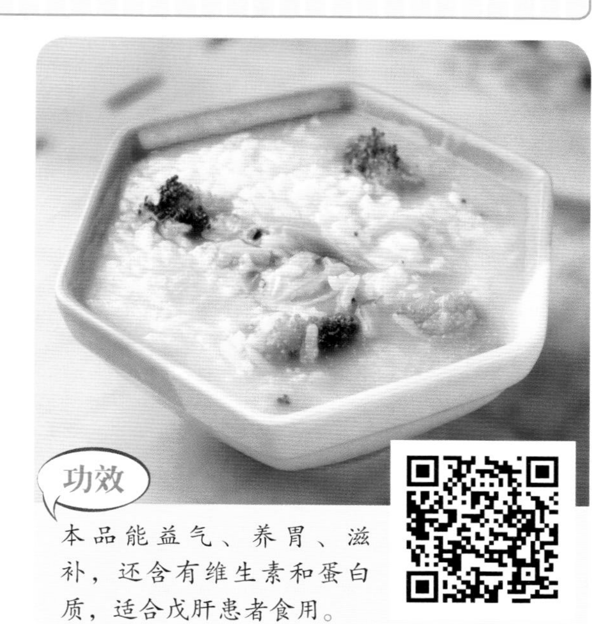

功效

本品能益气、养胃、滋补，还含有维生素和蛋白质，适合戊肝患者食用。

调理食谱 当归党参马蹄粥

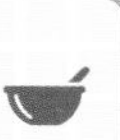

●原料：马蹄100克，党参10克，当归8克，水发大米120克

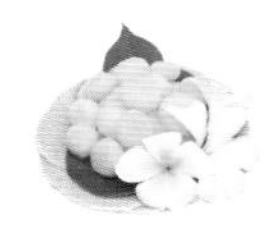

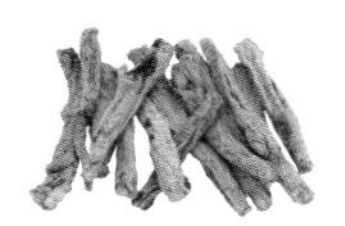

●制作：

①将洗净去皮的马蹄切成小块，待用。

②砂锅中注水烧开，放入备好的党参、当归，倒入备好的马蹄、大米，搅拌均匀，烧开后转小火煮30分钟至食材熟透，持续搅拌片刻。

③关火后将煮好的粥盛出，装入碗中即成。

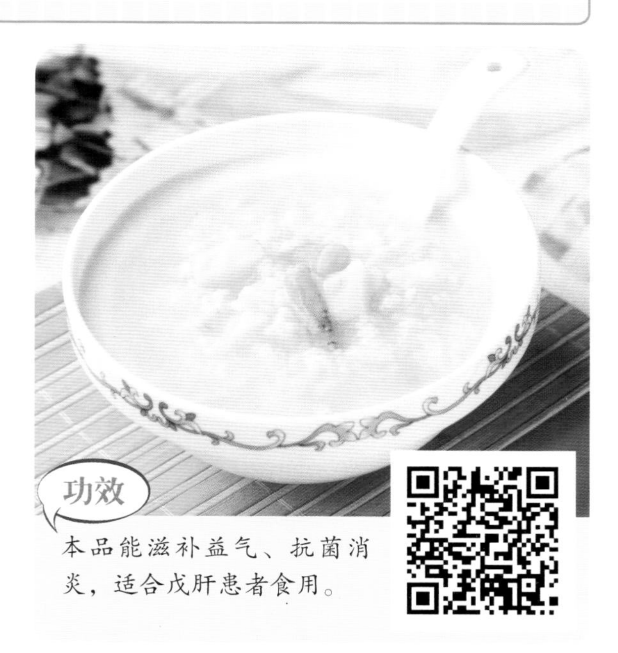

功效

本品能滋补益气、抗菌消炎，适合戊肝患者食用。

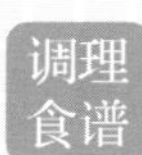

调理食谱 鸭肉炒菌菇

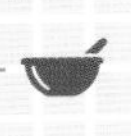

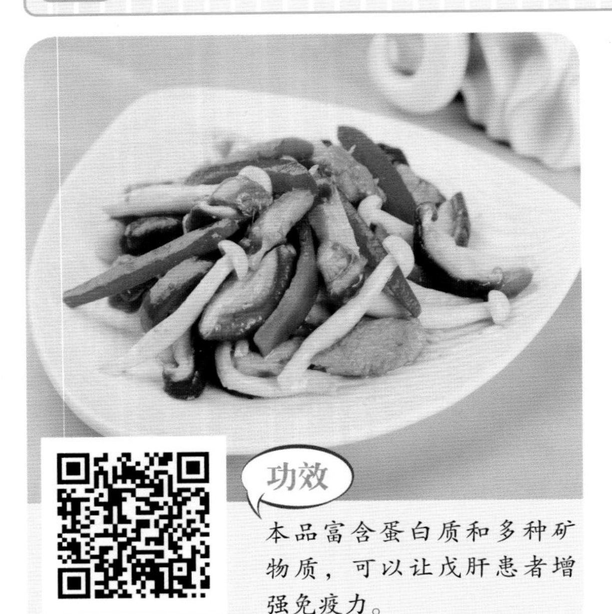

功效

本品富含蛋白质和多种矿物质，可以让戊肝患者增强免疫力。

●原料：鸭肉170克，白玉菇100克，香菇60克，彩椒、圆椒各30克，姜片、蒜片各少许

●调料：盐3克，鸡粉2克，生抽2毫升，料酒4毫升，水淀粉5毫升，食用油适量

●制作：

①将香菇洗净去蒂切片，白玉菇洗净切去根部，彩椒、圆椒洗净切粗丝，分别焯水；处理好的鸭肉切条，加盐、生抽、料酒、水淀粉、食用油，腌渍入味。

②用油起锅，放入姜片、蒜片，爆香；倒入腌好的鸭肉，炒至变色；放入焯过水的食材，炒匀；加少许盐、鸡粉、水淀粉、料酒调味，大火翻炒至入味。

③关火后盛出炒好的菜肴即成。

调理食谱 菠菜肉丸汤

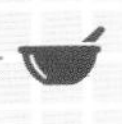

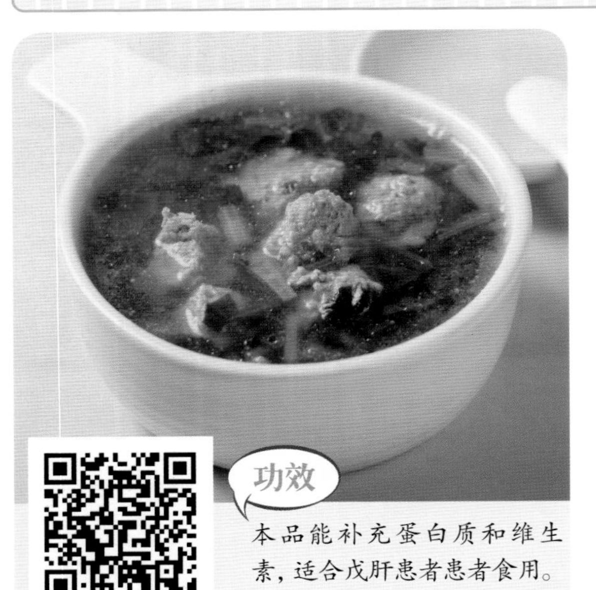

功效

本品能补充蛋白质和维生素，适合戊肝患者患者食用。

●原料：菠菜70克，肉末110克，姜末、葱花各少许

●调料：盐2克，鸡粉3克，生抽2毫升，生粉12克，食用油适量

●制作：

①将洗净的菠菜切段；肉末加姜末、葱花、盐、鸡粉、生粉，拌匀起劲。

②锅中注水烧开，将拌好的肉末挤成丸子，放入锅中用大火略煮，撇去浮沫，加入少许食用油、盐、鸡粉、生抽，倒入菠菜，拌匀，煮至断生。

③关火后盛出煮好的肉丸汤即成。

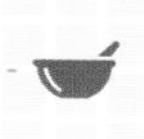

调理食谱 花生莲藕绿豆汤

●原料：莲藕150克，水发花生60克，水发绿豆70克

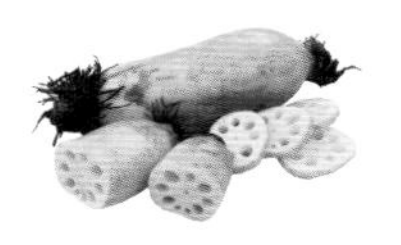

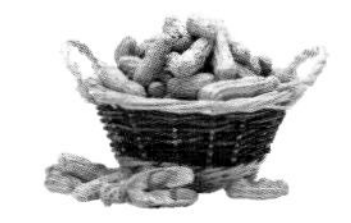

●调料：冰糖25克

●制作：

①将洗净去皮的莲藕切成薄片，备用。

②砂锅中注入适量清水烧开，放入洗好的绿豆、花生，用小火煲煮约30分钟，倒入莲藕，用小火续煮15分钟至食材熟透，放入冰糖，拌煮至溶化。

③盛出煮好的绿豆汤即成。

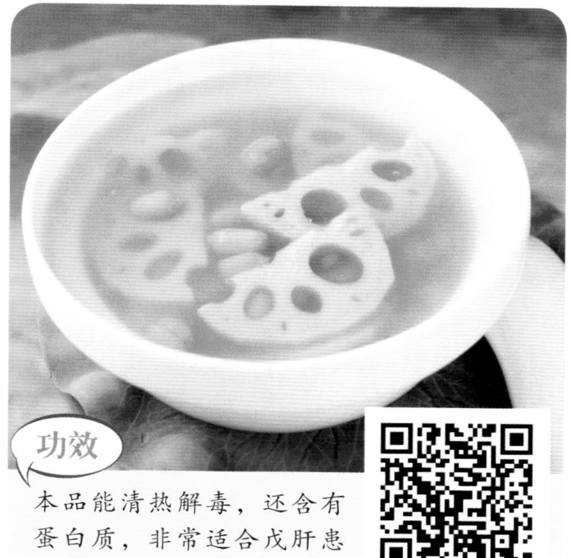

功效

本品能清热解毒，还含有蛋白质，非常适合戊肝患者食用。

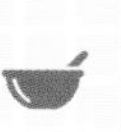

调理食谱 莴笋莲藕排骨汤

●原料：排骨段300克，莲藕200克，莴笋85克，八角、香叶、姜片各少许

●调料：盐3克，鸡粉、胡椒粉各2克，料酒10毫升

●制作：

①将洗净去皮的莴笋切块；洗净去皮的莲藕切块；排骨段洗净汆水。

②砂锅中注水烧开，倒入排骨段，加姜片、料酒，煮沸后转小火煮约30分钟，倒入莲藕、莴笋块，用小火再煮约20分钟，加盐、鸡粉、胡椒粉搅匀调味，续煮入味。

③关火后盛出煮好的排骨汤，装入汤碗中即成。

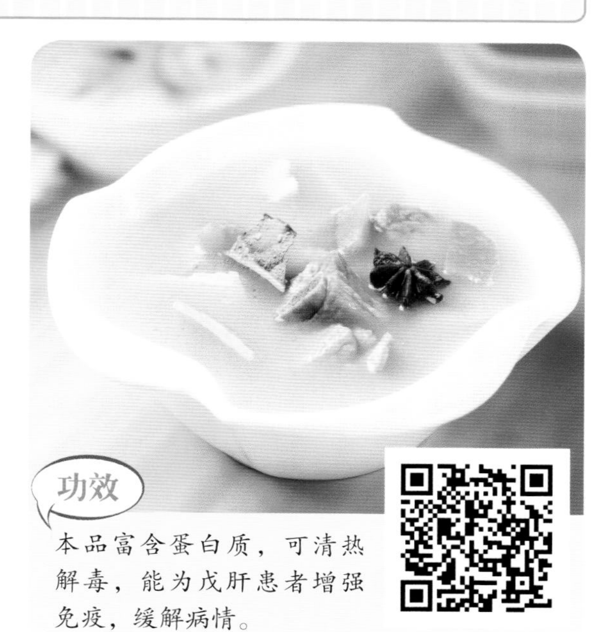

功效

本品富含蛋白质，可清热解毒，能为戊肝患者增强免疫，缓解病情。

乙型病毒性肝炎

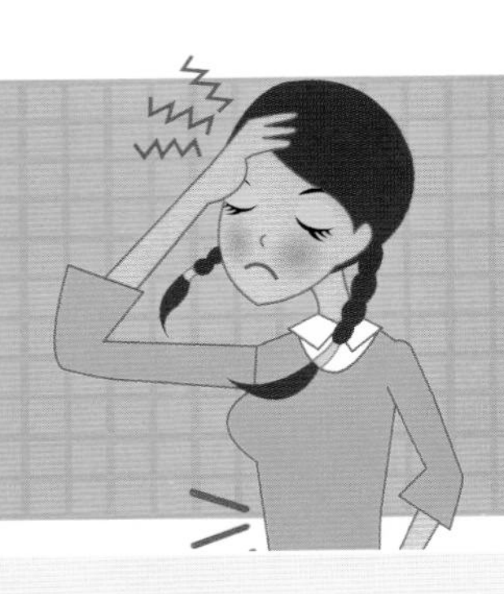

典型症状

乙型病毒性肝炎简称“乙肝”，是一种由乙型肝炎病毒（HBV）感染机体后所引起的疾病。乙型病毒性肝炎的临床表现为乏力、恶心、腹胀、肝区疼痛等；肝大，质地为中等硬度，有轻压痛；病情重者可伴有慢性肝病面容、蜘蛛痣、肝掌、脾大，肝功能可异常或持续异常。根据临床表现分为轻度、中度和重度。

高发人群

乙肝高危人群包括：接受输血及血制品者，尤其是血友病患者； 注射（尤其是静脉注射）吸毒者；血液透析及肾移植患者；有过外科手术或其他创伤性行为的人（包括美容，口腔手术）等；酗酒成瘾者，乙型肝炎家庭内接触者，尤其配偶；有不正当性行为或同性恋者；乙肝孕妇所生婴儿；医务人员、实验室工作人员、处理血或血制品者。

饮食原则

（1）控制热量的摄入：主食量每天应控制在300克以上；每日摄入的热量应控制在8400～10500千焦。适量的热量可增强体力，促进肝细胞的再生与修复，但热量过高会造成体重增加，导致脂肪肝。

（2）补充蛋白质：蛋白质的供给要高于健康人，由蛋白质提供的热量应占全日总热量的15%，其中优质蛋白宜占50%，豆、奶、蛋、肉类要多吃。

（3）保证充足的维生素和碳水化合物：多补充脂溶性维生素，对肝细胞的解毒、再生和提高免疫等方面都很有益。

饮食禁忌

（1）乙肝患者一定要戒酒，酒类中含有乙醇，乙醇对肝细胞的损害很大，即使少量饮酒也会加重肝细胞损害。

（2）应该避免摄入损害肝脏的食物，忌食一切辛辣、刺激的食物。

调理食谱 桑叶荷叶小米粥

●原料：桑叶10克，荷叶10克，水发大米150克，小米80克

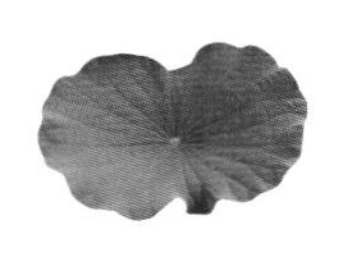
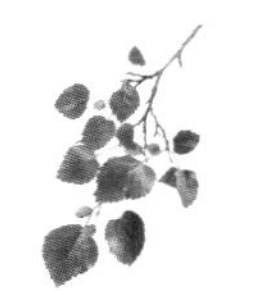

●调料：白糖15克

●制作：

①砂锅中注水烧开，放入洗净的桑叶、荷叶，小火煮15分钟，至其完全析出有效成分；把桑叶和荷叶完全捞干净，倒入洗好的大米、小米，搅拌均匀。

②用小火续煮30分钟，至米粒熟透，放入白糖搅拌均匀，至白糖完全溶化，盛出装碗即成。

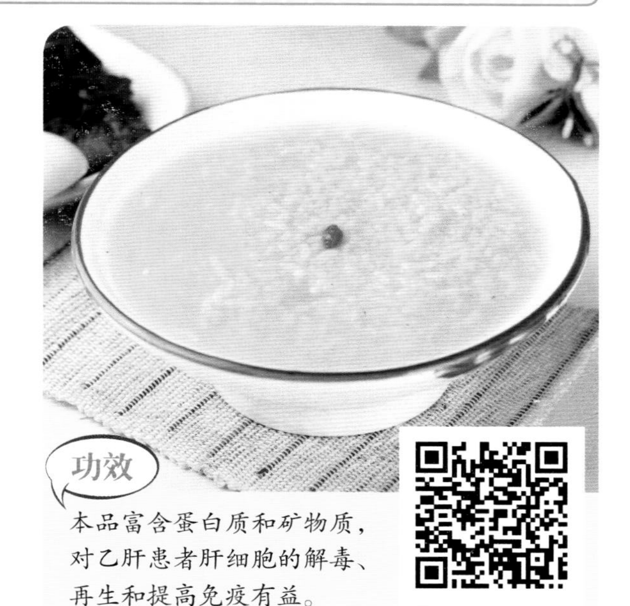

功效

本品富含蛋白质和矿物质，对乙肝患者肝细胞的解毒、再生和提高免疫有益。

调理食谱 丝瓜绿豆粥

●原料：丝瓜150克，水发绿豆90克，水发大米150克

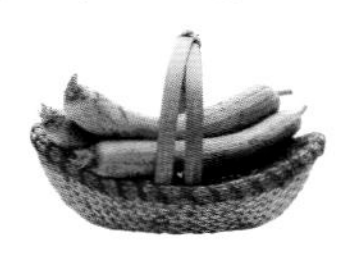
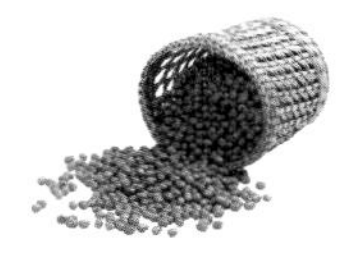

●制作：

①将洗净的丝瓜切段，再切条，改切成丁，备用。

②锅中注入适量清水烧开，倒入洗净的绿豆、大米，拌匀，用小火煮约30分钟至食材熟透，倒入丝瓜丁，搅拌匀，用小火续煮约10分钟至丝瓜熟软。

③关火后揭盖，盛出煮好的粥，装入碗中即成。

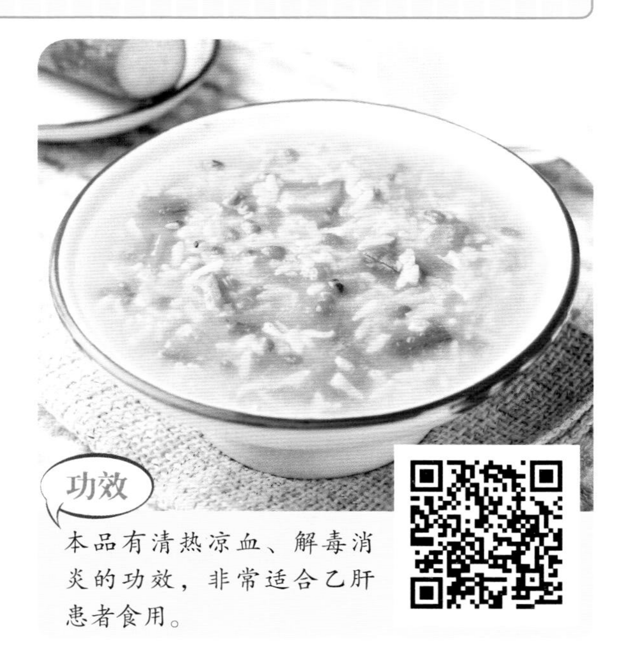

功效

本品有清热凉血、解毒消炎的功效，非常适合乙肝患者食用。

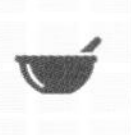
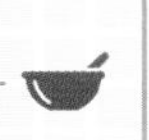

调理食谱 花生卷 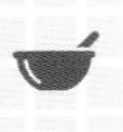

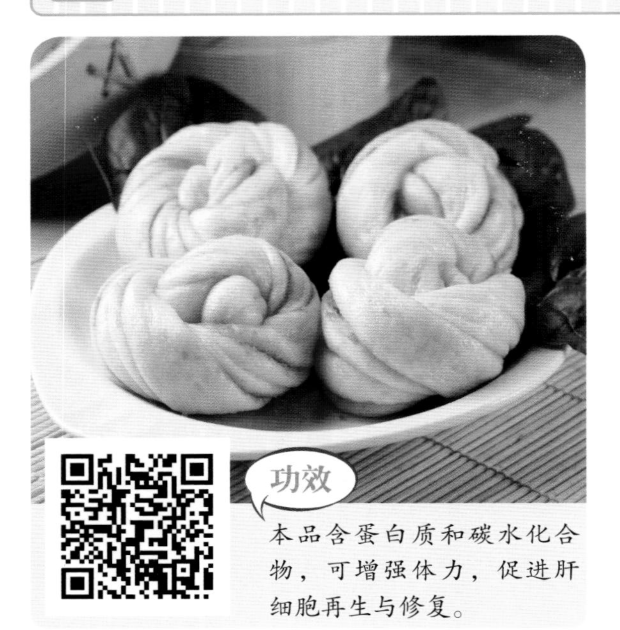

功效

本品含蛋白质和碳水化合物，可增强体力，促进肝细胞再生与修复。

●原料：低筋面粉500克，酵母5克

●调料：白糖50克，花生酱20克，花生末30克，食用油适量

●制作：

①把面粉、酵母、白糖、水揉成面团，放入保鲜袋中静置。

②取适量面团，擀成正方形面皮，刷食用油，抹花生酱、花生末，对折擀平，分成八个均等的面皮；每两片面皮制成花生卷生坯。

③蒸盘上刷食用油，放上花生卷生坯，放入蒸锅静置发酵；开火，水烧开后再用大火蒸约10分钟，至花生卷熟透，取出即成。

调理食谱 西芹炒南瓜 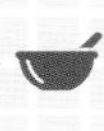

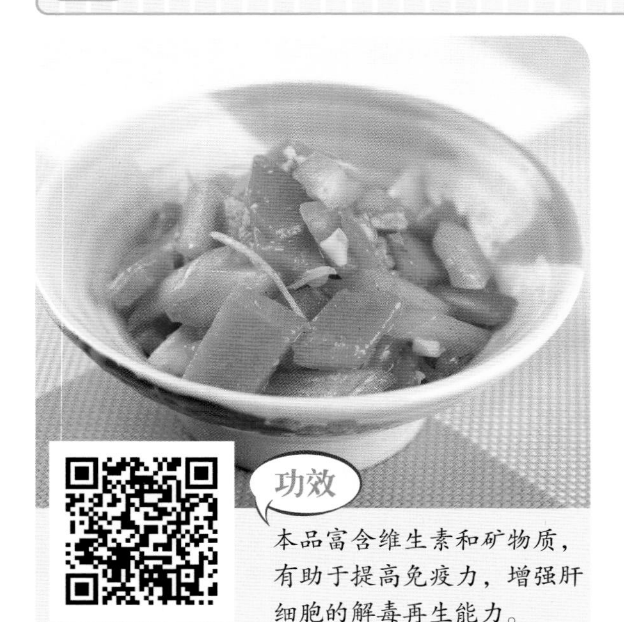

功效

本品富含维生素和矿物质，有助于提高免疫力，增强肝细胞的解毒再生能力。

●原料：南瓜200克，西芹60克，蒜末、姜丝、葱末各少许

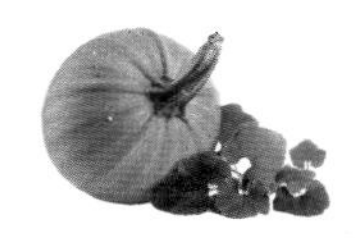 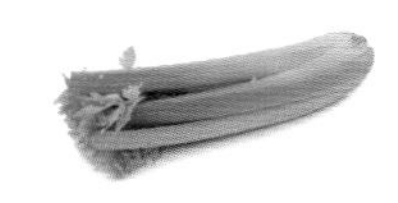

●调料：盐2克，鸡粉3克，水淀粉、食用油各适量

●制作：

①将西芹洗净切块，南瓜洗净去皮切片，同入锅中煮至断生。

②用油起锅，倒入蒜末、姜丝、葱末，爆香，倒入南瓜和西芹翻炒；加盐、鸡粉、水淀粉拌炒入味。

③将炒好的西芹和南瓜盛入碗中即成。

调理食谱 西红柿鸡蛋炒牛肉

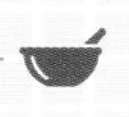

●原料：牛肉120克，西红柿70克，鸡蛋1个，葱花、姜末各少许

●调料：盐2克，鸡粉2克，生抽、料酒各5毫升，白糖、食粉、水淀粉、食用油各适量

●制作：

①将西红柿洗净去蒂，切块；牛肉洗净切片；鸡蛋加盐、鸡粉制成蛋液；牛肉片加盐、生抽、料酒、食粉、水淀粉、食用油，腌渍，滑油待用；鸡蛋炒熟待用。

②用油起锅，倒入姜末，爆香；放入西红柿，炒匀；加入盐、白糖，炒匀；倒入牛肉，淋入料酒，炒香；放入炒好的鸡蛋，炒散；撒上葱花，炒出葱香味。

③关火后盛出炒好的菜肴即成。

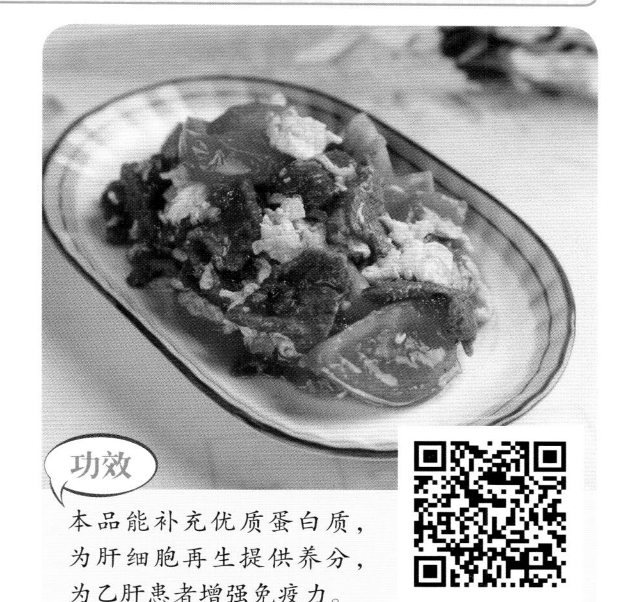

功效

本品能补充优质蛋白质，为肝细胞再生提供养分，为乙肝患者增强免疫力。

调理食谱 葱花肉卷

●原料：低筋面粉500克，酵母5克，白糖50克，肉末120克，葱花少许

●调料：盐2克，鸡粉2克，白糖3克，老抽2毫升，料酒、生抽各3毫升，食用油适量

●制作：

①把面粉、酵母、白糖、水揉成面团，放保鲜袋中静置；肉末加盐、白糖、鸡粉、料酒、生抽、老抽炒熟，制成馅料。

②取适量面团，擀成正方形面皮，刷食用油，放馅料、葱花，对折两次，切成四块，捏成肉卷生坯。

③蒸盘刷食用油，放上肉卷生坯，放入蒸锅发酵；开火，水烧开后再用大火蒸10分钟，取出即成。

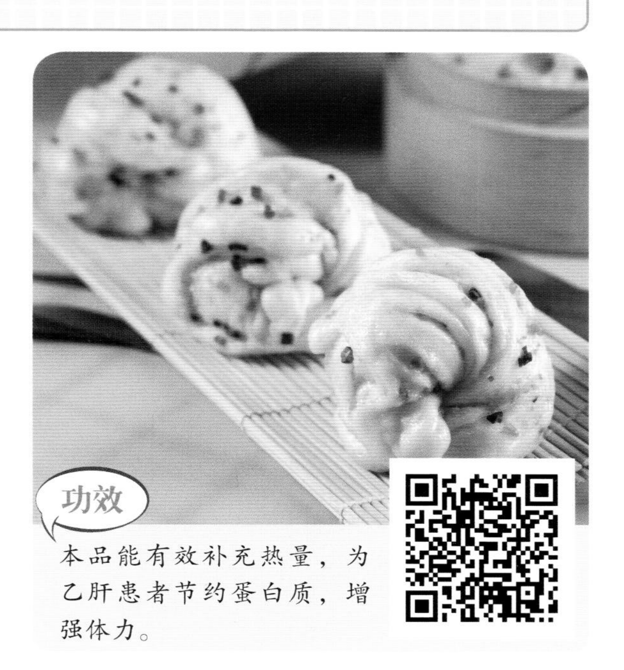

功效

本品能有效补充热量，为乙肝患者节约蛋白质，增强体力。

调理食谱 茭白鸡丁

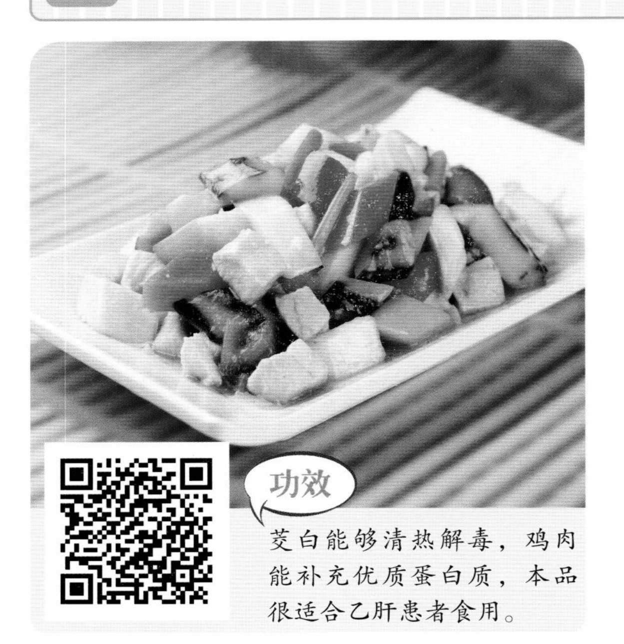

功效

茭白能够清热解毒，鸡肉能补充优质蛋白质，本品很适合乙肝患者食用。

●原料：鸡胸肉250克，茭白100克，黄瓜100克，胡萝卜90克，圆椒50克，蒜末、姜片、葱段各少许

●调料：盐3克，鸡粉3克，水淀粉9毫升，料酒8毫升，食用油适量

●制作：

①将胡萝卜、茭白去皮，洗净切丁；鸡脯肉切丁，放盐、鸡粉、水淀粉、食用油，腌渍，汆水备用；黄瓜洗净切丁；圆椒洗净切块。

②用油起锅，放入姜片、蒜末、葱段，爆香；倒入鸡肉丁、料酒、黄瓜、胡萝卜和茭白，炒匀；放盐、鸡粉，炒匀调味；淋入适量水淀粉，快速翻炒均匀。

③关火盛出食材，装入盘中即成。

调理食谱 鲤鱼烧豆腐

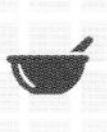

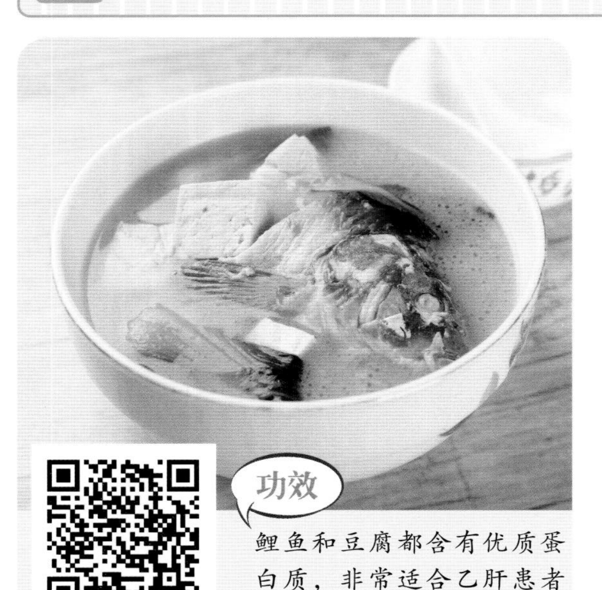

功效

鲤鱼和豆腐都含有优质蛋白质，非常适合乙肝患者食用。

●原料：鲤鱼块450克，豆腐120克，上海青20克，姜片少许

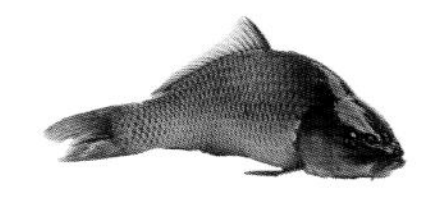

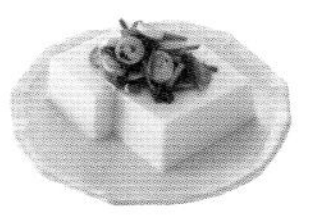

●调料：盐、鸡粉各2克，食用油适量

●制作：

①将洗净的豆腐切成块，备用。

②热锅注油烧热，放入鲤鱼块煎至两面断生；倒入适量开水，大火煮沸；放豆腐块、姜片，用小火炖约30分钟，倒入洗净的上海青，加入盐、鸡粉拌匀调味，煮至入味。

③关火后盛出锅中的食材即成。

调理食谱　鸭血鲫鱼汤

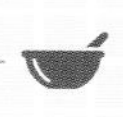

●原料：鲫鱼400克，鸭血150克，姜末、葱花各少许

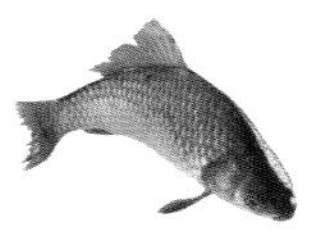
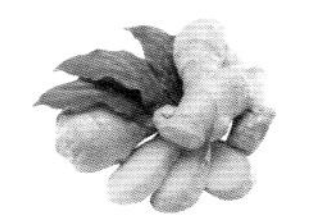

●调料：盐2克，鸡粉2克，水淀粉4毫升，食用油适量

●制作：

①将处理干净的鲫鱼片下鱼肉，加盐、鸡粉、水淀粉，拌匀腌渍；鸭血切片。

②锅中注水烧开，加盐、姜末、鸭血、食用油拌匀；放入鱼肉，煮至熟透，撇去浮沫。

③关火后把煮好的汤料盛出，装入碗中，撒上葱花即成。

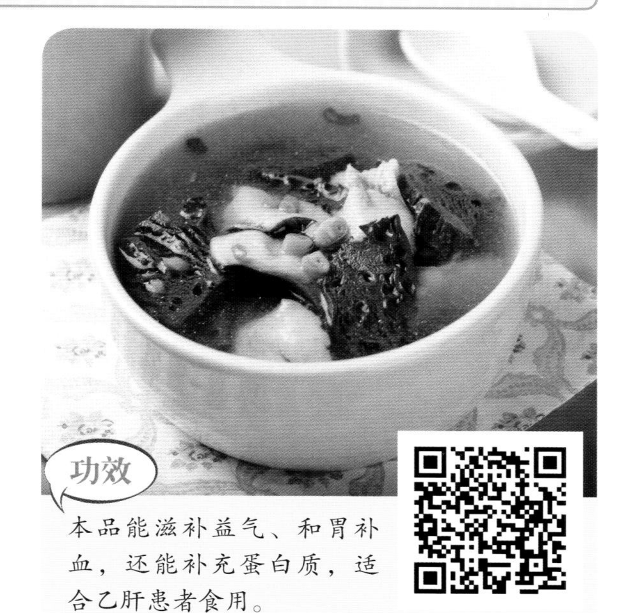

功效

本品能滋补益气、和胃补血，还能补充蛋白质，适合乙肝患者食用。

调理食谱　豌豆苗鸡蛋汤

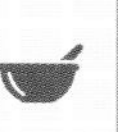

●原料：豌豆苗200克，鸡蛋1个

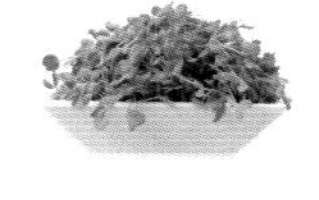
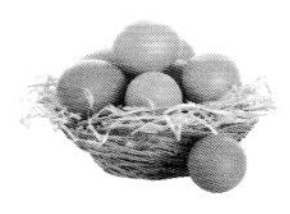

●调料：盐3克，鸡粉2克，胡椒粉、食用油各适量

●制作：

①将鸡蛋打入碗中，打散、调匀，备用。

②锅中注水烧开，倒入少许食用油，加适量盐、鸡粉、胡椒粉；放入洗好的豌豆苗，煮至熟软；倒入备好的鸡蛋液，煮至汤中浮起蛋花。

③关火后盛出，装入汤碗中即可。

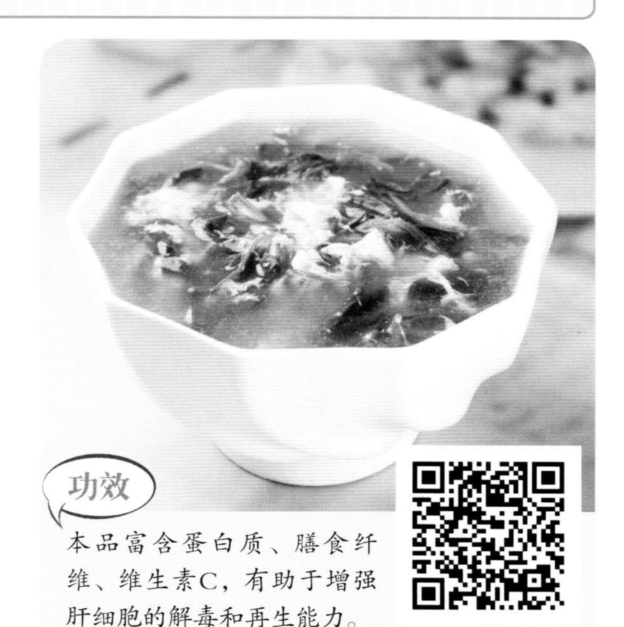

功效

本品富含蛋白质、膳食纤维、维生素C，有助于增强肝细胞的解毒和再生能力。

丙型病毒性肝炎

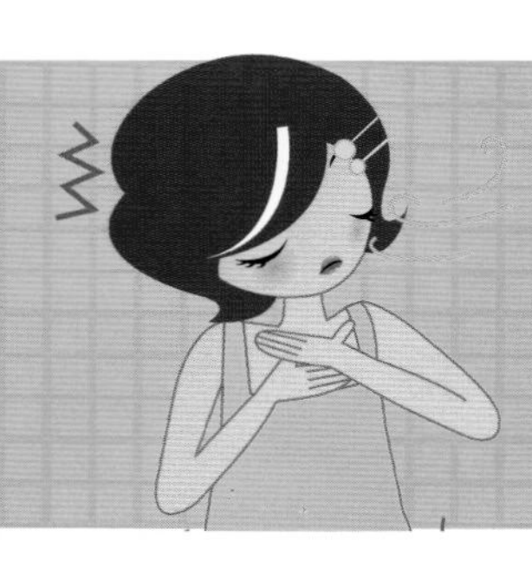

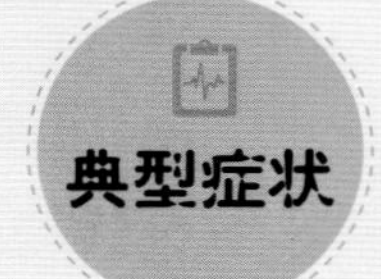

丙型病毒性肝炎是一种由丙型肝炎病毒感染引起的病毒性肝炎，主要经输血、针刺、吸毒等传播。丙型肝炎呈全球性流行，可导致肝脏慢性炎症坏死和纤维化，部分患者可发展为肝硬化甚至肝细胞癌。成人急性丙型肝炎病情相对较轻，多数为急性无黄疸型肝炎，ALT升高为主，少数为急性黄疸型肝炎，黄疸为轻度或中度升高；可出现恶心、食欲下降、全身无力、尿黄眼黄等表现。单纯丙肝病毒感染极少引起肝功能衰竭。慢性丙型病毒性肝炎症状较轻，表现为肝炎常见症状，如易疲劳、食欲欠佳、腹胀等，也可无任何自觉症状。化验ALT反复波动，HCV-RNA持续阳性。有1/3的慢性HCV感染者肝功能一直正常，抗HCV和HCV-RNA持续阳性，肝活检可见慢性肝炎，甚至可发现肝硬化。

接受输血和血制品者、接受注射（尤其是静脉注射）者、吸毒者、血液透析及肾移植患者、丙型肝炎家庭内接触者、丙肝孕妇所生婴儿以及医务人员、实验室工作人员、处理血或血制品者，都是丙肝的高发人群。

（1）营养均衡：丙肝患者饮食需要营养均衡，不要偏食。既要补充蛋白质，也要摄入足够的维生素和矿物质以及膳食纤维。

（2）饮食清淡：丙肝患者的饮食要尽量清淡，少脂肪，烹饪方式也要尽量选择蒸、煮、炖，少用煎、炸等方式。少油、少盐，不用辛辣刺激性的调味料，尽量保持食物原有的鲜味。

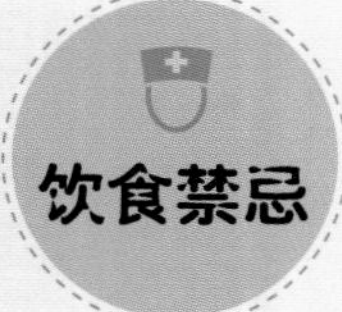

（1）慎服滋补品：丙肝患者要避免大量服用滋补类食物，如甲鱼、人参、鹿茸等。这些补品的确有很好的滋补功效，但是要慎用，要根据患者的自身情况来服用，不要过量。

（2）忌酒：丙肝患者要忌酒，否则会对病情的恢复产生不利影响。

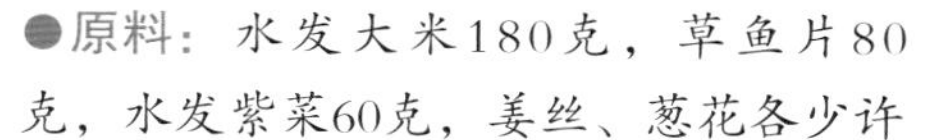

调理食谱 紫菜鱼片粥

●原料：水发大米180克，草鱼片80克，水发紫菜60克，姜丝、葱花各少许

●调料：盐、鸡粉各3克，胡椒粉少许，料酒3毫升，水淀粉、食用油各适量

●制作：

①将草鱼片加盐、鸡粉、料酒、水淀粉、食用油，腌渍入味。

②砂锅中注水烧开，倒入洗净的大米，拌匀，煮沸后用小火煮30分钟，倒入洗净的紫菜、姜丝、盐、鸡粉、胡椒粉、鱼肉片，搅拌匀，用大火续煮片刻，至食材熟透。

③关火后盛出煮好的鱼片粥，装入汤碗中，撒上葱花即成。

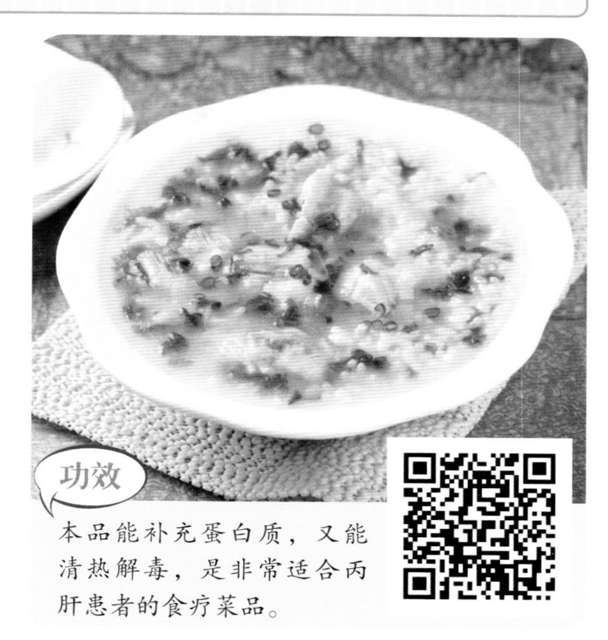

功效

本品能补充蛋白质，又能清热解毒，是非常适合丙肝患者的食疗菜品。

调理食谱 香菇蛋花上海青粥

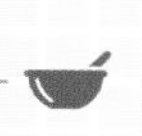

●原料：水发香菇45克，上海青100克，水发大米150克，鸡蛋1个

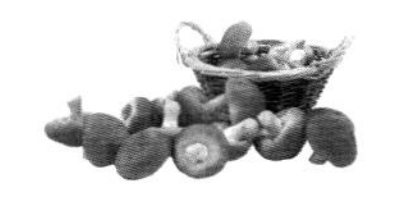

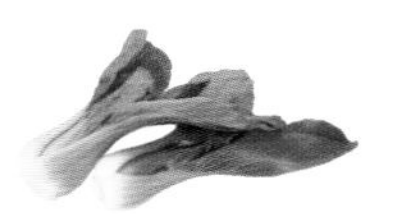

●调料：盐3克，鸡粉2克，食用油适量

●制作：

①将洗净的上海青、香菇切粒；鸡蛋取蛋清。

②砂锅中注水烧开，倒入洗净的大米，烧开后用小火煮30分钟至熟，放入香菇粒、上海青、食用油、盐、鸡粉、蛋清，搅拌均匀，略煮片刻。

③关火后盛出煮好的粥，装入碗中即成。

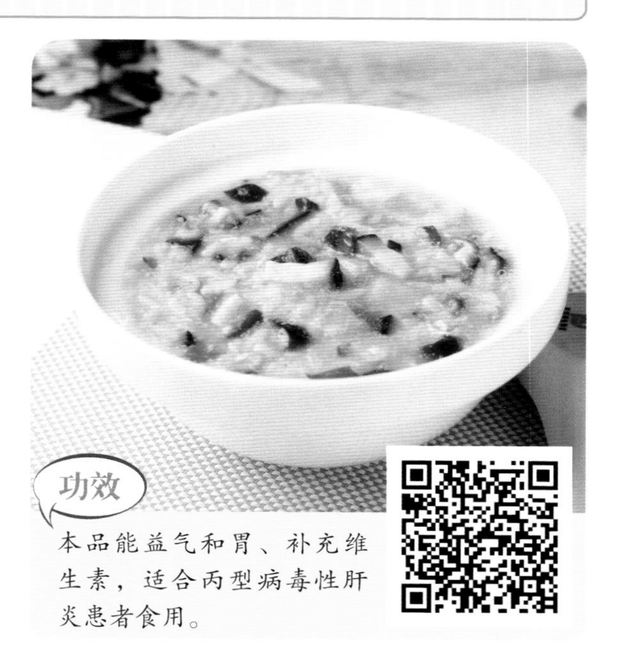

功效

本品能益气和胃、补充维生素，适合丙型病毒性肝炎患者食用。

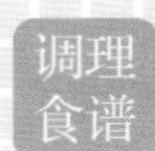

白菜炒菌菇

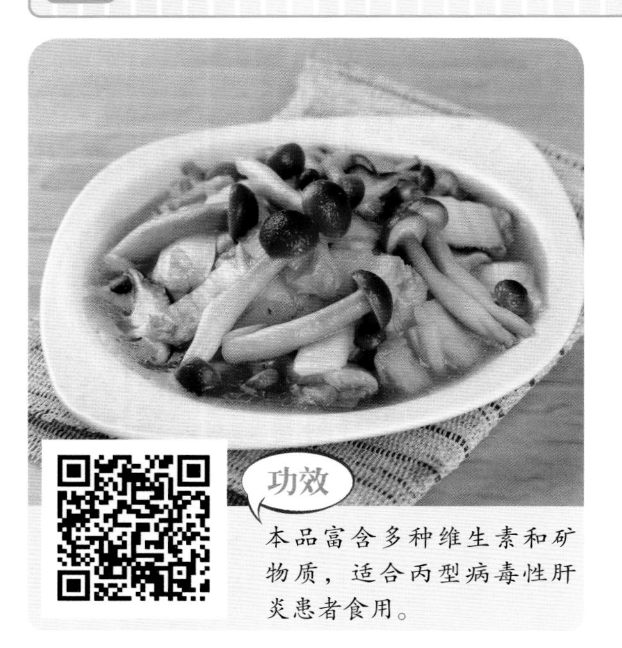

功效

本品富含多种维生素和矿物质，适合丙型病毒性肝炎患者食用。

●原料：大白菜200克，蟹味菇60克，香菇50克，姜片、葱段各少许

●调料：盐3克，鸡粉少许，蚝油5克，水淀粉、食用油各适量

●制作：

①将蟹味菇洗净，切去老茎；香菇洗净切片；大白菜洗净切块，分别焯水。

②用油起锅，放入姜片、倒入葱段，爆香；倒入焯煮过的食材，再加入适量蚝油、鸡粉、盐，炒匀调味；倒入少许水淀粉，转中火，快速翻炒片刻，至食材入味。

③关火后盛出炒好的食材，装入盘中即成。

彩椒炒芦笋

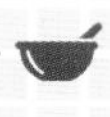

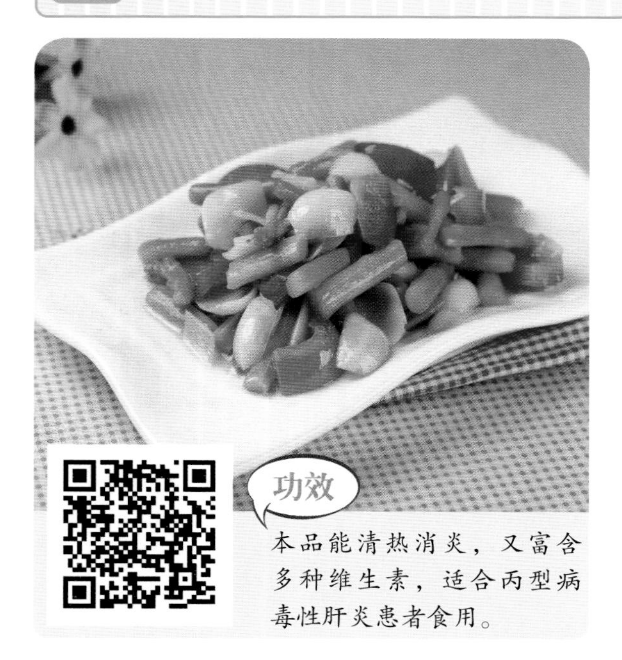

功效

本品能清热消炎，又富含多种维生素，适合丙型病毒性肝炎患者食用。

●原料：芦笋110克，彩椒50克，鲜百合45克，姜片、葱段各少许

●调料：盐3克，鸡粉2克，料酒4毫升，水淀粉、食用油各适量

●制作：

①将芦笋洗净去皮切段，彩椒洗净切块；芦笋段、彩椒块、百合焯水，捞出。

②用油起锅，放入姜片、葱段爆香；倒入焯煮好的食材，大火翻炒至析出水分；淋入料酒，加入鸡粉、盐，炒匀调味；倒入少许水淀粉翻炒入味。

③关火后盛出炒好的食材，装在盘中即成。

调理食谱 西瓜翠衣炒虾米

●原料：西瓜皮400克，彩椒70克，虾米50克，蒜末、葱段各少许

●调料：盐2克，鸡粉2克，料酒8毫升，水淀粉4毫升

●制作：

①去除硬皮的西瓜皮切丁；彩椒洗净切丁，分别焯水。

②用油起锅，倒入蒜末、葱段，爆香；放入虾米炒匀；淋适量料酒炒匀；加入彩椒和西瓜皮，炒匀；放盐、鸡粉，炒匀调味；淋入少许水淀粉快速翻炒均匀。

③关火后盛出炒好的食材，装入盘中即成。

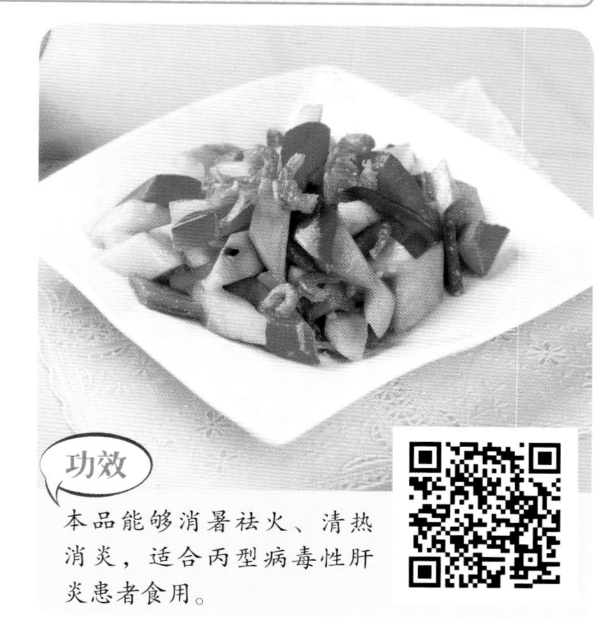

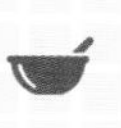

功效

本品能够消暑祛火、清热消炎，适合丙型病毒性肝炎患者食用。

调理食谱 火龙果杂果茶

●原料：火龙果110克，雪梨100克，橙子95克，菠萝肉、苹果各90克，柠檬60克

●调料：白糖6克

●制作：

①将洗净的苹果、雪梨、菠萝肉切块；洗好的火龙果、橙子取果肉，切块；洗净的柠檬切片。

②砂锅中注水烧开，倒入切好的材料，搅匀，烧开后用小火煮约4分钟，至食材熟软，加入少许白糖，转中火略煮片刻，至糖分溶化。

③关火后盛出煮好的甜汤，装入汤碗中即成。

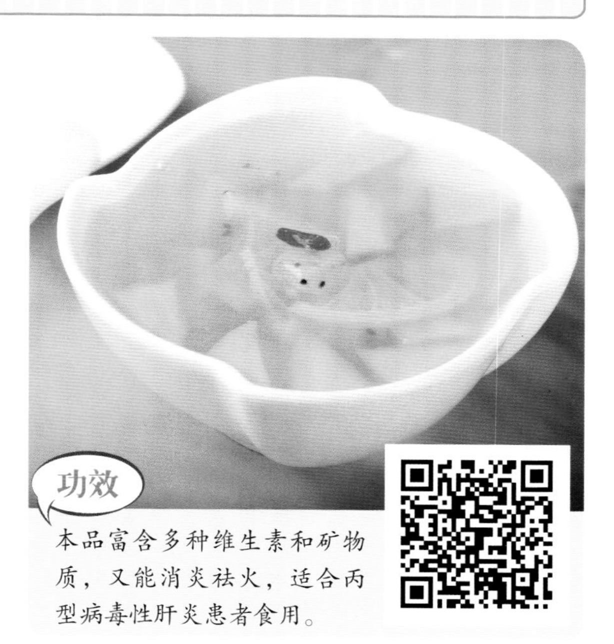

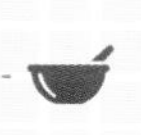

功效

本品富含多种维生素和矿物质，又能消炎祛火，适合丙型病毒性肝炎患者食用。

丁型病毒性肝炎

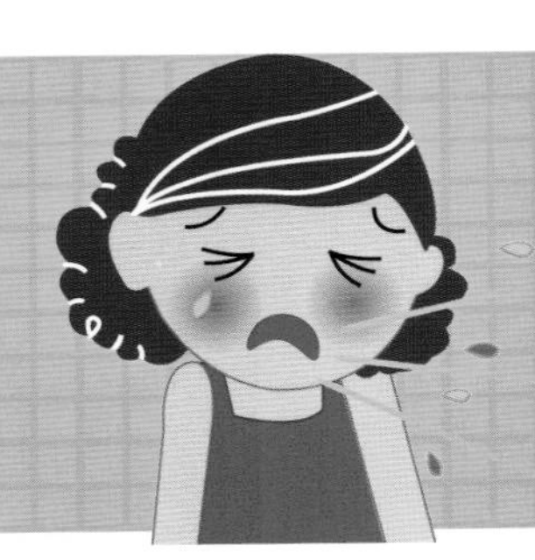

典型症状

丁型病毒性肝炎是由丁型肝炎病毒与乙型肝炎病毒等嗜肝DNA病毒共同引起的传染病，主要通过输血和血制品传播，与乙型肝炎的传播方式相似。丁型病毒性肝炎与乙型病毒性肝炎重叠感染后，可促使肝损害加重，并易发展为慢性活动性肝炎、肝硬化和重型肝炎。丁型病毒性肝炎患者多表现为厌食、发热、黄疸和肝区痛等症状；重型患者病情较为严重，表现为慢性肝炎中、重型功能失代偿及重型肝炎，极少有慢性肝炎轻型者。

高发人群

由于丁型病毒性肝炎是一种缺陷性病毒，需要乙肝病毒的外壳作为“自己的外壳”，才能形成完整的丁肝病毒，所以丁型病毒性肝炎的易发人群多为乙型肝炎表面抗原阳性的急、慢性肝炎及乙肝病毒携带者，静脉内注射毒品的人也极易感染。

饮食原则

（1）适当补充蛋白质：患者适当补充蛋白质和碳水化合物，可以维持氨的平衡，改善肝脏功能，还有利于肝细胞损伤的修复和再生。

（2）适当补充维生素：患者要适当补充维生素A、维生素E等溶脂性维生素，以增强肝细胞的解毒、再生能力，提高免疫力。

（3）适当补充脂肪：饮食需要清淡，但也要适量进食脂肪，以每天50克左右为宜；尽量选择鱼肉和禽肉，畜肉要选择瘦肉。

饮食禁忌

（1）慢性肝炎患者的肝脏对乙醇的解毒能力较弱，即使少量饮酒，也会加重肝细胞损害，导致肝病加重。再加上酒类中含有乙醇，对肝细胞的损害很大，患者应戒酒。

（2）慢性肝炎患者应忌食辛辣、刺激、大辛大热食物，因为这些食物的摄入会损害肝脏的正常功能。

五味子桂圆粥

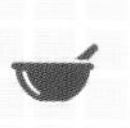

●原料：五味子10克，桂圆肉20克，水发大米150克

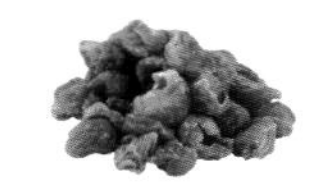

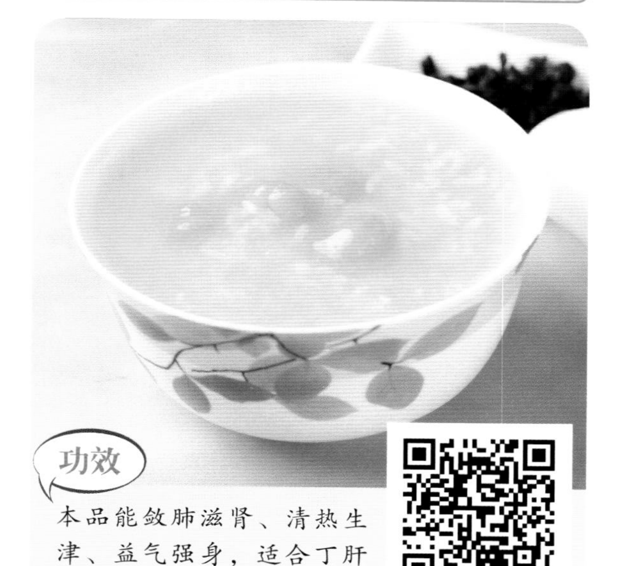

●调料：白糖15克

●制作：

①砂锅中注入适量清水烧开，放入洗净的五味子，用小火煮约20分钟至其析出有效成分，捞出五味子。

②倒入洗好的桂圆肉、大米，用勺轻轻搅拌，用小火煮约30分钟至食材熟软，加入适量白糖，拌匀，煮至溶化。

③关火后盛出煮好的粥，装入碗中即成。

功效

本品能敛肺滋肾、清热生津、益气强身，适合丁肝患者食用。

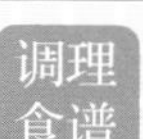

红薯莲子粥

●原料：红薯80克，水发莲子70克，水发大米160克

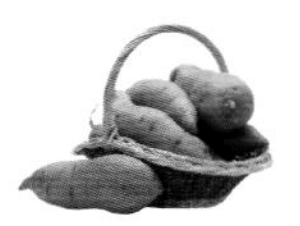

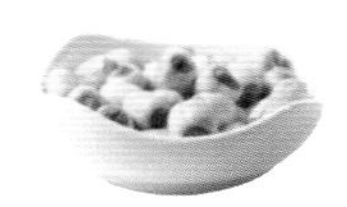

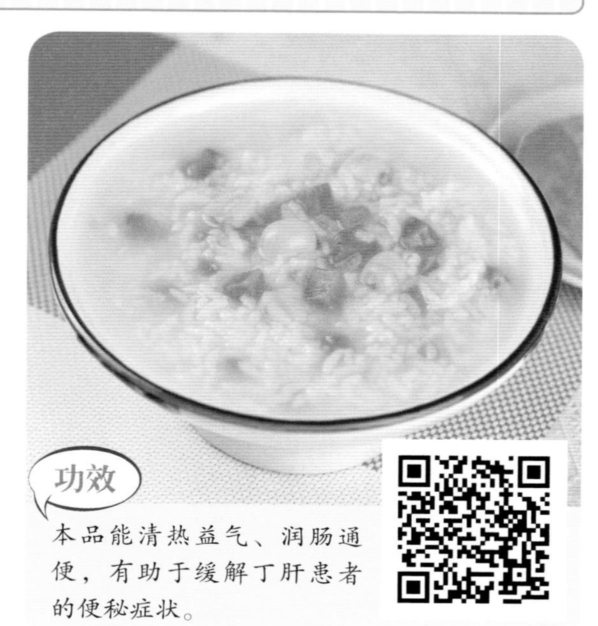

●制作：

①将泡好的莲子去除莲子心；洗好去皮的红薯切丁。

②砂锅中注水烧开，放入莲子，倒入泡好的大米，搅匀，烧开后用小火煮约30分钟，放入红薯丁，搅拌匀，用小火煮15分钟，至食材熟烂。

③将煮好的粥搅匀，盛入碗中即成。

功效

本品能清热益气、润肠通便，有助于缓解丁肝患者的便秘症状。

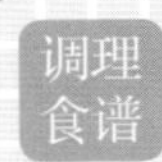

虾菇油菜心

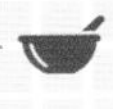

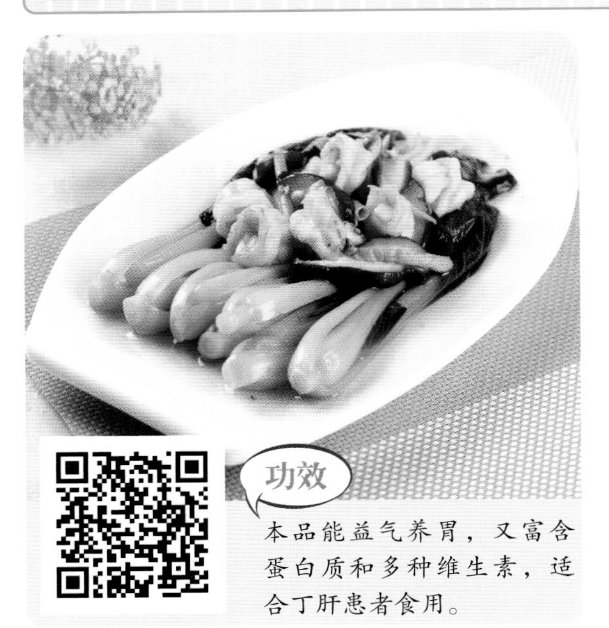

功效

本品能益气养胃，又富含蛋白质和多种维生素，适合丁肝患者食用。

●原料：小油菜100克，鲜香菇60克，虾仁50克，姜片、葱段、蒜末各少许

●调料：盐、鸡粉各3克，料酒3毫升，水淀粉、食用油各适量

●制作：

①将洗净的香菇切片，洗好的虾仁挑去虾线，放盐、鸡粉、水淀粉、食用油腌渍入味；洗净的小油菜、香菇焯水。

②用油起锅，放葱姜蒜爆香；倒入香菇、虾仁、料酒，翻炒至虾身呈淡红色；加入盐、鸡粉调味；用大火快速炒片刻至食材熟透，关火，待用。

③取一个盘子，摆上小油菜，再盛出锅中的食材，淋在小白菜上即成。

调理食谱

丝瓜炒山药

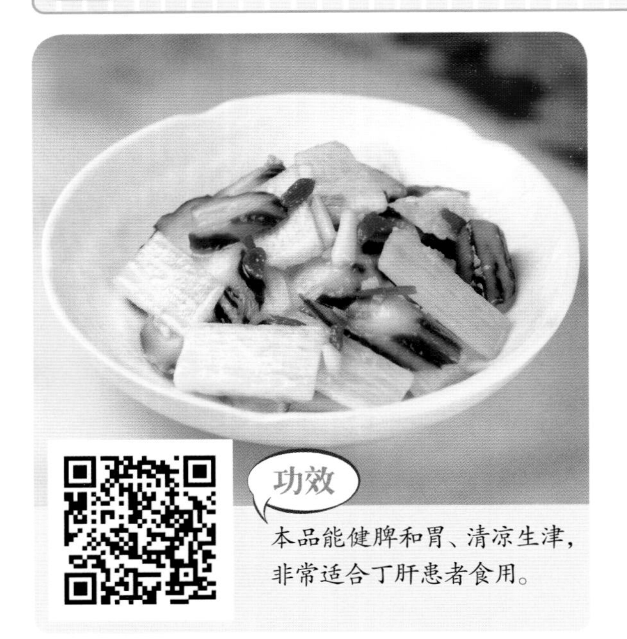

功效

本品能健脾和胃、清凉生津，非常适合丁肝患者食用。

●原料：丝瓜120克，山药100克，枸杞10克，蒜末、葱段各少许

●调料：盐3克，鸡粉2克，水淀粉5毫升，食用油适量

●制作：

①将洗净的丝瓜切块，洗好去皮的山药切片；山药片、枸杞、丝瓜焯水。

②用油起锅，放入蒜末、葱段，爆香；倒入焯过水的食材，翻炒匀；加入少许鸡粉、盐，炒匀调味；淋入适量水淀粉快速炒匀，至食材熟透。

③关火后盛出炒好的食材，装入盘中即成。

调理食谱 西芹烧豆腐

●原料：豆腐180克，西芹100克，胡萝卜片、蒜末、葱花各少许

●调料：盐3克，鸡粉2克，老抽少许，生抽5毫升，水淀粉、食用油各适量

●制作：

①将洗净的西芹切段，洗好的豆腐切块；豆腐块、胡萝卜片焯水。

②用油起锅，放入蒜末爆香；倒入西芹翻炒至其变软；放入豆腐、胡萝卜炒匀；加水、生抽、盐、鸡粉、老抽炒匀，用小火焖煮约1分钟，转大火收汁，倒入水淀粉，快速翻炒入味。

③关火后盛出炒好的食材，装入盘中，撒上葱花即成。

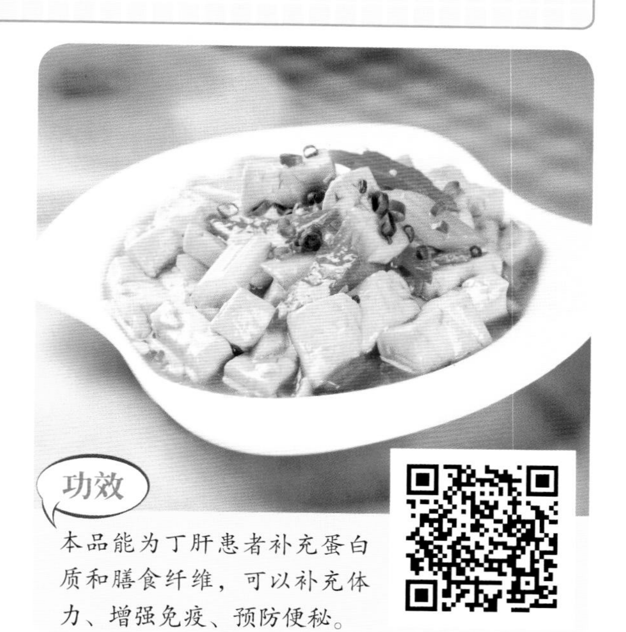

功效

本品能为丁肝患者补充蛋白质和膳食纤维，可以补充体力、增强免疫、预防便秘。

调理食谱 番荔枝水果沙拉

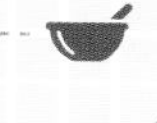

●原料：番荔枝120克，橙子80克，猕猴桃65克

●调料：酸奶50毫升

●制作：

①将洗净的番荔枝去除果皮，去核，切小瓣，改切成小块；洗好去皮的猕猴桃切开，去除硬芯，切小块；橙子去除果皮，再切成小块，备用。

②取一个大碗，放入切好的番荔枝、猕猴桃、橙子，加入适量酸奶，拌匀。

③另取一个干净的盘子，盛入拌好的水果沙拉，摆好即成。

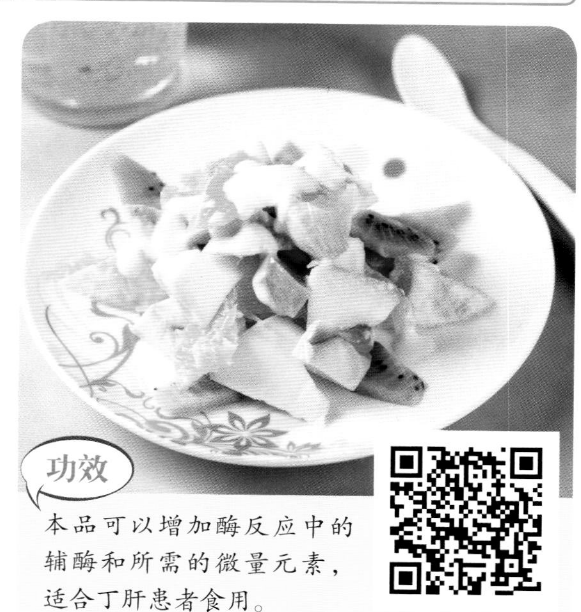

功效

本品可以增加酶反应中的辅酶和所需的微量元素，适合丁肝患者食用。

酒精性脂肪肝

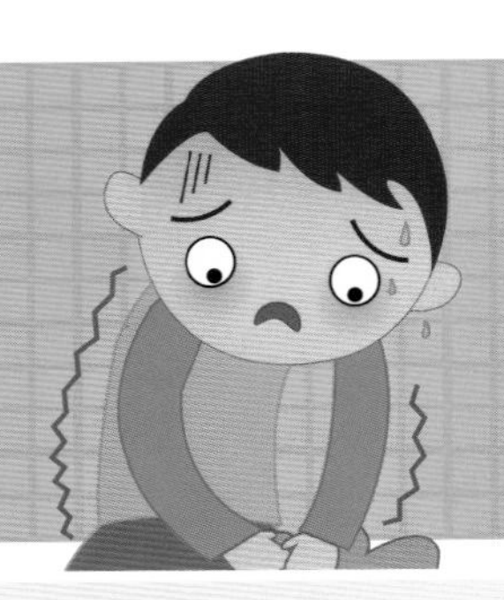

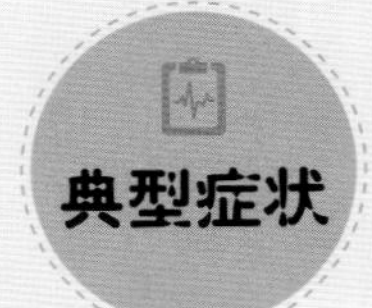

典型症状

酒精性脂肪肝的发病症状为非特异性，表现为右上腹胀痛、食欲不振、乏力、体重减轻、黄疸等，严重时可伴有精神症状和蜘蛛痣、肝掌等表现。

高发人群

当人达到一定的饮酒量，或到达一定饮酒年限之后，肝的患病率就会大大增加，对肝的损害也会加大，这时候如果还勉强饮酒、酗酒，就会导致酒精性脂肪肝，所以，长期酗酒者是酒精性脂肪肝的高发人群。另外，肥胖者、肝炎病毒感染者、遗传者、营养状况不良者也都是酒精性脂肪肝的高发人群。

饮食原则

（1）高能量、高蛋白、高维生素饮食：酒精性脂肪肝患者要摄入高能量、高蛋白、高维生素的饮食以改善营养不良的状况。

（2）不饱和脂肪酸是人体补充营养必需的物质，患者可适量补充。

（3）平时多补充些富含维生素A和维生素E的食物，如梨、苹果、樱桃、南瓜、绿豆、核桃、玉米等，可减少对肝脏的损害。

饮食禁忌

（1）忌刺激性的食物：患者忌过量饮浓茶，少吃辛辣肥腻的食物，如油炸食品、酒类、辣椒、鸡皮、肥肉、蟹黄、肝脏等。

（2）要戒酒或严格控制饮酒量。不得不喝时，尽量饮用低度酒或不含酒精的饮料，更要避免空腹饮酒。症状严重者应戒酒。

调理食谱 南瓜馒头 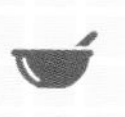

●原料：熟南瓜200克，低筋面粉500克

●调料：白糖50克，酵母5克，食用油适量

●制作：

①将面粉、酵母、白糖、熟南瓜、清水揉成南瓜面团，放入保鲜袋中，静置10分钟，搓成长条形，切成数个剂子，即成馒头生坯。

②取干净蒸盘，刷上食用油，摆放好馒头生坯，放入装水的蒸锅中，静置1小时，使生坯发酵、涨开；水烧开后再用大火蒸至食材熟透。

③关火后揭开盖，取出蒸好的南瓜馒头放在盘中，摆好即成。

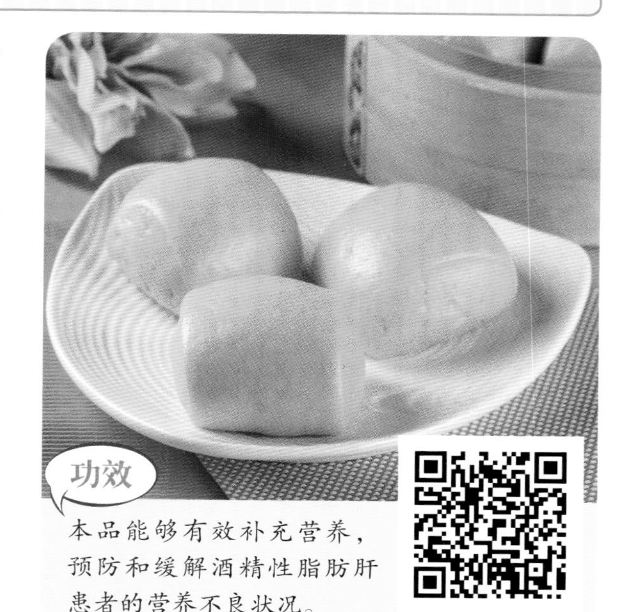

功效

本品能够有效补充营养，预防和缓解酒精性脂肪肝患者的营养不良状况。

调理食谱 鸡丝凉面 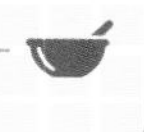

●原料：面条80克，黄瓜、黄豆芽各20克，鸡胸肉60克，熟白芝麻、葱花各少许

●调料：生抽6毫升，盐、鸡粉3克，芝麻酱8克，水淀粉、芝麻油、食用油各适量

●制作：

①将洗净的黄瓜切丝；洗好的鸡胸肉切丝，加盐、鸡粉、水淀粉、食用油，腌渍入味；洗净的黄豆芽焯水；面条煮熟待用。

②热锅注油，烧至三四成热，倒入鸡肉滑油至变色；取一个大碗，放入面条、鸡肉、黄瓜、黄豆芽、生抽、盐、鸡粉、芝麻油、芝麻酱、葱花、熟白芝麻，搅拌均匀即成。

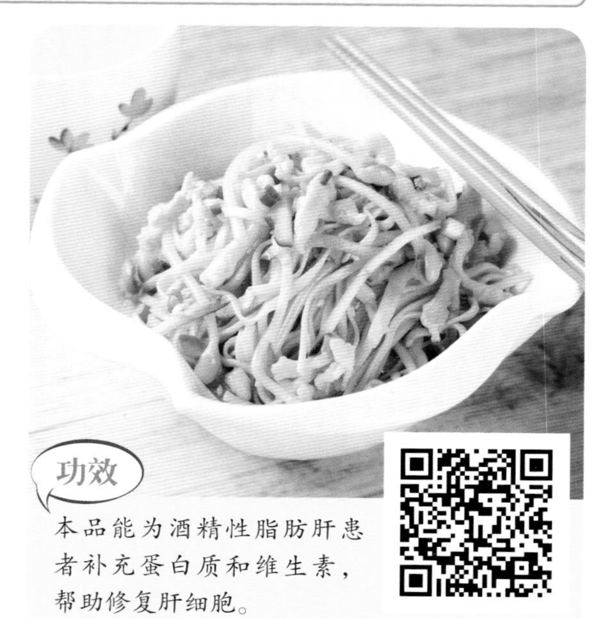

功效

本品能为酒精性脂肪肝患者补充蛋白质和维生素，帮助修复肝细胞。

调理食谱 黄瓜拌绿豆芽

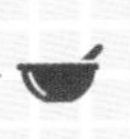

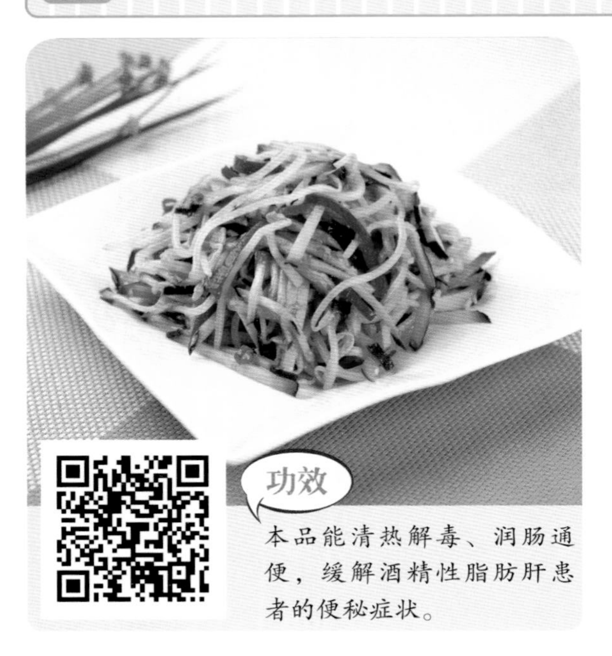

功效

本品能清热解毒、润肠通便，缓解酒精性脂肪肝患者的便秘症状。

●原料：黄瓜200克，绿豆芽80克，红椒15克，蒜末、葱花各少许

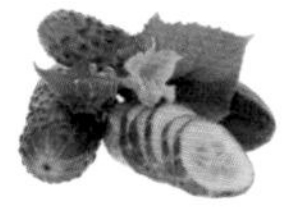

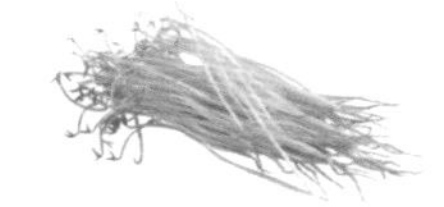

●调料：盐2克，鸡粉2克，陈醋4毫升，芝麻油、食用油各适量

●制作：

①将洗净的黄瓜、红椒切丝；洗好的绿豆芽、红椒焯水。

②将黄瓜、红椒、绿豆芽、黄瓜丝装入碗中，加入适量盐、鸡粉，放入少许蒜末、葱花，倒入适量陈醋，淋入少许芝麻油，把碗中的食材搅拌均匀。

③将拌好的材料装入盘中即成。

调理食谱 猪肉包菜卷

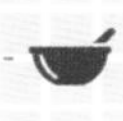

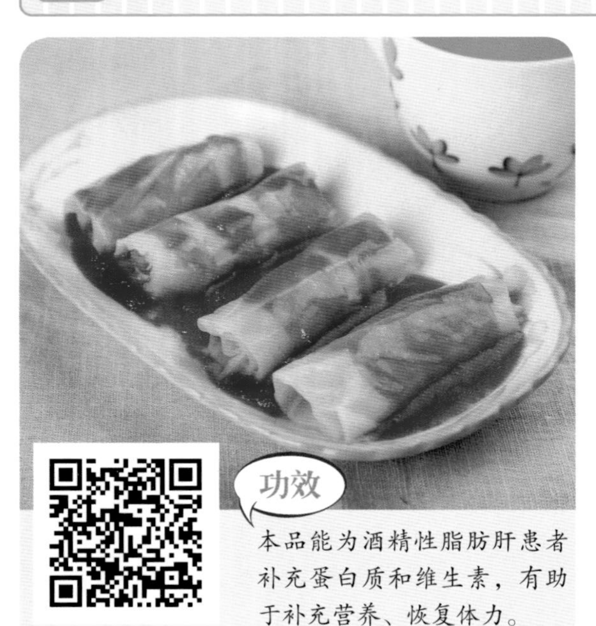

功效

本品能为酒精性脂肪肝患者补充蛋白质和维生素，有助于补充营养、恢复体力。

●原料：肉末60克，包菜70克，西红柿75克，洋葱50克，蛋清40克，姜末少许

●调料：盐2克，水淀粉适量，生粉、番茄酱各少许

●制作：

①将洗净的包菜焯水，修整齐；洗好的西红柿去皮，切碎；洗净的洋葱切丁；取一大碗，放入西红柿、肉末、洋葱、姜末、盐、水淀粉，拌匀制成馅料；蛋清中加入生粉，拌匀待用。

②包菜放入馅料，卷成卷，用蛋清封口，制成生坯，装盘中待用；蒸锅上火烧开，放入蒸盘，蒸约20分钟取出。

③用油起锅，加番茄酱、清水、水淀粉拌匀，制成味料，浇在包菜卷上即成。

调理食谱 糖醋西瓜翠衣

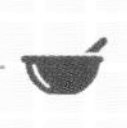

●原料：西瓜皮300克，枸杞、蒜末各少许

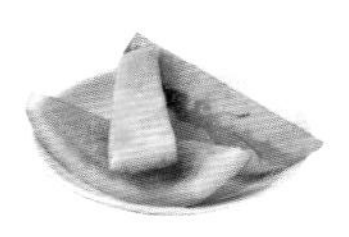

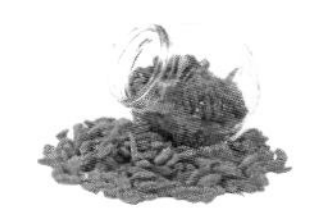

●调料：盐2克，白糖4克，米醋4毫升，芝麻油2毫升

●制作：

①将去除硬皮的西瓜皮切成丝，放入蒜末，加入适量盐、白糖，淋入米醋，搅拌均匀。

②倒入少许芝麻油，拌匀调味。

③将拌好的食材盛出，装入盘中，放上枸杞装饰即成。

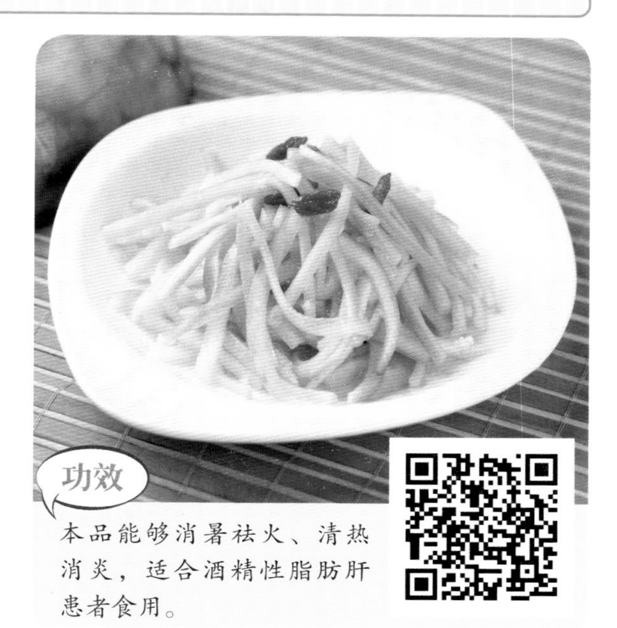

功效

本品能够消暑祛火、清热消炎，适合酒精性脂肪肝患者食用。

调理食谱 白菜豆腐肉丸汤

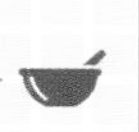

●原料：肉丸240克，水发木耳55克，大白菜100克，豆腐85克，姜片、葱花各少许

●调料：盐1克，鸡粉2克，胡椒粉2克，芝麻油适量

●制作：

①将洗净的白菜、豆腐切块。

②砂锅中注入适量清水烧开，倒入肉丸、姜片，放入备好的豆腐、木耳，拌匀，烧开后用小火煮15分钟，倒入白菜，加入适量盐、鸡粉、胡椒粉，拌匀，至食材入味。

③关火后盛出煮好的肉丸汤，装入碗中，淋入少许芝麻油，点缀上葱花即成。

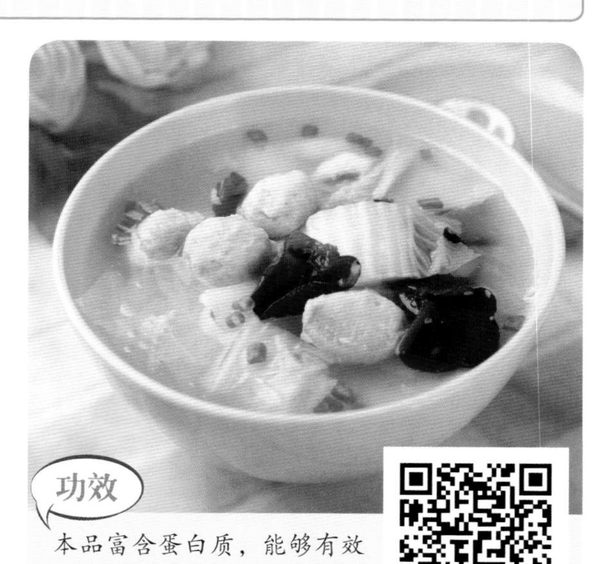

功效

本品富含蛋白质，能够有效补充营养，缓解酒精性脂肪肝患者的营养不良状况。

调理食谱 海带绿豆汤

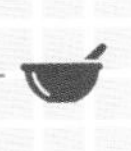

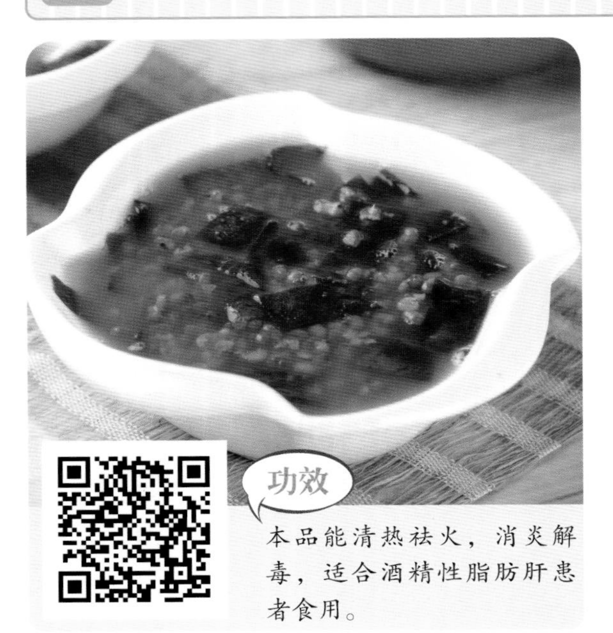

功效

本品能清热祛火，消炎解毒，适合酒精性脂肪肝患者食用。

●原料：海带70克，水发绿豆80克

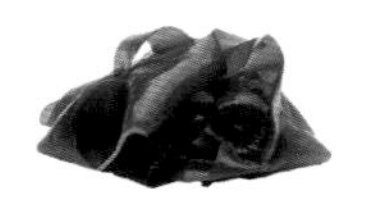

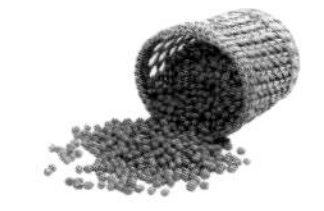

●调料：冰糖50克

●制作：

①将洗净的海带切成条，再切成小块。

②锅中注水烧开，倒入洗净的绿豆，烧开后用小火煮30分钟，至绿豆熟软，倒入切好的海带；加入冰糖，搅拌均匀，用小火续煮10分钟，至全部食材熟透；揭开盖，搅拌片刻。

③盛出煮好的汤料，装入碗中即成。

调理食谱 蜜柚苹果猕猴桃沙拉

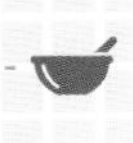

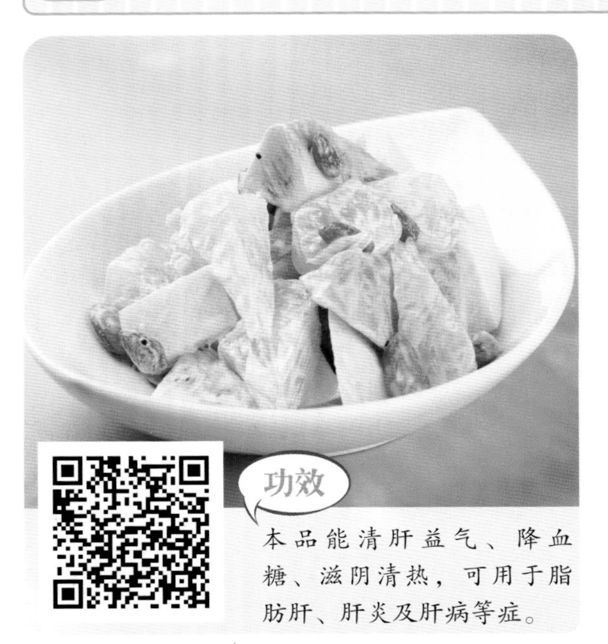

功效

本品能清肝益气、降血糖、滋阴清热，可用于脂肪肝、肝炎及肝病等症。

●原料：柚子肉120克，猕猴桃100克，苹果100克，巴旦木仁35克，枸杞15克

●调料：沙拉酱10克

●制作：

①将猕猴桃洗净去皮，切成瓣，再切成小块；苹果洗净去核，切成瓣，再切成小块。

②将柚子肉分成小块，把处理好的果肉装入碗中，放入沙拉酱，搅拌均匀，加入巴旦木仁、枸杞，搅拌片刻，使食材入味。

③将拌好的水果沙拉盛出，装入盘中即可。

调理食谱 金银花菊花萝卜汤

●原料：金银花8克，菊花8克，白萝卜200克

●调料：盐2克，食用油适量

●制作：

①将洗净去皮的萝卜切开，切成段，再切成片。

②砂锅注入适量的清水烧开，倒入金银花、菊花、白萝卜片，搅匀，小火炖15分钟煮至食材熟软，放入盐，搅拌均匀，加入食用油，搅拌片刻，使味道更均匀。

③将煮好的汤盛出装入碗中，放凉即可食用。

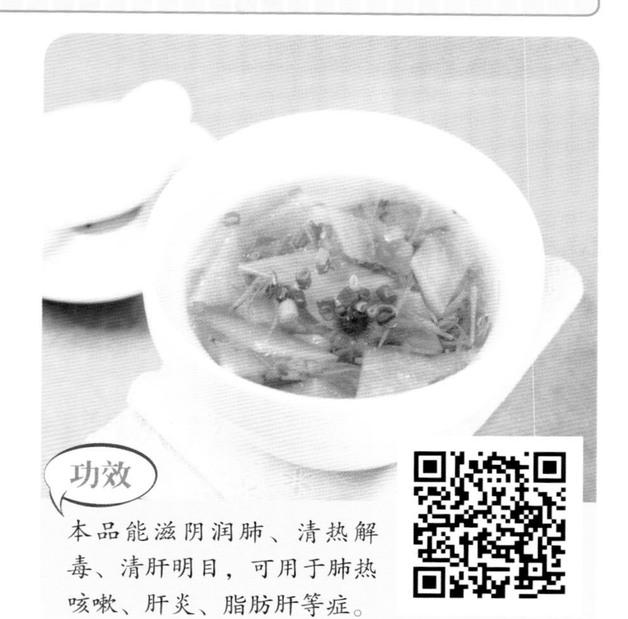

功效

本品能滋阴润肺、清热解毒、清肝明目，可用于肺热咳嗽、肝炎、脂肪肝等症。

调理食谱 百合莲子绿豆浆

●原料：水发绿豆60克，水发莲子20克，百合20克

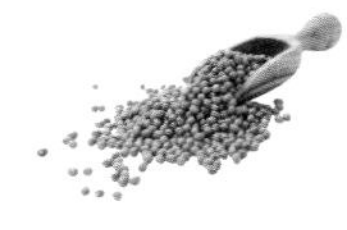

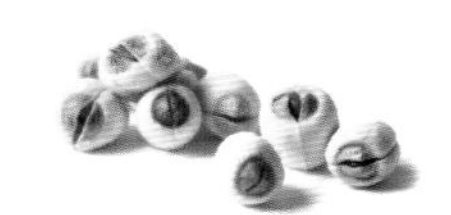

●调料：白糖适量

●制作：

①将已浸泡6小时的绿豆搓洗干净，沥干水分。

②将备好的绿豆、莲子、百合倒入豆浆机中，注入适量清水，选择“五谷”程序，打成豆浆。

③把煮好的豆浆倒入滤网，用汤匙搅拌，滤取豆浆倒入碗中，放入白糖，搅拌均匀至其溶化即成。

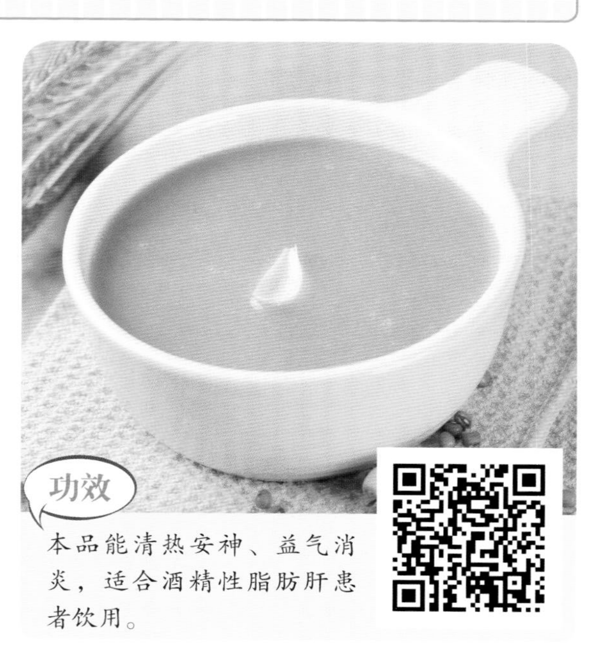

功效

本品能清热安神、益气消炎，适合酒精性脂肪肝患者饮用。

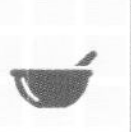

酒精性肝炎

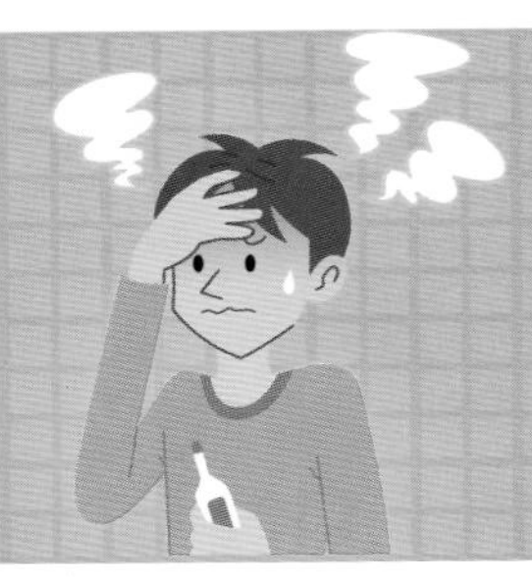

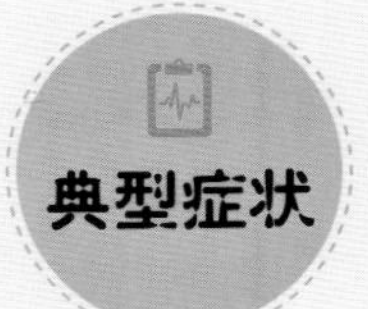

酒精性肝炎早期可无明显症状，但肝脏已有病理改变，发病前往往有短期内大量饮酒史，有明显体重减轻、食欲不振、恶心、呕吐、全身倦怠乏力、发热、腹痛及腹泻、上消化道出血及精神症状；体征有黄疸、肝肿大和压痛，同时有脾肿大、面色发灰、水肿及蜘蛛痣、食管静脉曲张等。从实验室检查看，有贫血和中性白细胞增多现象。

高血压、心脑血管病、肝脏病、胃肠疾病患者和打鼾人群，以及长期应酬饮酒或酗酒者都是酒精性肝炎的高发人群。

（1）高蛋白质饮食：患者需要补充蛋白质，多摄取高蛋白饮食，有助于身体恢复。但有肝昏迷征兆者，应给予低蛋白质或无蛋白质饮食。

（2）全面补充营养：酒精性肝炎患者需要补充多种营养，食欲不振、恶心呕吐者应静脉补充热量(以葡萄糖为主)，补充多种维生素、叶酸和钾盐等都有助于酒精性肝炎患者的恢复治疗。

（1）永久戒酒：酒对酒精性肝炎患者的病情非常不利，故酒精性肝炎患者必须永久戒酒，包括葡萄酒、米酒及任何含有酒精的饮品都不能喝。

（2）少吃辛辣刺激性、肥腻的食物，如油炸、辣椒、蒜、姜、肥肉、鱼子、鸡皮、猪肝、鸡肝、鹅肝等，以免加重肝脏负担。

调理食谱 红豆薏米饭 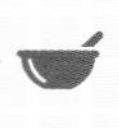

●原料：水发红豆100克，水发糙米90克，水发薏米90克

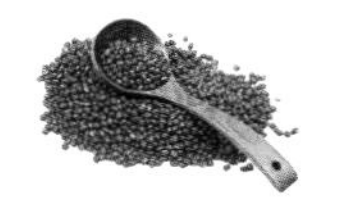

●制作：

①把洗好的糙米装入碗中，放入洗净的薏米、红豆，搅拌匀。

②在碗中注入适量清水，将装有食材的碗放入烧开的蒸锅中，用中火蒸30分钟，至食材熟透。

③揭开盖，取出蒸好的红豆薏米饭即成。

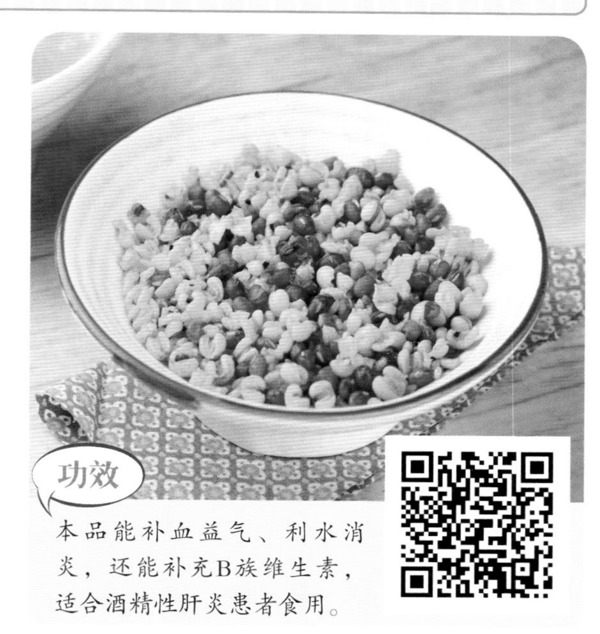

功效

本品能补血益气、利水消炎，还能补充B族维生素，适合酒精性肝炎患者食用。

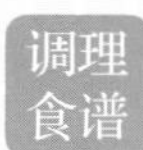 薏米燕麦粥 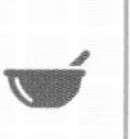

●原料：薏米75克，燕麦60克

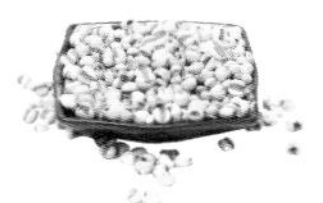
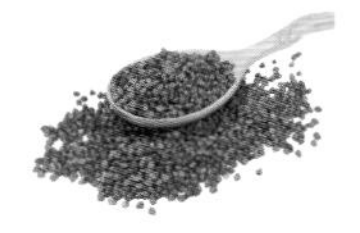

●制作：

①砂锅中注入适量清水烧热，倒入备好的薏米、燕麦，搅拌均匀。

②盖上锅盖，烧开后用小火煮约40分钟至其熟软，揭开锅盖，持续搅拌片刻。

③关火后盛出煮好的粥，装入碗中即可。

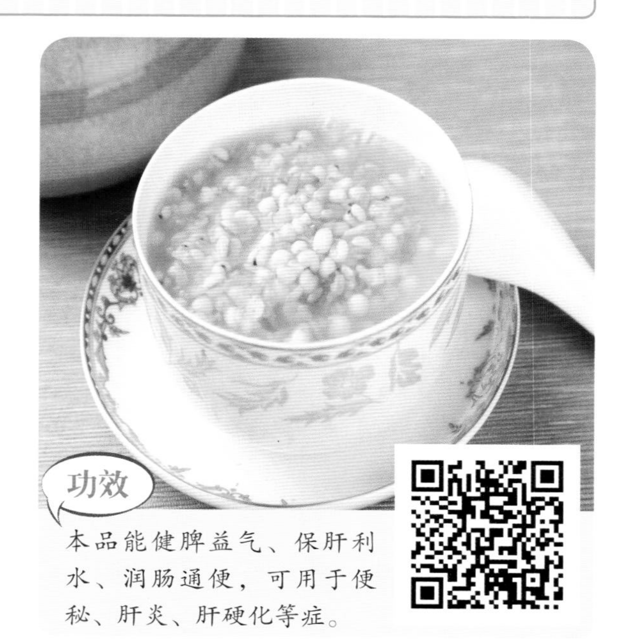

功效

本品能健脾益气、保肝利水、润肠通便，可用于便秘、肝炎、肝硬化等症。

调理食谱 苦瓜黑椒炒虾球

功效
苦瓜能清热、祛火、消炎，虾仁能补充蛋白质，本品适合酒精性肝炎患者食用。

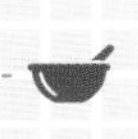

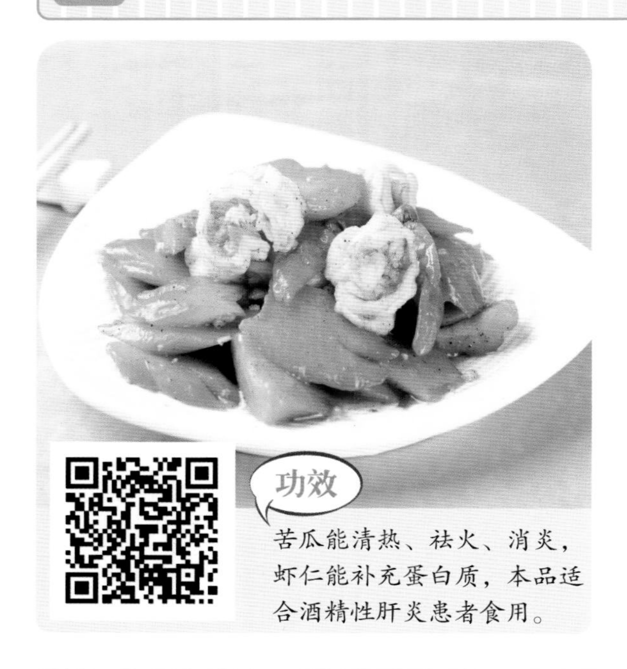

●原料：苦瓜200克，虾仁100克，泡小米椒30克，黑胡椒粉、姜片、蒜末、葱段各少许

●调料：盐3克，鸡粉2克，食粉少许，料酒5毫升，生抽6毫升，水淀粉、食用油各适量

●制作：

①将洗净的苦瓜切片；洗好的虾仁去除虾线，加盐、鸡粉、水淀粉、食用油，腌渍入味；苦瓜和虾仁分别焯水。

②用油起锅，倒入黑胡椒粉、姜片、蒜末、葱段，爆香；放泡小米椒、虾仁，炒干；加料酒、苦瓜片、鸡粉、盐、生抽，快炒至入味；倒入水淀粉，炒熟。

③关火后盛出菜肴，装入盘中即成。

调理食谱 丝瓜烧花菜

功效
本品能清凉生津，补充多种维生素，适合酒精性肝炎患者食用。

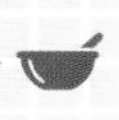

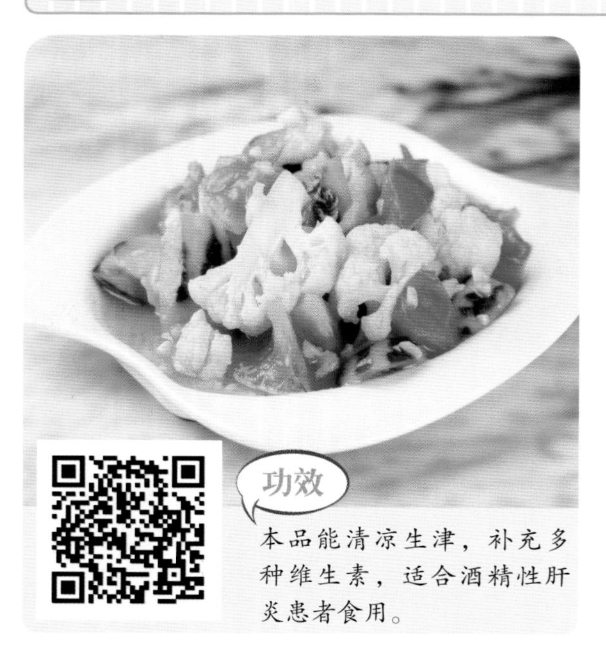

●原料：花菜180克，丝瓜120克，西红柿100克，蒜末、葱段各少许

●调料：盐3克，鸡粉2克，料酒4毫升，水淀粉6毫升，食用油适量

●制作：

①将丝瓜切小块；花菜切小朵，焯水；西红柿切小块。

②用油起锅，放入蒜末、葱段，爆香；倒入丝瓜块、西红柿、花菜、料酒，炒匀；转小火，注入少许清水，加入适量盐、鸡粉，炒匀调味；倒入水淀粉，用中火快速翻炒一会儿，至食材熟透。

③关火后盛出，装入盘中即成。

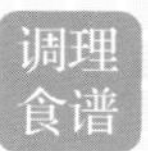

鹌鹑蛋牛奶

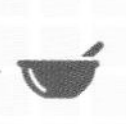

●原料：熟鹌鹑蛋100克，牛奶80毫升

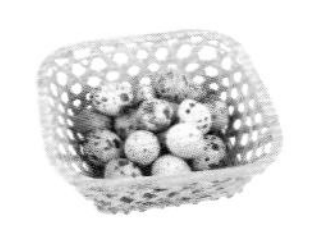

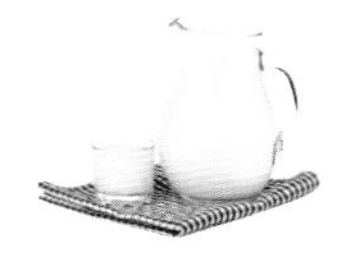

●调料：白糖5克

●制作：

①将熟鹌鹑蛋对半切开，备用。

②砂锅中注入适量清水烧开，倒入牛奶，放入鹌鹑蛋，搅拌片刻，烧开后用小火煮约1分钟，加入少许白糖，搅匀，煮至溶化。

③关火后盛出煮好的汤料，装入碗中，待稍微放凉即可食用。

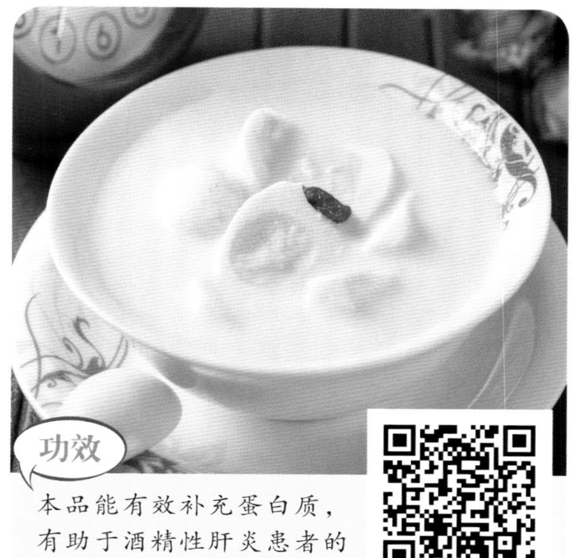

功效

本品能有效补充蛋白质，有助于酒精性肝炎患者的恢复治疗。

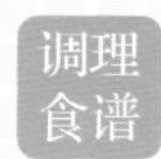

酸奶西瓜

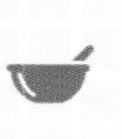

●原料：西瓜350克，酸奶120克

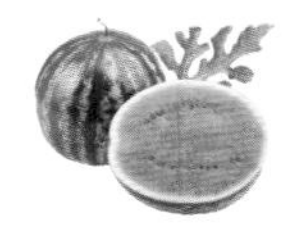

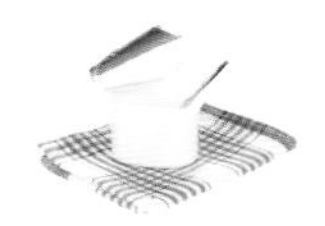

●制作：

①将西瓜对半切开，改切成小瓣。

②取出果肉，改切成小方块，备用。

③取一个干净的盘子，放入切好的西瓜果肉，码放整齐。

④将备好的酸奶均匀地淋在西瓜上即可食用。

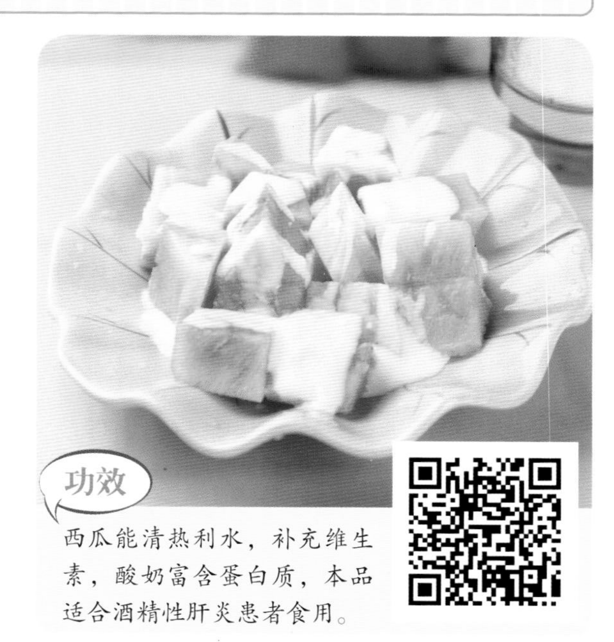

功效

西瓜能清热利水，补充维生素，酸奶富含蛋白质，本品适合酒精性肝炎患者食用。

酒精性肝纤维化

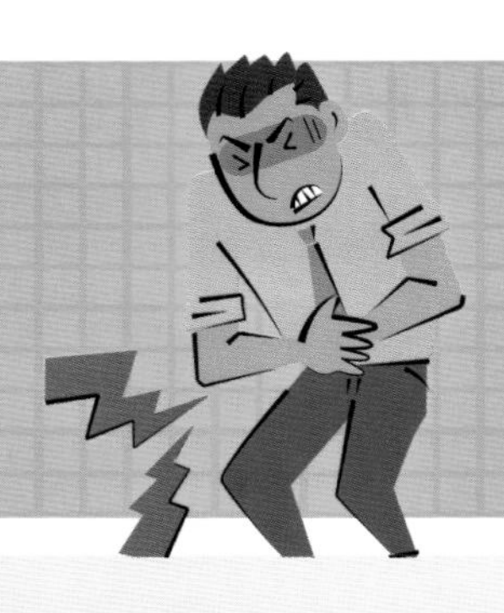

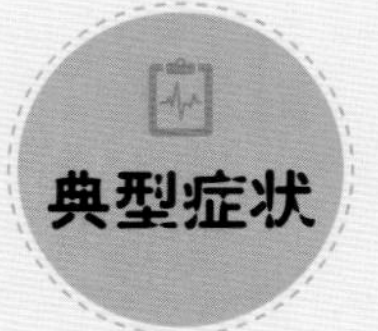

酒精性肝纤维化是由酒精性脂肪肝发展而来的肝病。由于长期应酬饮酒或嗜酒导致肝脏损伤严重，演变为酒精性脂肪肝后，如果依然疏于治疗，就会逐渐加重，最终发展为酒精性肝纤维化。酒精性肝纤维化的症状主要表现为身体乏力、腹胀腹泻、食欲不振、性功能减退等，还会出现肝掌和蜘蛛痣的典型肝病症状，以及脾肿大现象。

长期应酬饮酒或酗酒者、高血压、心脑血管病、肝脏病、胃肠疾病患者和打鼾人群，都是酒精性肝纤维化的高发人群。

（1）低脂肪、高蛋白饮食：酒精性肝纤维化患者的饮食需要低脂肪、高蛋白、高维生素饮食，最好选择比较容易消化的食物，如鸡蛋、牛奶、牛肉、鱼肉、西红柿等。早期可多吃豆制品、水果、蔬菜、蛋类。但需要注意的是，当肝功能显著减退并伴有肝昏迷先兆时，应适当控制蛋白质的摄入。

（2）定时定量：规律饮食才能更好地保护肝脏。

（1）饮食不可无节制，要严格控制食盐摄入量，每天的食盐摄入量不超过1.5克，饮水量应控制在2 000毫升以内。

（2）忌酒、忌刺激食物：酒精性肝纤维化患者一定要忌酒，否则非常不利于病情的恢复和治疗；酒精性肝纤维化患者要忌食辛辣、刺激、油腻、生冷的食物，如辣椒、芥末、油炸食品等。

调理食谱 凉薯糙米饭

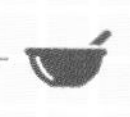

●原料：凉薯80克，水发糙米120克，百合15克，枸杞少许

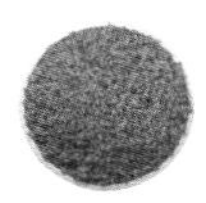

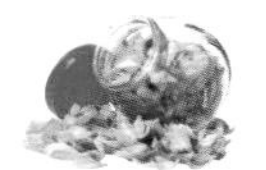

●制作：

①将洗净去皮的凉薯切粒；洗好的百合切成小块。

②将洗净的糙米装入碗中，倒入适量清水，放入烧开的蒸锅中，用大火蒸20分钟，至糙米熟软，放入切好的凉薯、百合，撒入洗净的枸杞，再蒸20分钟，至全部食材熟透。

③关火后把蒸好的糙米饭取出即可。

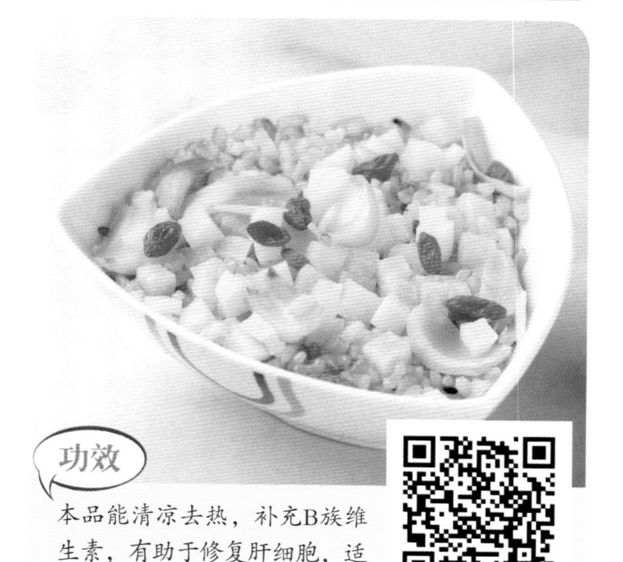

功效

本品能清凉去热，补充B族维生素，有助于修复肝细胞，适合酒精性肝纤维化患者食用。

调理食谱 黑豆豆浆

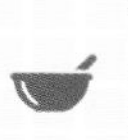

●原料：水发黑豆100克

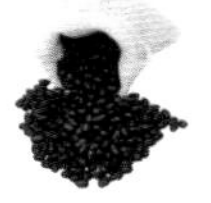

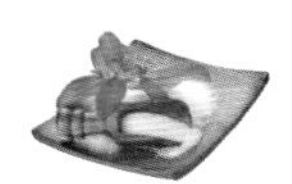

●调料：白糖适量

●制作：

①将已浸泡7小时的黑豆倒入碗中搓洗干净，沥干水分，倒入豆浆机中。

②加入适量清水，选择“五谷”程序，开始打浆；待豆浆机运转约15分钟，即成豆浆。

③把榨好的豆浆倒入滤网，滤去豆渣，豆浆倒入碗中，加入适量白糖，搅拌均匀至其溶化，待稍微放凉后即可饮用。

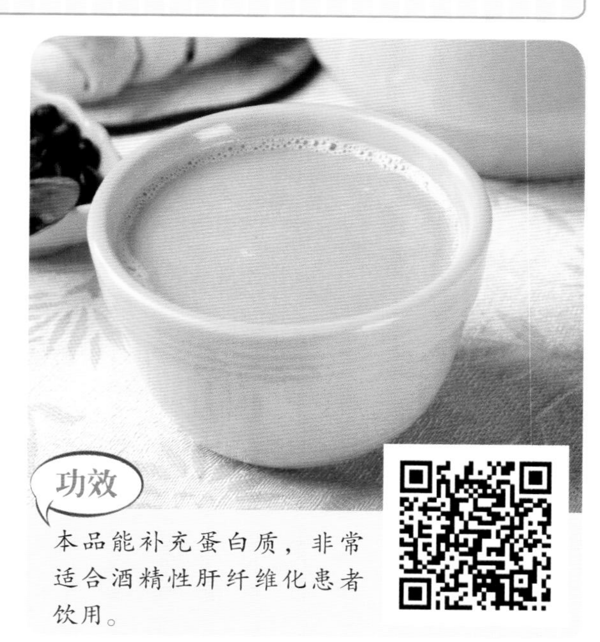

功效

本品能补充蛋白质，非常适合酒精性肝纤维化患者饮用。

调理食谱 莴笋炒蛤蜊 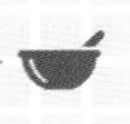

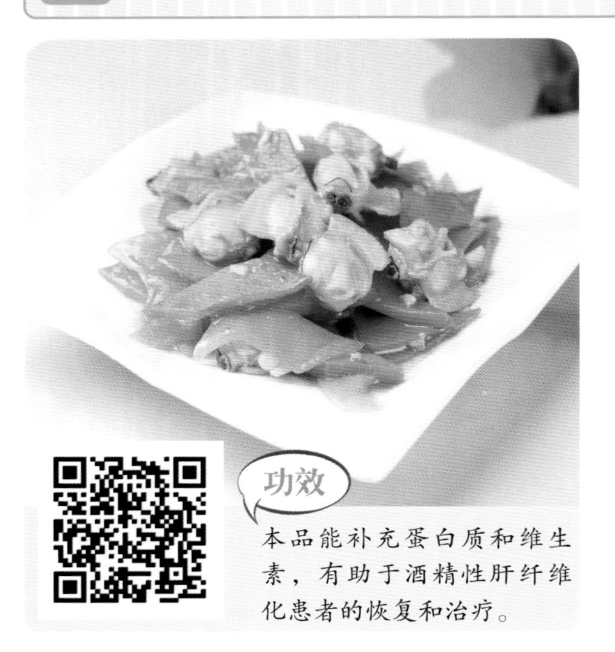

功效

本品能补充蛋白质和维生素，有助于酒精性肝纤维化患者的恢复和治疗。

●原料：莴笋、胡萝卜各100克，熟蛤蜊肉80克，姜片、蒜末、葱段各少许

●调料：盐3克，鸡粉2克，蚝油6克，料酒4毫升，水淀粉、食用油各适量

●制作：

①将洗净去皮的胡萝卜切成薄片；洗好去皮的莴笋切成片，分别焯水。

②用油起锅，放葱、姜、蒜爆香；倒入熟蛤蜊肉，翻炒；淋入料酒，炒匀；倒入莴笋片、胡萝卜片，大火炒至食材熟软；转小火，放蚝油、盐、鸡粉、水淀粉，炒至食材熟透、入味。

③关火后盛出炒好的菜肴，装入盘中即成。

调理食谱 扁豆鸡丝 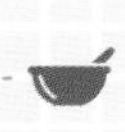

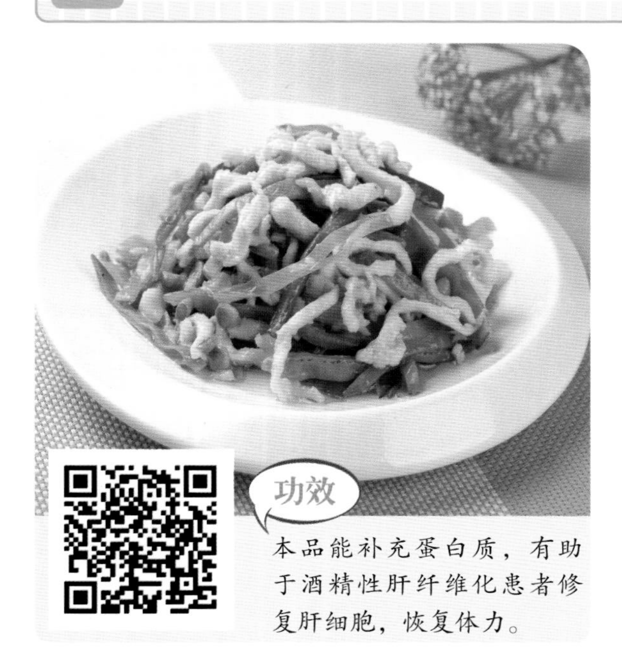

功效

本品能补充蛋白质，有助于酒精性肝纤维化患者修复肝细胞，恢复体力。

●原料：扁豆100克，鸡胸肉180克，红椒20克，姜片、蒜末、葱段各少许

●调料：料酒3毫升，盐、鸡粉、水淀粉、食用油各适量

●制作：

①把择洗干净的扁豆、红椒切丝，焯水；洗净的鸡胸肉切丝，放盐、鸡粉、水淀粉、食用油，腌渍入味。

②用油起锅，倒入姜片、蒜末、葱段，爆香；倒入鸡肉丝，炒至松散；淋入料酒，炒至变色；倒入扁豆和红椒，炒匀；放入盐、鸡粉、水淀粉炒匀。

③把炒好的菜盛出，装入盘中即可。

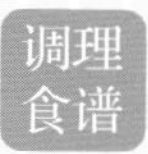

调理食谱 番石榴西芹汁

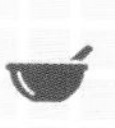

●原料：番石榴150克，西芹100克

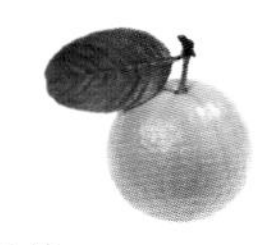

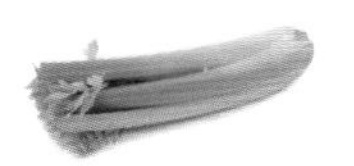

●制作：

①将洗净的西芹切成段，焯水；洗好的番石榴切小块，备用。

②取榨汁机，选择搅拌刀座组合，将西芹、番石榴倒入榨汁中，倒入适量矿泉水，选择“榨汁”功能，榨取番石榴西芹汁。

③把榨好的果蔬汁倒入玻璃杯中即可。

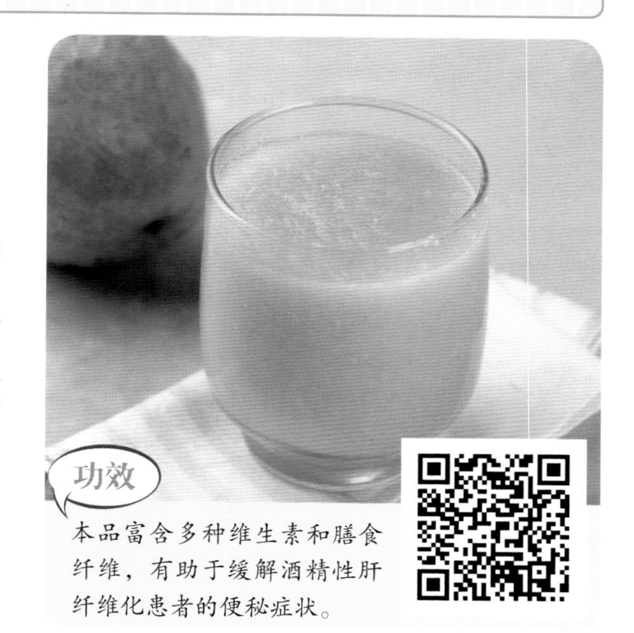

功效

本品富含多种维生素和膳食纤维，有助于缓解酒精性肝纤维化患者的便秘症状。

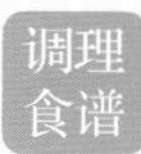

调理食谱 紫甘蓝雪梨玉米沙拉

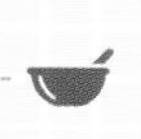

●原料：紫甘蓝90克，雪梨120克，黄瓜100克，西芹70克，鲜玉米粒85克

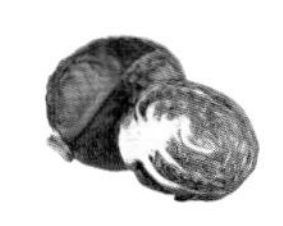

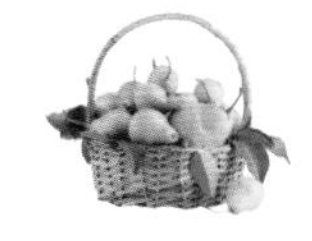

●调料：盐2克，沙拉酱15克

●制作：

①将洗净的西芹、黄瓜切丁；洗净去皮的雪梨切块；洗好的紫甘蓝切块；玉米粒和紫甘蓝焯水。

②将切好的西芹、雪梨、黄瓜倒入碗中，加入焯过水的紫甘蓝和玉米粒，倒入沙拉酱搅拌匀。

③将拌好的沙拉盛出，装入碗中即可。

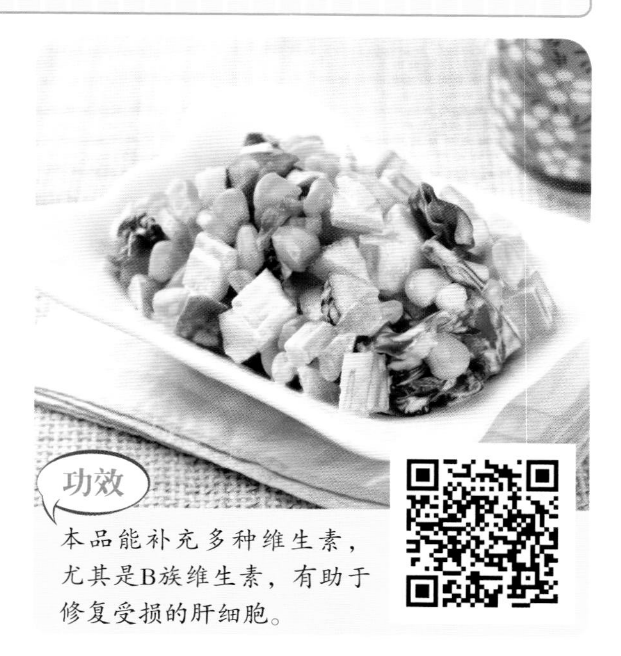

功效

本品能补充多种维生素，尤其是B族维生素，有助于修复受损的肝细胞。

酒精性肝硬化

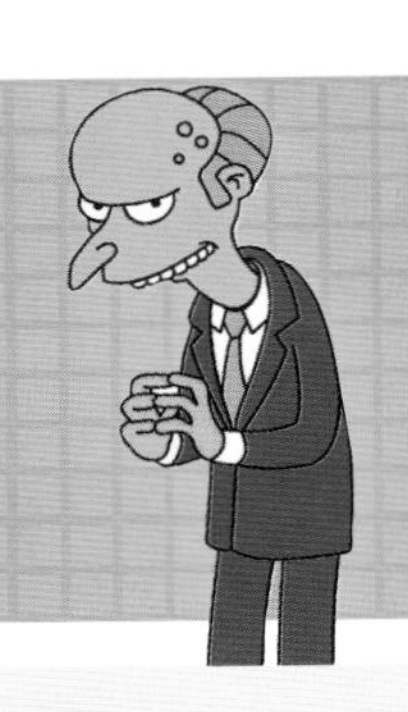

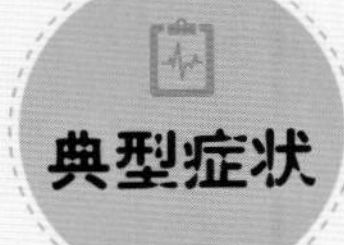

典型症状

酒精性肝硬化是由于长期大量饮酒所致的肝硬化，是酒精肝的终末阶段。一般于50岁左右出现症状，男女比例约为2：1，常于60岁前后死亡。早期常无症状，以后可出现体重减轻、食欲不振、腹痛、乏力、倦怠、尿色深、牙龈出血及鼻出血等（到失代偿期可出现黄疸、腹水、水肿、皮肤黏膜和上消化道出血等）、面色晦暗、营养差、毛细血管扩张、蜘蛛痣 、肝掌、腮腺非炎性肿大、掌挛缩、男性乳房发育、睾丸萎缩等，以及厌氧菌所致的原发性腹膜炎 、肝性脑病等。

高发人群

酒精性肝硬化的发生与饮酒者的饮酒方式、性别、遗传因素、营养状况及是否合并肝炎病毒感染有关。另外，具有肝病家族史、长期生活不规律、经常熬夜的患者更容易出现病情恶化和肝硬化。

饮食原则

（1）保证足够的蛋白质：人在得了酒精性肝硬化后，可激发蛋白质热量不足性营养不良，出现负氮平衡。所以饮食应适当限制热量，以高蛋白为主，选用去脂牛奶或酸奶。

（2）补充足够的维生素和矿物质：许多人发生酒精性肝硬化后，多伴有维生素缺乏，因此应多补充B族维生素、叶酸、锌等。

饮食禁忌

（1）忌食辛辣、刺激或坚硬、生冷及过热的食物。

（2）戒酒：禁酒4~6个月，酒精性脂肪肝就会停止发展，从而减少脂肪肝发展成为酒精性肝炎、肝纤维化、肝硬化等其他肝病的概率。

调理食谱 五彩冬瓜煲

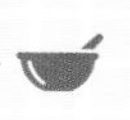

●原料：火腿50克，冬瓜85克，口蘑30克，竹笋70克，胡萝卜40克，姜末、蒜末、葱花各少许

●调料：盐3克，鸡粉2克，料酒6毫升，水淀粉、食用油各适量

●制作：

①将胡萝卜、冬瓜洗净去皮切丁；口蘑、火腿洗净切粒；竹笋洗净切成丁。

②将笋丁、胡萝卜丁、口蘑焯水捞出。

③用油起锅，放姜末、蒜末，爆香；放入火腿粒，炒香；倒入焯煮过的食材、冬瓜丁，炒匀；放入料酒，炒透；放清水、盐、鸡粉，炒匀，煮熟，大火收汁，放水淀粉勾芡盛出放砂煲中，放旺火上，续煮至食材入味，撒葱花即成。

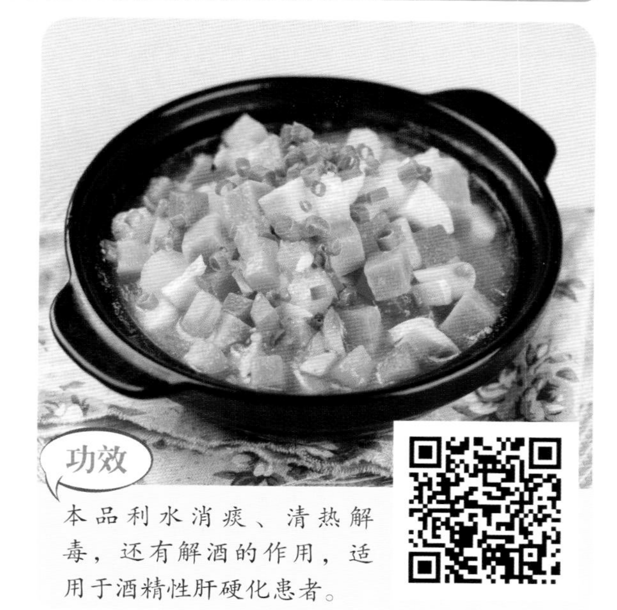

功效

本品利水消痰、清热解毒，还有解酒的作用，适用于酒精性肝硬化患者。

调理食谱 淮山药莲子茯苓糊

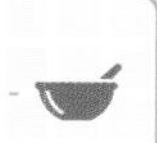

●原料：水发莲子170克，淮山药40克，茯苓25克，麦芽少许

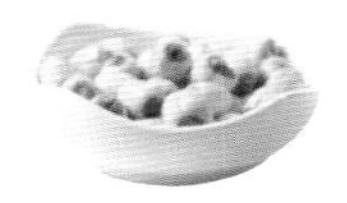

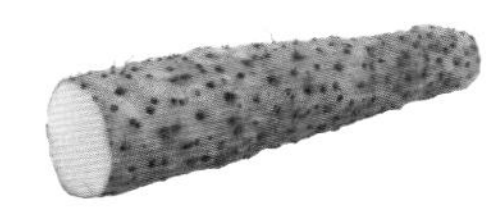

●调料：盐1克

●制作：

①取榨汁机，选择搅拌刀座组合，放入备好莲子、淮山药、茯苓、麦芽，倒入适量纯净水，选择“搅拌”功能，打碎，倒出，装入碗中备用。

②砂锅中注入适量清水烧开，倒入搅拌好的材料，搅匀，加入少许盐，煮约2分钟至食材呈糊状。

③关火后盛出煮好的食材即可。

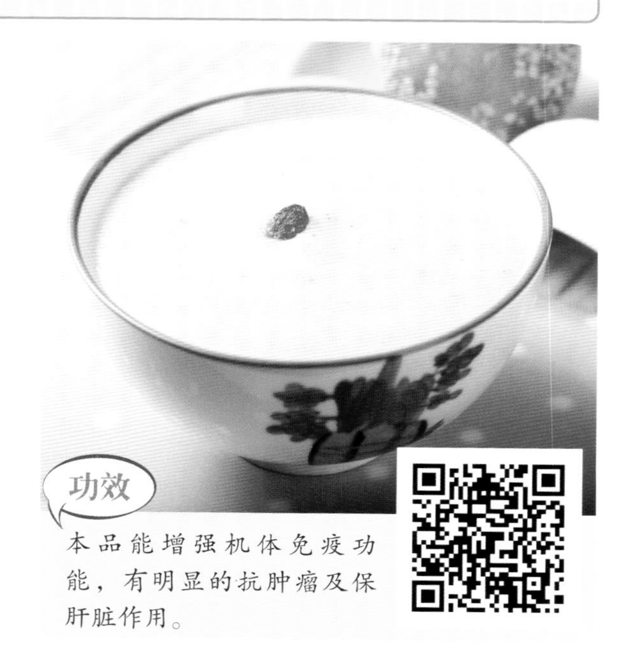

功效

本品能增强机体免疫功能，有明显的抗肿瘤及保肝脏作用。

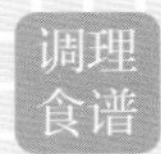

紫菜凉拌白菜心

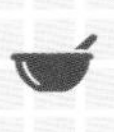

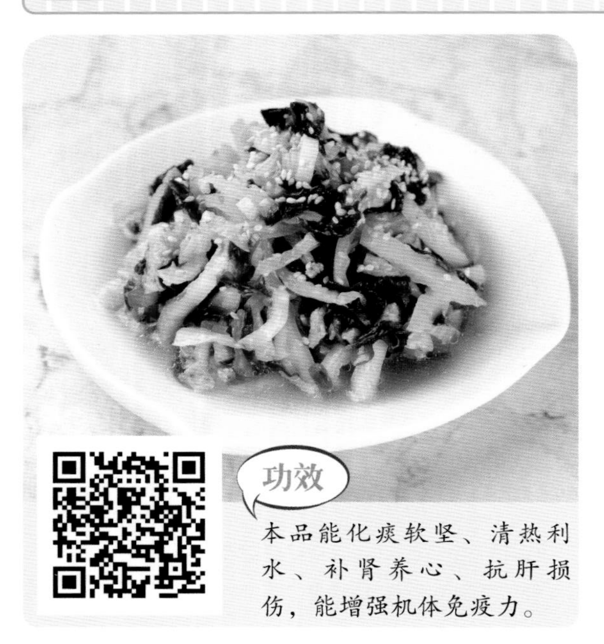

功效

本品能化痰软坚、清热利水、补肾养心、抗肝损伤，能增强机体免疫力。

●原料：大白菜200克，水发紫菜70克，熟芝麻10克，蒜末、姜末、葱花各少许

●调料：盐3克，白糖3克，陈醋5毫升，芝麻油2毫升，鸡粉、食用油各适量

●制作：

①将洗净的大白菜切成丝；用油起锅，倒入蒜末、姜末，爆香，盛出，待用。

②锅中注水烧开，放入少许盐，倒入大白菜、紫菜，煮至沸，捞出备用。

③把焯煮好的食材装入碗中，倒入炒好的蒜末、姜末，放入盐、鸡粉、陈醋、白糖、芝麻油，倒入葱花，搅拌使食材入味，撒上熟芝麻即可。

冬瓜红豆汤

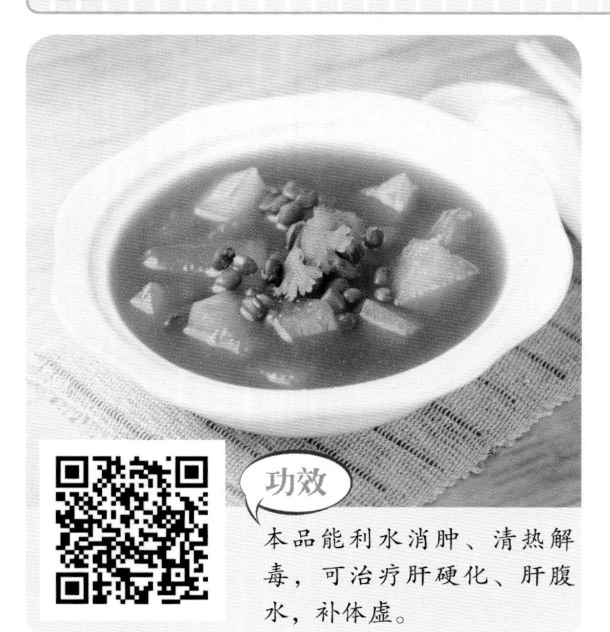

功效

本品能利水消肿、清热解毒，可治疗肝硬化、肝腹水，补体虚。

●原料：冬瓜300克，水发红豆180克

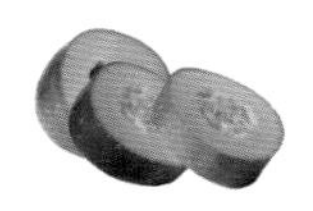

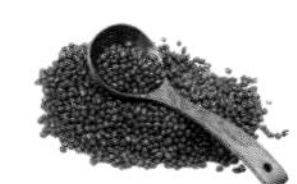

●调料：盐3克

●制作：

①将洗净去皮的冬瓜切块，再切条，改切成丁。

②砂锅中注入适量清水烧开，倒入洗净的红豆，烧开后转小火炖30分钟至红豆熟软，放入冬瓜丁，用小火再炖20分钟至食材熟透。

③放入少许盐，拌匀调味，盛出煮好的汤料，装入碗中即成。

调理食谱 蚕豆西葫芦鸡蛋汤

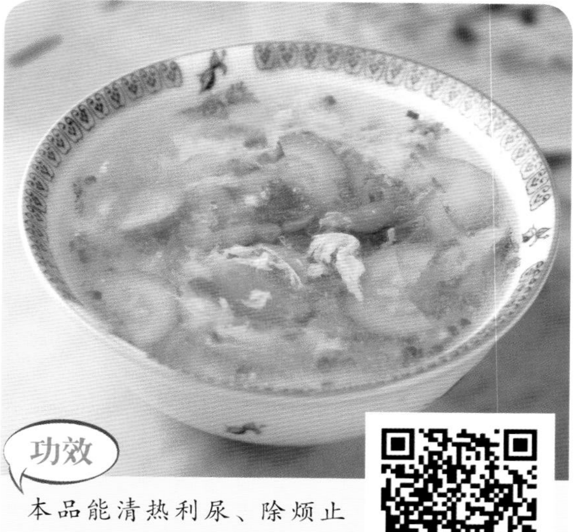

●原料：蚕豆90克，西葫芦100克，西红柿100克，鸡蛋1个，葱花少许

●调料：盐2克，鸡粉2克，食用油少许

●制作：

①锅中注水烧开，倒入洗好的蚕豆，煮1分钟，捞出沥干，把蚕豆外壳剥去；洗净的西葫芦、西红柿切成片；鸡蛋打入碗中，打散、调匀，备用。

②锅中注水烧开，放入盐、食用油、鸡粉，再倒入西红柿、西葫芦、蚕豆，搅匀，煮2分钟。

③倒入备好的蛋液，搅匀，至液面浮起蛋花，撒上葱花，搅拌均匀，至葱花断生即可。

功效

本品能清热利尿、除烦止渴、润肺止咳，可用于辅助治疗肝硬化、腹水等症。

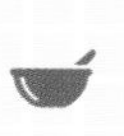

调理食谱 葡萄苹果汁

●原料：葡萄100克，苹果100克，柠檬70克

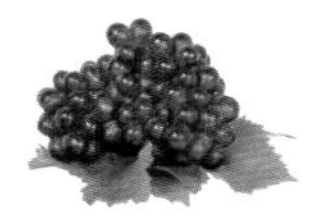

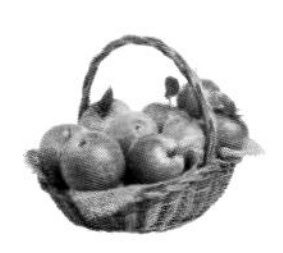

●调料：蜂蜜20毫升

●制作：

①将洗好的苹果切瓣，去核，再切成小块，备用。

②取榨汁机，选搅拌刀座组合，倒入苹果、葡萄，倒入适量矿泉水，选择“榨汁”功能，榨取葡萄苹果汁。

③倒入适量蜂蜜，再加上盖，选择“榨汁”功能，继续搅拌片刻，把榨好的果汁倒入杯中，挤入儿滴柠檬汁即可。

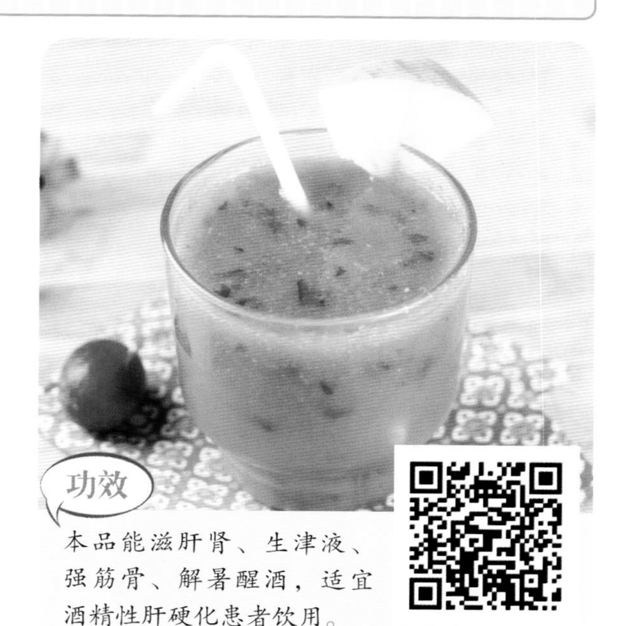

功效

本品能滋肝肾、生津液、强筋骨、解暑醒酒，适宜酒精性肝硬化患者饮用。

脂肪肝

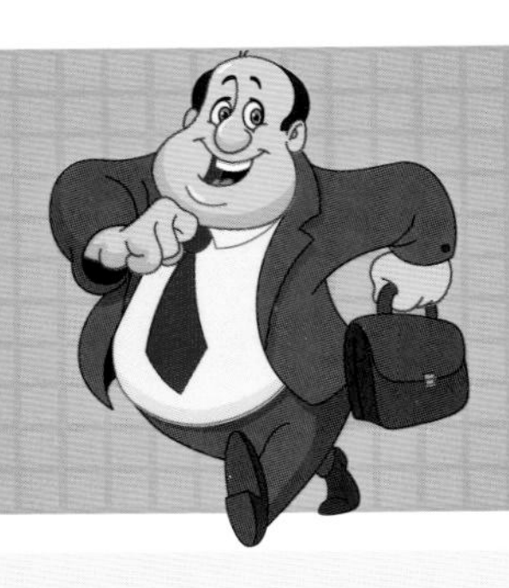

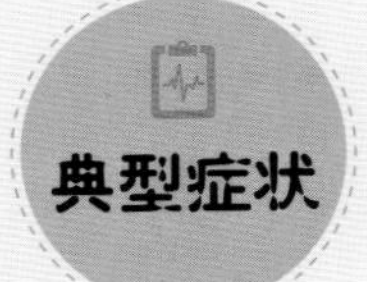

典型症状

轻度脂肪肝患者通常仅有疲乏感，常常易困易疲劳，而多数脂肪肝患者较胖，所以比较难发现轻微的自觉症状。中度脂肪肝有类似慢性肝炎的表现，常有食欲不振、疲倦乏力、恶心、呕吐、体重减轻、肝区或右上腹隐痛等。

高发人群

过度饮酒及吸烟者：过量的酒精摄入已被公认为脂肪肝最重要的危险因子之一。此外，有研究报道称，吸烟也可能与脂肪肝相关，且脂肪肝危险性随吸烟时间增长呈显著增加。血脂异常者：血脂异常以高三酰甘油血症最为常见，最容易引发脂肪肝。肥胖者：肥胖是引发脂肪肝的重要因素。

饮食原则

（1）增加蛋白质供给量：高蛋白膳食可避免体内蛋白质消耗，有利于肝细胞的修复和再生。蛋白质中的许多氨基酸都有抗脂肪肝作用。高蛋白提供胆碱、蛋氨酸等抗脂肪因子，使肝内脂肪结合成脂蛋白，有利于将其顺利运出肝脏，防止肝内脂肪浸润。因此，脂肪肝患者应适量增加蛋白质供应量。

（2）适量糖类饮食，限制单糖和双糖的摄入：高糖类，尤其是高蔗糖，可增加胰岛素分泌，促进糖转化为脂肪，较易诱发肥胖、脂肪肝、高血脂及龋齿等。应摄入低糖食品，禁食富含单糖和双糖食品。

饮食禁忌

（1）不宜摄入过多的动物性脂肪、植物油等，以免营养长期过剩诱发脂肪肝；不能喝酒，因为酒精是损害肝脏的第一杀手。

（2）忌食生冷、甜腻、性热食物；忌食生痰助湿的食物；忌食夜宵；忌挑食。

调理食谱 桑葚黑豆黑米粥

●原料：桑葚15克，水发黑豆20克，水发黑米50克，水发大米50克

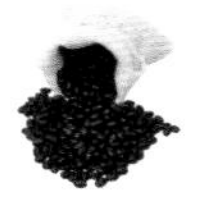
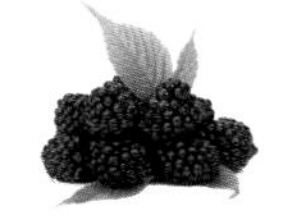

●调料：冰糖10克

●制作：

①砂锅中注入适量清水烧开，倒入桑葚，用小火煮15分钟至其析出有效成分，捞出桑葚。

②倒入洗好的黑豆、黑米、大米，拌匀，用小火煮40分钟至食材熟透。

③放入适量冰糖，煮至冰糖溶化，把煮好的粥盛出，装入碗中即可。

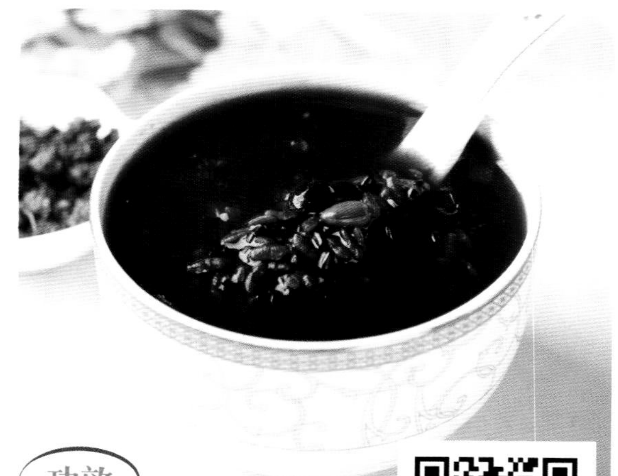

功效

本品含有脂肪酸，具有分解脂肪、降低血脂、防止血管硬化等作用。

调理食谱 茼蒿排骨粥

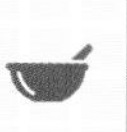

●原料：茼蒿80克，芹菜50克，排骨100克，水发大米150克

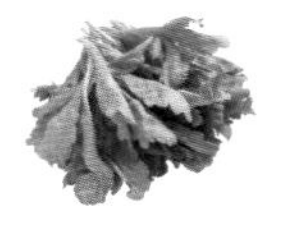
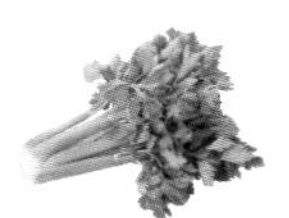

●制作：

①将洗净的芹菜切成粒；洗好的茼蒿切碎。

②砂锅中注水烧开，放入洗净的大米，搅匀，烧开后用小火炖15分钟；放入洗净的排骨，用小火再炖30分钟。

③加入盐、鸡粉、胡椒粉，搅匀调味；放入茼蒿，搅匀，煮至熟软即可。

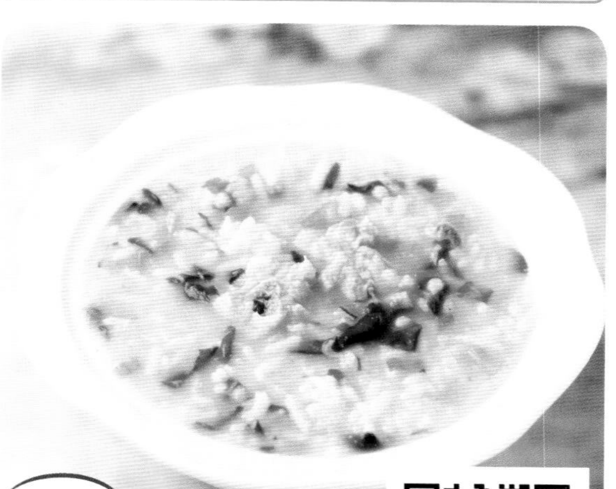

功效

本品调胃健脾、平肝清热，对预防高血压、脂肪肝等都十分有益，并有辅助治疗作用。

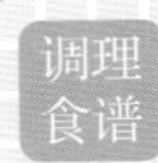

调理食谱 糙米燕麦饭

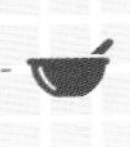

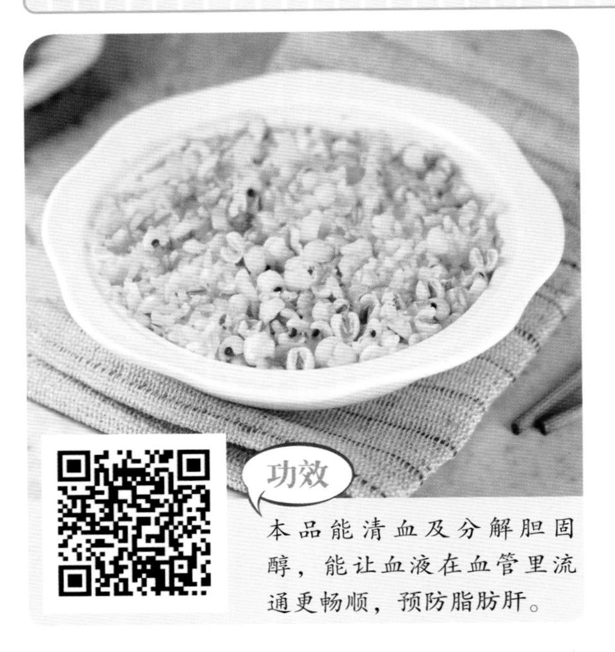

功效

本品能清血及分解胆固醇，能让血液在血管里流通更畅顺，预防脂肪肝。

●原料：燕麦30克，水发大米、水发糙米、水发薏米各85克

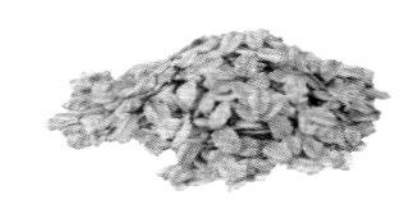

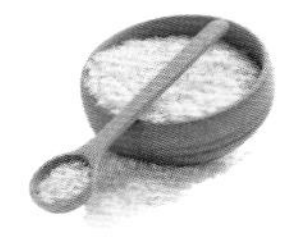

●制作：

①碗中倒入适量的清水，放入准备好的原料。

②将碗中的原料淘洗干净，把淘洗净的原料装入另一个碗中，加入适量清水，放入烧开的蒸锅中，用中火蒸30分钟，至食材熟透。

③把蒸好的糙米燕麦饭取出即可。

调理食谱 西芹炒虾仁

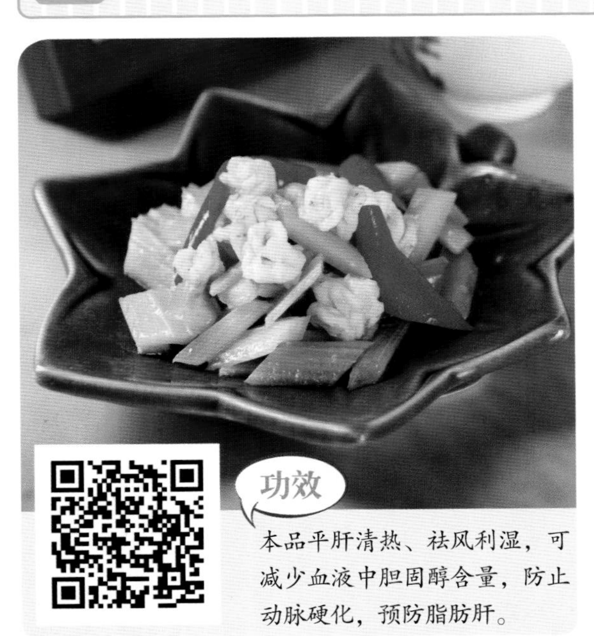

功效

本品平肝清热、祛风利湿，可减少血液中胆固醇含量，防止动脉硬化，预防脂肪肝。

●原料：西芹150克，红椒10克，虾仁100克，姜片、葱段各少许

●调料：盐、鸡粉各2克，水淀粉、料酒、食用油各适量

●制作：

①将洗净的西芹、红椒切成段；洗净的虾仁从背部切开，去除虾线，装入碗中，放入调味料，腌渍约10分钟。

②锅中注水烧开，加盐、食用油、西芹、红椒，煮至断生捞出；沸水锅中倒虾仁，汆煮至其呈淡红色，捞出待用。

③用油起锅，倒入姜片、葱段，爆香；放入虾仁，淋入料酒，炒香；倒入西芹、红椒，炒匀；放入盐、鸡粉、水淀粉，炒匀勾芡即可。

调理食谱　芦笋腰果炒墨鱼

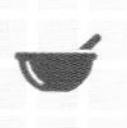

●原料：芦笋80克，腰果30克，墨鱼100克，彩椒50克，姜片、蒜末、葱段各少许

●调料：盐4克，鸡粉3克，料酒8毫升，水淀粉6毫升，食用油适量

●制作：

①将洗净去皮的芦笋切段；洗好的彩椒切小块；处理干净的墨鱼切片，装入碗中，加入调味料，腌渍10分钟。

②锅中注水烧开，分别放腰果、彩椒、芦笋、墨鱼，汆烫片刻捞出；热锅注油烧热，倒腰果炸至微黄色，捞出备用。

③锅底留油，放入姜、蒜、葱爆香；倒入墨鱼，淋入料酒，炒匀；放入彩椒和芦笋，炒匀；加入鸡粉、盐，炒匀；倒入适量水淀粉，炒匀，撒上腰果即可。

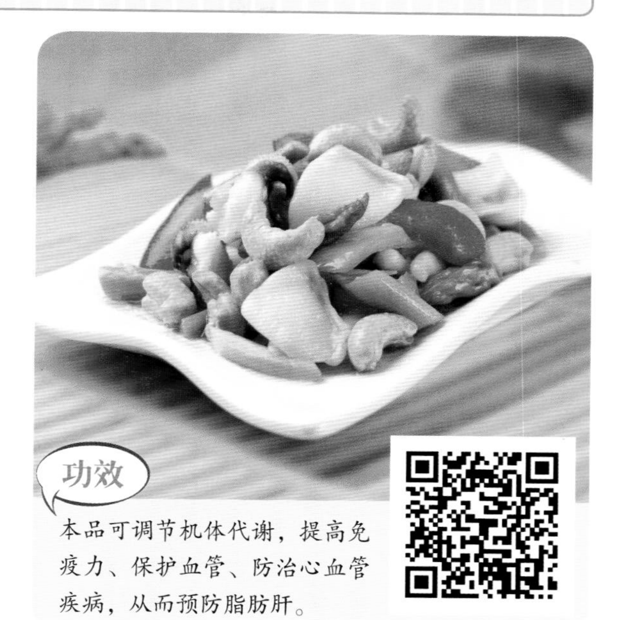

功效

本品可调节机体代谢，提高免疫力、保护血管、防治心血管疾病，从而预防脂肪肝。

调理食谱　蚝油茼蒿

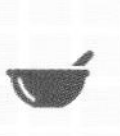

●原料：茼蒿300克

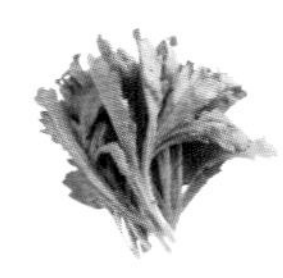

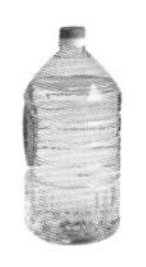

●调料：蚝油30克，盐、鸡粉各少许，水淀粉4毫升，食用油适量

●制作：

①锅中注入适量食用油烧热，倒入洗净的茼蒿，翻炒片刻，炒至变软。

②放入蚝油，加入少许盐、鸡粉，翻炒匀，至茼蒿入味。

③淋入适量水淀粉，快速翻炒均匀，盛出炒好的食材，装入盘中即可。

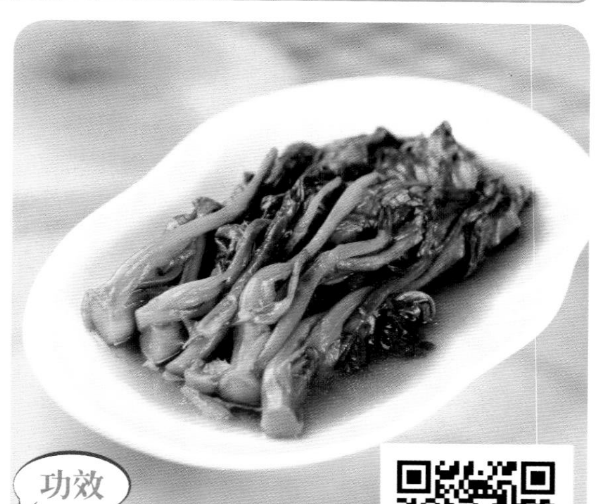

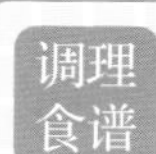

功效

本品能养心安神、润肺补肝、降压降脂，适于脂肪肝患者。

调理食谱 莴笋炒茭白

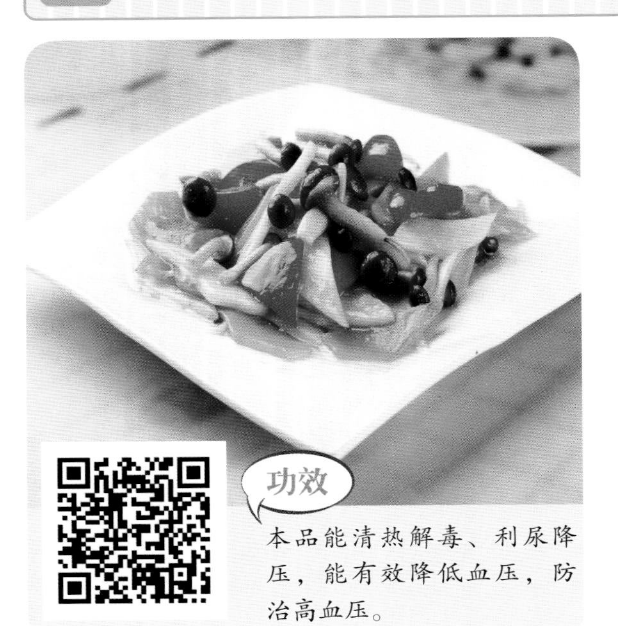

功效

本品能清热解毒、利尿降压，能有效降低血压，防治高血压。

●原料：莴笋200克，茭白100克，蟹味菇100克，彩椒50克

●调料：盐3克，鸡粉2克，蚝油5克，料酒4毫升，水淀粉、食用油各适量

●制作：

①将蟹味菇洗净去除根部；茭白洗净切片；彩椒洗净切块；莴笋洗净去皮切片。

②锅中注水烧开，加入盐、茭白、食用油，拌匀，放入彩椒块、莴笋片，煮沸，放入蟹味菇，煮约半分钟至全部食材断生后捞出待用。

③用油起锅，倒入焯过水的食材，炒匀，淋入料酒炒香，加入盐、鸡粉、蚝油，炒匀，倒入水淀粉，翻炒至食材入味即成。

调理食谱 西芹黄花菜炒肉丝

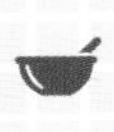

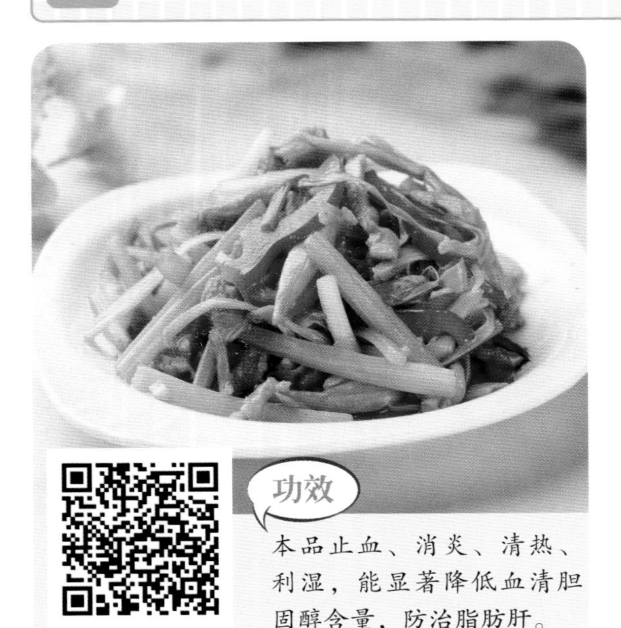

功效

本品止血、消炎、清热、利湿，能显著降低血清胆固醇含量，防治脂肪肝。

●原料：西芹80克，水发黄花菜80克，彩椒60克，瘦肉200克，蒜末、葱段各少许

●调料：盐3克，鸡粉3克，生抽5毫升，水淀粉5毫升，食用油适量

●制作：

①将泡好的黄花菜切去花蒂；洗净的彩椒、瘦肉、西芹切成丝；将肉丝装入碗中，加入调味料，腌渍至其入味。

②锅中倒入适量清水烧开，放入处理好的黄花菜，煮半分钟，捞出待用。

③锅中注油烧热，放入蒜末，爆香；倒入肉丝，炒至变色；放入西芹、黄花菜、彩椒，炒匀；加入盐、鸡粉、生抽，翻炒片刻；放入葱段，炒至断生即可。

调理食谱 红豆红薯汤

●原料：水发红豆20克，红薯200克

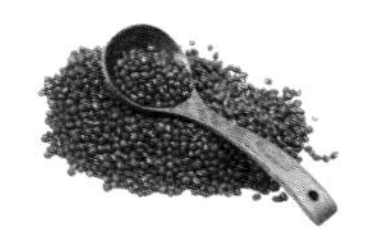

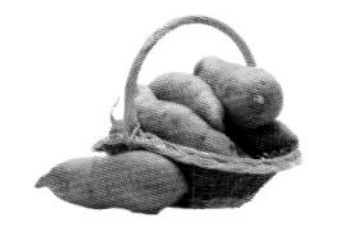

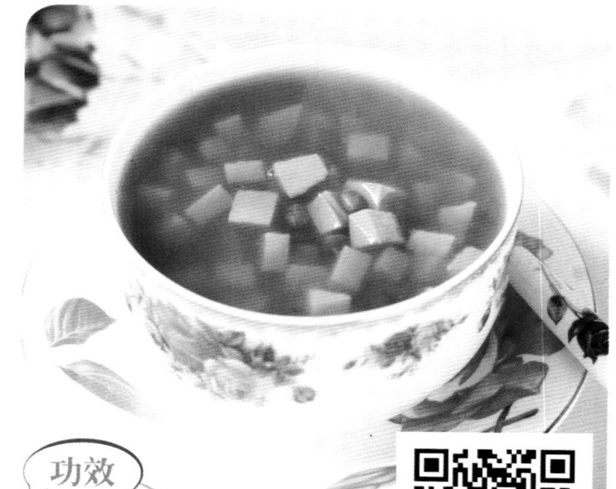

●调料：白糖4克

●制作：

①将洗净去皮的红薯切成丁，备用。

②砂锅中注入适量清水烧开，倒入洗净的红豆，拌匀，煮开后调至中小火，煮40分钟至食材熟软；倒入红薯，拌匀，调至小火，煮15分钟至红薯熟透。

③加入适量白糖，搅拌均匀，煮至白糖完全溶化即可。

功效

本品能降低血胆固醇、利水渗湿，可防止亚健康和心脑血管病。

调理食谱 黄瓜水果沙拉

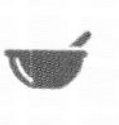

●原料：黄瓜130克，西红柿120克，橙子85克，葡萄干20克

●调料：沙拉酱25克

●制作：

①把洗净的西红柿对半切开，取一半切小瓣，切出花瓣形，另一半切片，改切成小丁块。

②把洗净的橙子切小块；洗净的黄瓜切成小丁块，备用。

③取一个大碗，倒入黄瓜丁、橙肉丁、西红柿丁，挤上适量沙拉酱，撒上葡萄干，快速搅拌至食材入味，待用；另取一盘，摆放上切好的西红柿花瓣，盛入拌好的材料，摆好盘即可。

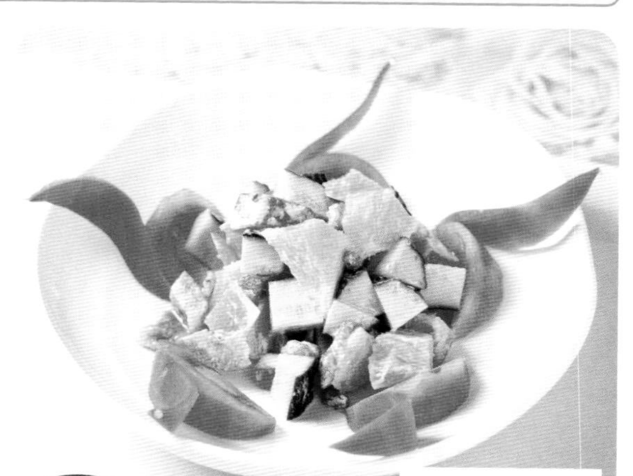

功效

本品能除热、利水利尿、清热解毒，对肝病患者有一定辅助治疗作用。

肝纤维化

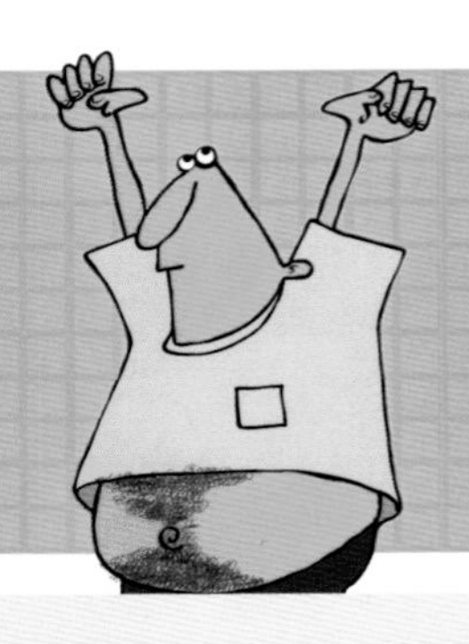

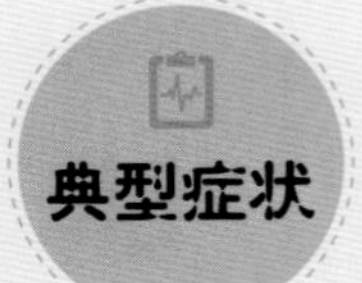

典型症状

肝纤维化是指由各种致病因子所致肝内结缔组织异常增生，导致肝内弥散性细胞外基质过度沉淀的病理过程。它不是一个独立的疾病，许多慢性肝脏疾病均可引起肝纤维化。疲乏无力是肝纤维化的早期常见症状之一。还会表现为食欲减退、慢性消化不良、慢性胃炎及出血，症见反酸、嗳气、呃逆、上腹部隐痛、肝区隐痛及上腹饱胀等胃区症状，有时伴恶心、呕吐等。临床上部分患者无明显的慢性肝病史，经进一步检查才发现。

高发人群

酗酒和长期饮酒者在肝内产生的乙醇可直接毒害肝细胞，初期造成酒精性脂肪肝，以后可发展为肝纤维化、肝硬化；各种慢性病毒性肝炎患者是发生肝纤维化、肝硬化的高危人群；长期接触和摄入各种有毒物质者可引起中毒性肝纤维化；慢性充血性心衰患者可产生心源性肝纤维化。

饮食原则

（1）饮食要做到定时、定量、有节制。每一次进食都要有规律，养成良好的饮食习惯。

（2）调理饮食，均衡营养，做到粗细粮搭配，尽量使饮食多元化。

（3）多吃富含锌的食物。肝纤维化患者普遍血锌水平较低，尿锌排出量增加，肝细胞内含锌量也降低，适当食用瘦肉、牛肉、蛋类、鱼类等。为防止镁离子缺乏，如多食用绿叶蔬菜、奶制品、谷类等。

饮食禁忌

（1）忌食油腻、油炸、发酵及腌制食物，如香肠、咸鱼、肥肉等。

（2）戒烟忌酒：酒能助火，长期饮酒，可导致酒精性肝硬化。因此，饮酒可使肝硬化患者病情加重，并易引起出血。长期吸烟不利于肝病的稳定和恢复，可加快肝硬化的进程，有促发肝癌的危险。

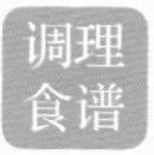

芋头粥

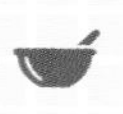

●原料：水发大米80克，芋头170克

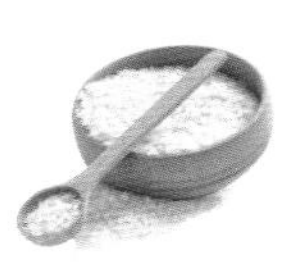
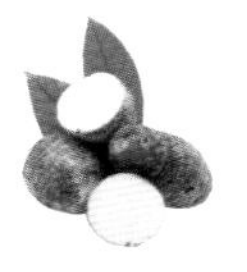

●制作：

①将洗净去皮的芋头切成粒，备用。

②砂锅中注入适量清水烧开，倒入洗净的大米，倒入芋头粒，搅拌均匀，烧开后用小火煮约40分钟至食材熟软。

③关火后将煮好的粥盛出，装入碗中即可。

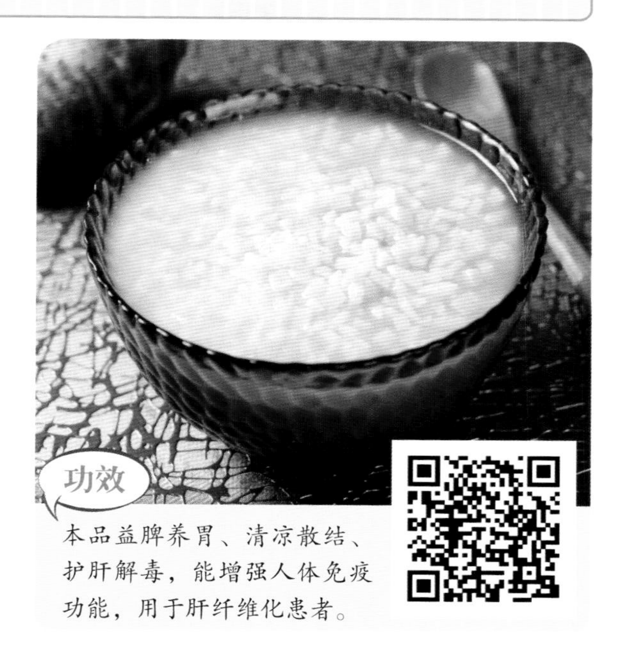

功效

本品益脾养胃、清凉散结、护肝解毒，能增强人体免疫功能，用于肝纤维化患者。

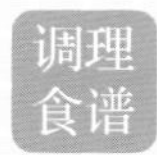

薏米绿豆汤

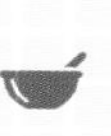

●原料：水发薏米90克，水发绿豆150克

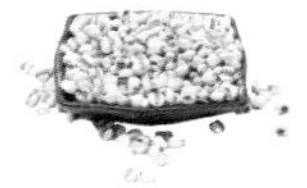
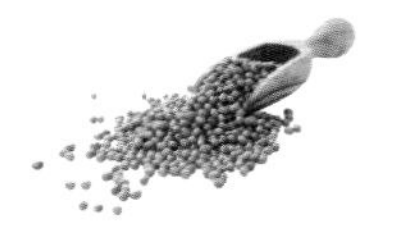

●调料：冰糖30克

●制作：

①砂锅中注入适量清水烧开，倒入洗净的绿豆、薏米，盖上盖，烧开后用小火煮40分钟，至食材熟透，揭开盖，加入适量冰糖，煮至溶化，继续搅拌片刻，使汤味道均匀。

②关火后盛出煮好的甜汤，装入汤碗中即可。

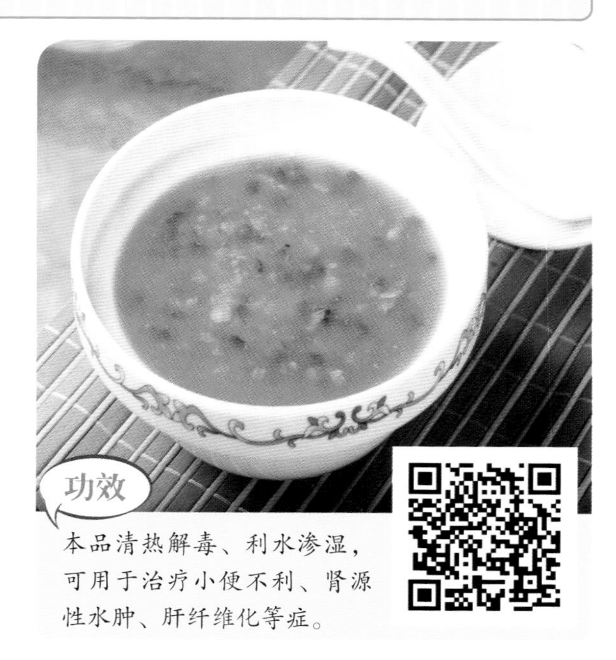

功效

本品清热解毒、利水渗湿，可用于治疗小便不利、肾源性水肿、肝纤维化等症。

调理食谱 口蘑蒸牛肉

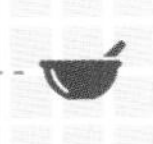

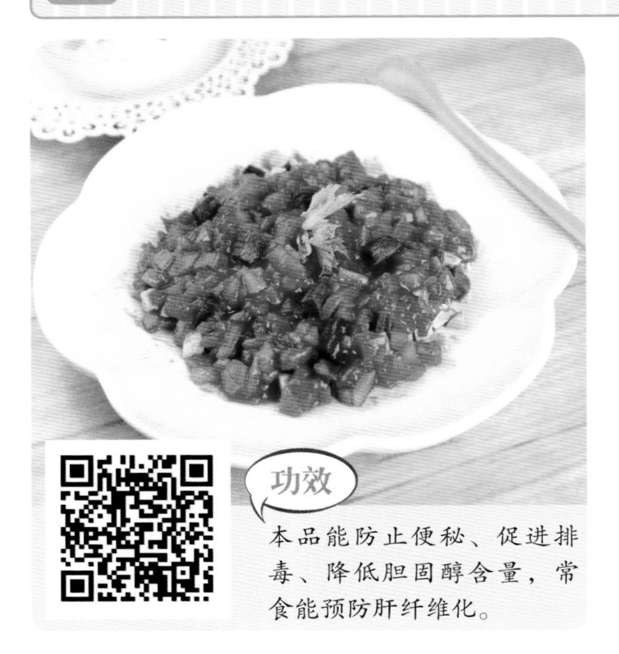

功效

本品能防止便秘、促进排毒、降低胆固醇含量，常食能预防肝纤维化。

●原料：卤牛肉125克，口蘑55克，苹果40克，胡萝卜30克，西红柿25克，洋葱15克

●调料：番茄酱10克，食用油适量

●制作：

①将口蘑、卤牛肉、洋葱、胡萝卜洗净切丁；西红柿切粒状；苹果洗净切小块。

②锅中注入少许食用油烧热，倒入洋葱、西红柿、胡萝卜、苹果，翻炒均匀；放入适量番茄酱、清水，用大火煮沸，即成酱料，盛出待用。

③取一蒸盘，放入备好的口蘑、牛肉，铺好，待用；蒸锅上火烧开，放入蒸盘，用中火蒸约30分钟至食材熟透，浇上酱料即可。

调理食谱 芝麻洋葱拌菠菜

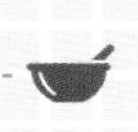

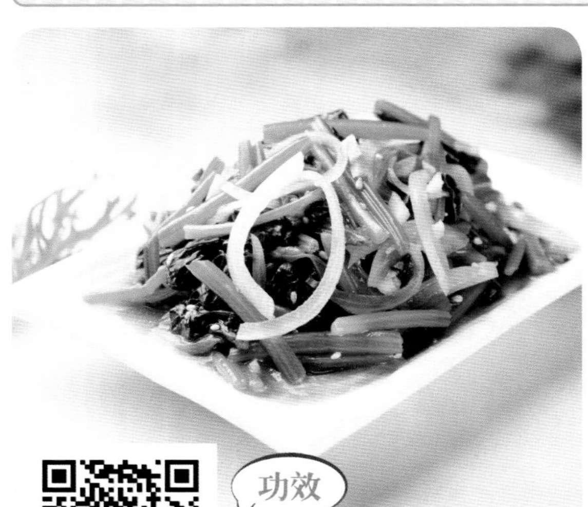

功效

本品能补血止血、滋阴平肝、散瘀解毒，适合肝纤维化患者食用。

●原料：菠菜200克，洋葱60克，白芝麻3克，蒜末少许

●调料：盐2克，白糖3克，生抽4毫升，凉拌醋4毫升，芝麻油3毫升，食用油适量

●制作：

①将去皮洗好的洋葱切成丝；择洗干净的菠菜切去根部，再切成段，备用。

②锅中注入适量清水，淋入少许食用油，分别放入菠菜、洋葱丝，煮至断生，捞出。

③将菠菜、洋葱装入碗中，加入少许盐、白糖、生抽、凉拌醋，倒入蒜末，搅拌至食材入味，淋入少许芝麻油，用筷子拌匀，撒上白芝麻，拌匀即可。

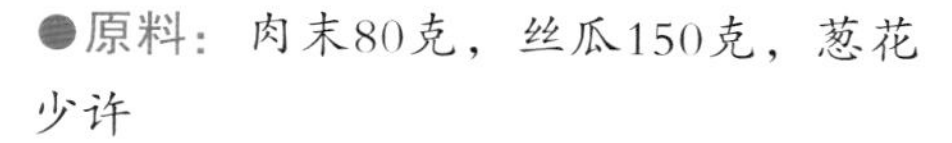

调理食谱 肉末蒸丝瓜

●原料：肉末80克，丝瓜150克，葱花少许

●调料：盐、鸡粉、老抽各少许，生抽、料酒各2毫升，水淀粉、食用油各适量

●制作：

①将洗净去皮的丝瓜切成棋子状的小段，备用。

②用油起锅，倒入肉末，翻炒至肉质变色；加入料酒、生抽、老抽、鸡粉、盐，炒匀调味；倒入适量水淀粉，炒匀，制成酱料，盛出放在碗中，待用。

③蒸盘中摆放好丝瓜段，再放上酱料，铺匀；蒸锅上火烧开，放入装有丝瓜段的蒸盘，用大火蒸至食材熟透，取出蒸好的食材，撒上葱花，浇上热油即成。

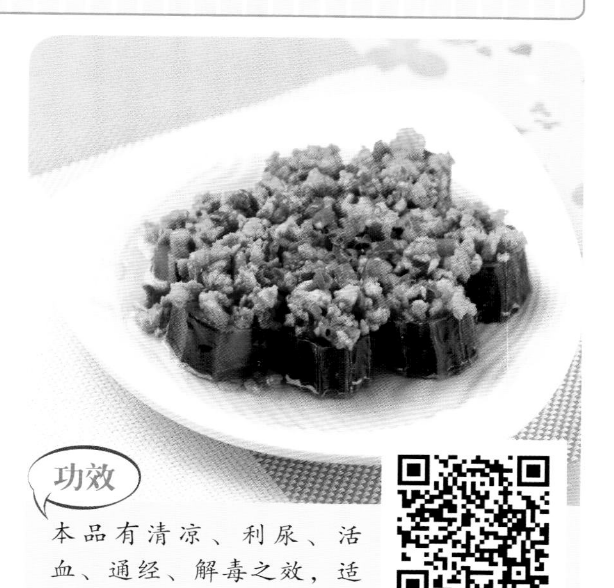

功效

本品有清凉、利尿、活血、通经、解毒之效，适用于肝纤维化患者。

调理食谱 花蛤紫菜汤

●原料：蛤蜊400克，水发紫菜80克，姜丝、香菜段各少许

●调料：盐2克，鸡粉2克，胡椒粉、食用油各适量

●制作：

①洗好的蛤蜊切开，去除内脏，放入碗中，用清水洗干净，备用。

②锅中注水烧开，放入蛤蜊，撒入姜丝，加入少许盐、鸡粉，倒入少许食用油，煮至沸。

③加入洗好的紫菜，撒入少许胡椒粉，继续搅拌片刻，至紫菜散开，盛出煮好的汤料，装入汤碗中，撒上香菜段即可。

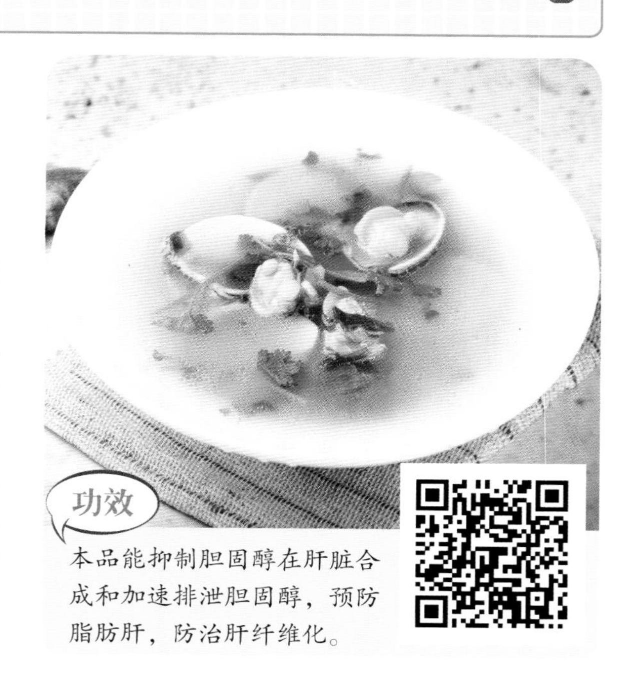

功效

本品能抑制胆固醇在肝脏合成和加速排泄胆固醇，预防脂肪肝，防治肝纤维化。

调理食谱 金银花炖鹌鹑

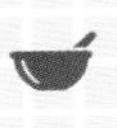

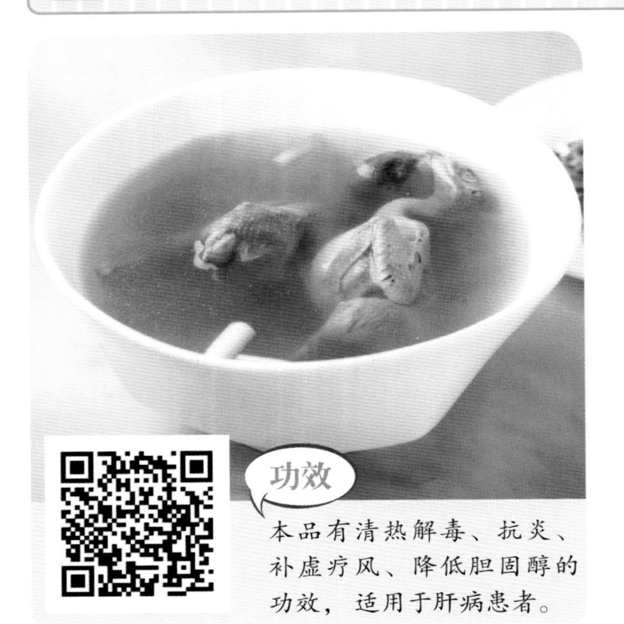

功效

本品有清热解毒、抗炎、补虚疗风、降低胆固醇的功效，适用于肝病患者。

●原料：金银花10克，鹌鹑200克，姜片、葱段各少许

●调料：料酒20毫升，盐3克，鸡粉2克

●制作：

①锅中注水烧开，放入宰杀处理干净的鹌鹑，淋入少许料酒，汆去血水，捞出；将洗净的金银花塞入鹌鹑腹内。

②砂锅中注入适量清水，放入鹌鹑、姜片、葱段，淋入料酒，烧开后用小火炖至食材熟透。

③加入少许盐、鸡粉，拌匀调味；把鹌鹑盛出，装入盘中，取出鹌鹑腹内的金银花，把鹌鹑装入碗中，盛入汤汁即可。

调理食谱 蛤蜊苦瓜汤

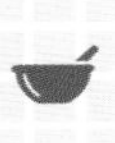

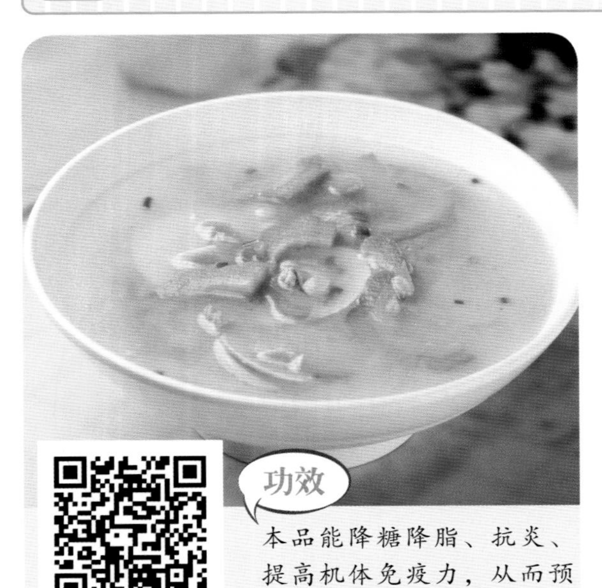

功效

本品能降糖降脂、抗炎、提高机体免疫力，从而预防肝纤维化的发生。

●原料：蛤蜊300克，苦瓜150克，姜片、葱花各少许

●调料：盐2克，鸡粉2克，食用油适量

●制作：

①将洗好的苦瓜切成片；洗净的蛤蜊掰开壳，去除内脏，备用。

②锅中倒入适量食用油烧热，放入姜片，爆香；倒入苦瓜，翻炒片刻；注入适量清水，烧开后再煮2分钟，至苦瓜熟软。

③放入蛤蜊，续煮2分钟，至全部食材熟透；加入少许盐、鸡粉，搅匀调味，用勺子撇去锅中浮沫，盛出煮好的汤料，装入汤碗中，撒上葱花即可。

调理食谱 马齿苋炒鸡蛋

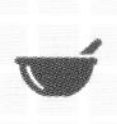

●原料：马齿苋100克，鸡蛋2个，葱花少许

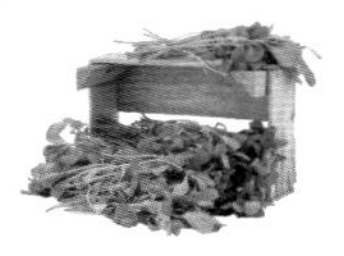
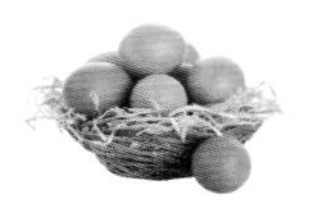

●调料：盐2克，水淀粉5毫升，食用油适量

●制作：

①将洗净的马齿苋切成段，备用。

②鸡蛋打入碗中，放入葱花，加入少许盐，用筷子打散、调匀，倒入适量水淀粉，用筷子搅匀，备用。

③锅中注入适量食用油烧热，倒入切好的马齿苋，炒至熟软，再倒入备好的蛋液，翻炒至熟即可。

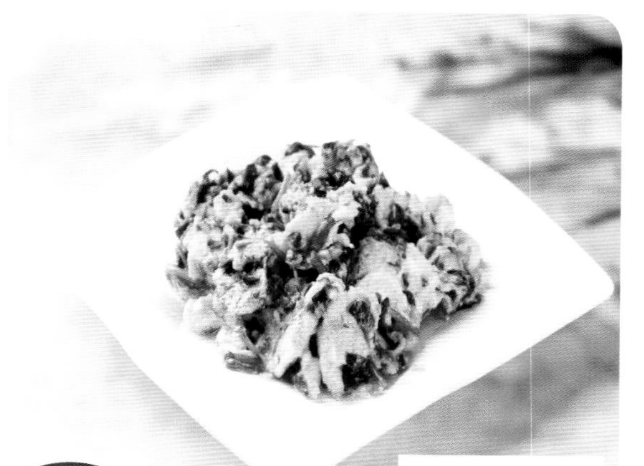

功效

本品含有较多的钾，能利水消肿、降胆固醇，有利于预防肝纤维化的发生。

调理食谱 桂圆桑葚奶

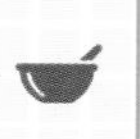

●原料：桂圆肉80克，桑葚30克，牛奶120毫升

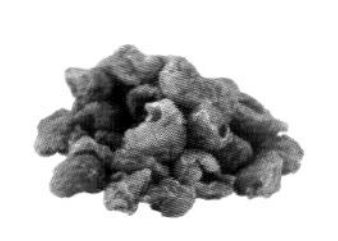
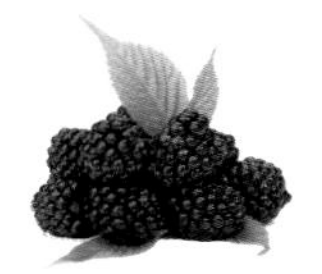

●制作：

①砂锅中注入少许清水烧开。

②放入洗好的桂圆肉、桑葚，倒入备好的牛奶，搅拌匀。

③用中火煮至沸，关火后盛出煮好的汤料，装入碗中即可。

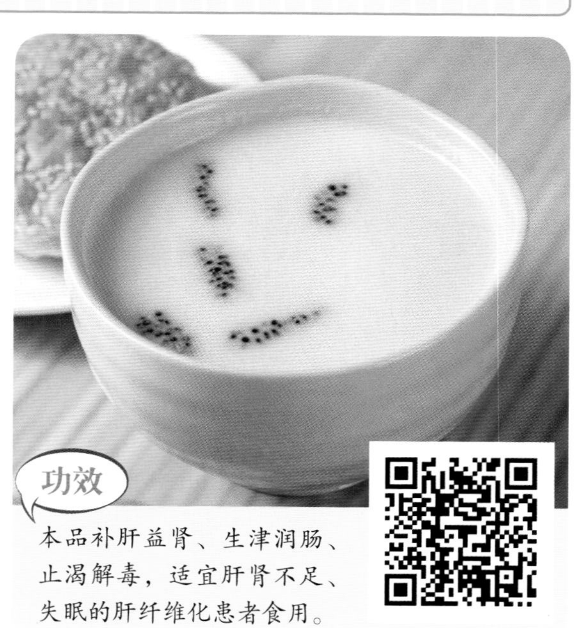

功效

本品补肝益肾、生津润肠、止渴解毒，适宜肝肾不足、失眠的肝纤维化患者食用。

肝硬化

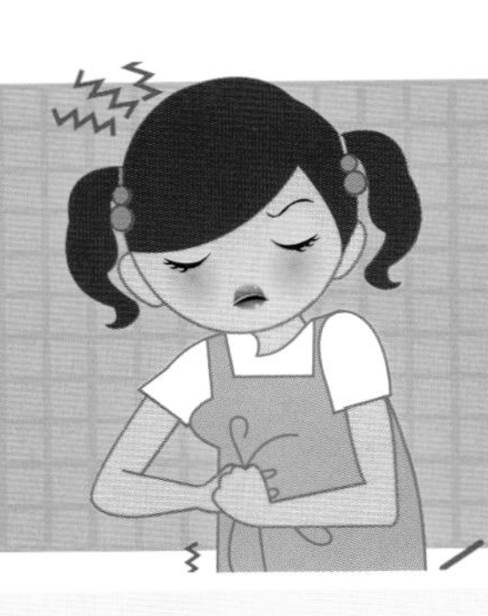

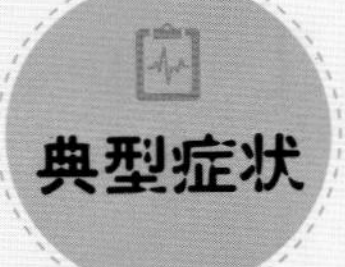

典型症状

肝硬化是临床常见的慢性进行性肝病，由一种或多种病因长期或反复作用形成的弥散性肝损害。在我国大多数肝病患者为肝炎后肝硬化，少部分为酒精性肝硬化和血吸虫性肝硬化。病理组织学上有广泛的肝细胞坏死、残存肝细胞结节性再生、结缔组织增生与纤维膈形成，导致肝小叶结构破坏和假小叶形成，肝脏逐渐变形、变硬而发展为肝硬化。

高发人群

引起肝硬化的病因很多，不同地区的主要病因也不相同。我国以肝炎病毒性肝硬化为多见，其次为血吸虫病肝纤维化，酒精性肝硬化亦逐年增加。长期嗜酒、饮食不节、病毒性肝炎、营养不良、大量用药等也是常见的病因。

饮食原则

（1）饮食宜多样化、易消化：患者的消化功能一般都有所下降，食欲不振，可选择一些患者喜爱的食物，讲究烹饪方法，可增加食欲。

（2）保证充足的热量：充足的热量可减少蛋白质的消耗，减轻肝脏负担，有利于组织蛋白的合成。

（3）少食多餐：肝硬化患者的消化能力降低，每次进食不宜过量，以免加重肝脏负担。应少食多餐，尤其是在出现腹水时，更要注意减少进食量，以免增加饱胀不适的感觉。

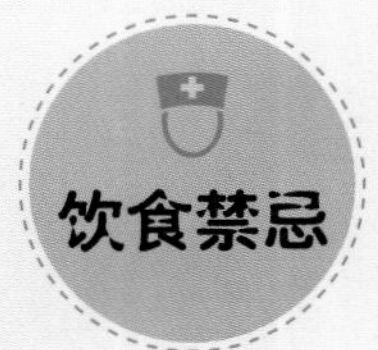

饮食禁忌

（1）慎食易致氨中毒和肝昏迷的食物，如松花蛋、乌鸡、海参等。

（2）忌食含钠多的食物，因为会加重肝的负担。如咸菜、酱菜、挂面等不宜多食或最好不食用。

（3）慎食富含粗纤维和易引起消化道出血的食物，如芹菜、韭菜等。

调理食谱 虾仁馄饨

●原料：馄饨皮70克，虾皮15克，紫菜5克，虾仁60克，猪肉45克

●调料：盐2克，鸡粉3克，生粉4克，胡椒粉3克，芝麻油、食用油各适量

●制作：

①洗净的虾仁拍碎，剁成虾泥；洗好的猪肉切片，剁成肉末。

②把虾泥、肉末装入碗中，加入调味料，腌渍约10分钟，制成馅料；取馄饨皮，放入适量馅料，制成馄饨生坯，装在盘中，待用。

③锅中注水烧开，撒上紫菜、虾皮，加入盐、鸡粉、食用油，拌匀，略煮；放入馄饨生坯，拌匀，用大火煮约3分钟，至其熟透即可。

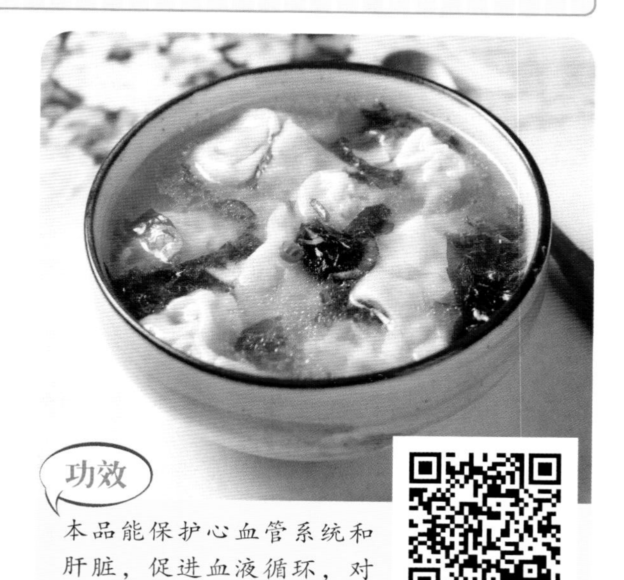

功效

本品能保护心血管系统和肝脏，促进血液循环，对肝硬化患者有利。

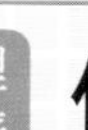

调理食谱 健脾益气粥

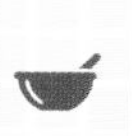

●原料：水发大米150克，淮山50克，芡实45克，水发莲子40克，干百合35克

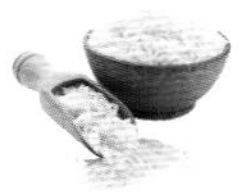

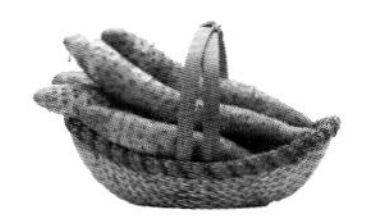

●调料：冰糖30克

●制作：

①砂锅中注入适量清水烧开，放入洗净的淮山、芡实、莲子、干百合。

②倒入洗好的大米，轻轻搅匀，使米粒散开，煮沸后用小火煮约40分钟，至米粒熟透。

③加入适量冰糖，转中火拌匀，略煮片刻，至冰糖溶化即成。

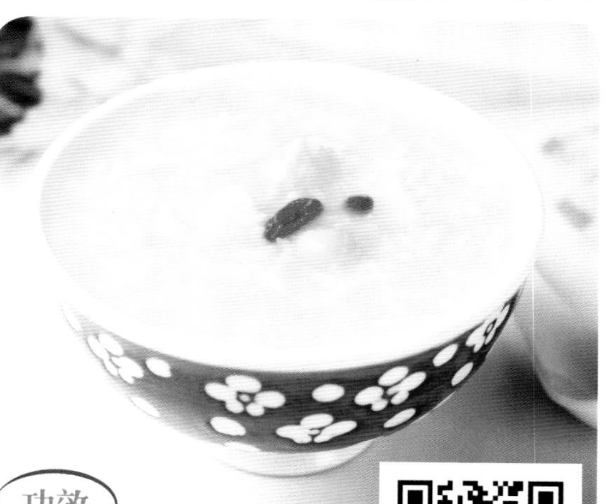

功效

本品能健脾益胃、补肝益肾、养心安神，有助于肝病患者恢复健康。

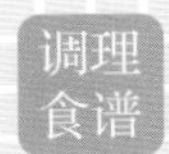

调理食谱 蘑菇竹笋豆腐

功效
本品能补中益气、清热润燥、生津止渴，可以预防和抑制肝功能相关疾病。

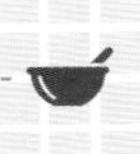

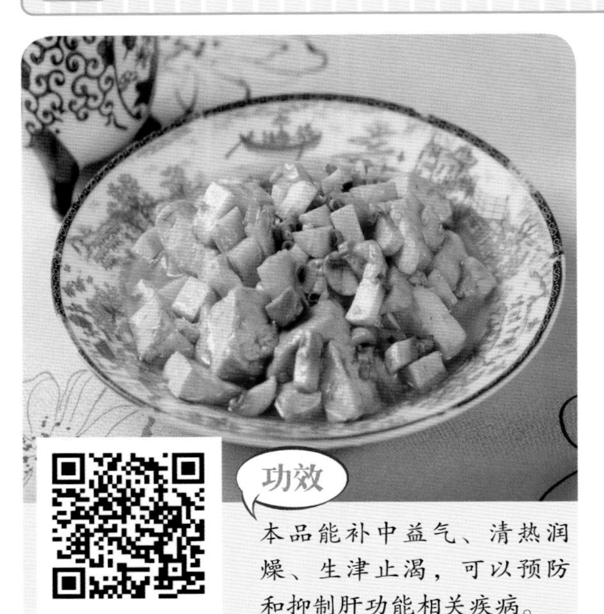

●原料：豆腐400克，竹笋50克，口蘑60克，葱花少许

●调料：盐少许，水淀粉4毫升，鸡粉2克，生抽、老抽、食用油各适量

●制作：

①洗净的豆腐切块；洗好的口蘑切成丁；去皮洗净的竹笋切成丁。

②锅中注入适量清水烧开，放少许盐，分别倒入口蘑、竹笋、豆腐，略煮片刻，捞出备用。

③锅中倒入适量食用油，放入焯过水的食材，翻炒匀，加入适量清水，放入适量盐、鸡粉、生抽、老抽，翻炒均匀，最后撒上葱花即可。

调理食谱 虾米花蛤蒸蛋羹

功效
本品能清热利湿、化痰软坚、保护心脑血管，对肝硬化患者有食疗作用。

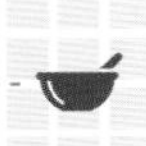

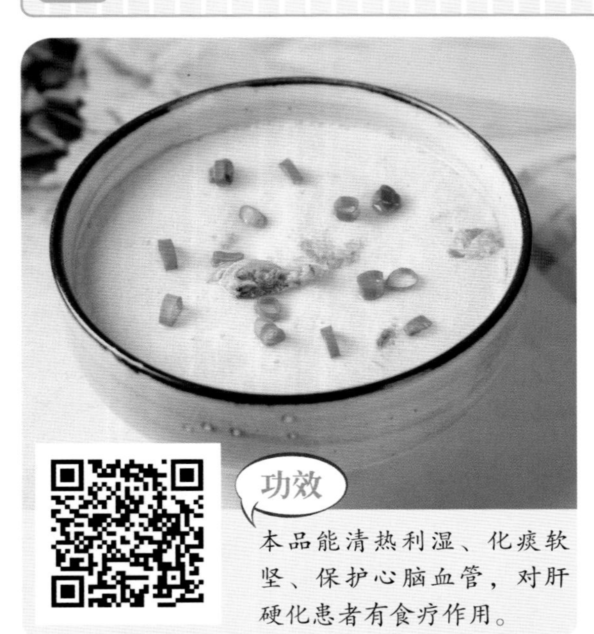

●原料：鸡蛋2个，虾米20克，蛤蜊肉45克，葱花少许

●调料：盐1克，鸡粉1克

●制作：

①取一个大碗，打入鸡蛋，倒入洗净的蛤蜊肉、虾米，加入少许盐、鸡粉，快速搅拌均匀，注入适量温开水，快速搅拌均匀，制成蛋液。

②取一个蒸碗，倒入调好的蛋液，搅拌均匀。

③蒸锅上火烧开，放入蒸碗，用中火蒸约10分钟至蛋液凝固，取出蒸碗，撒上葱花即可。

调理食谱 蒜香蒸南瓜

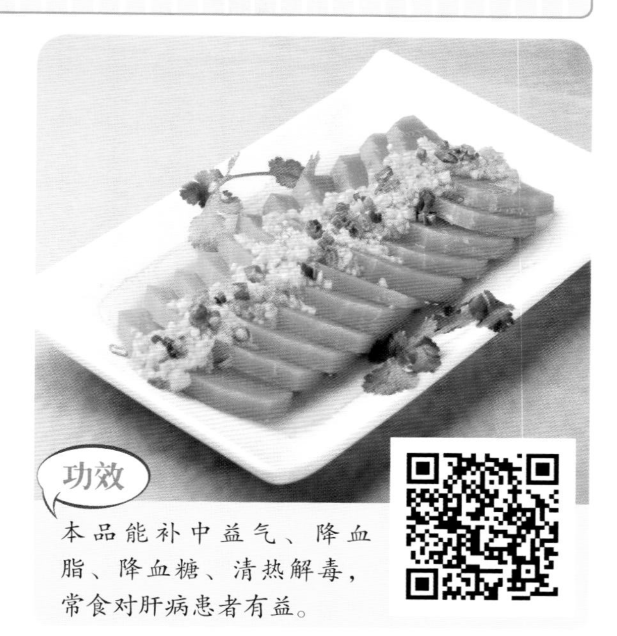

●原料：南瓜400克，蒜末25克，香菜、葱花各少许

●调料：盐2克，鸡粉2克，生抽4毫升，芝麻油2毫升，食用油适量

●制作：

①去皮洗净的南瓜切厚片，装入盘中，摆放整齐。

②把蒜末装入碗中，放盐、鸡粉，淋入生抽、食用油、芝麻油，用筷子拌匀，调成蒜末味汁。

③把蒜末味汁浇在南瓜片上，把处理好的南瓜放入烧开的蒸锅，大火蒸8分钟至熟；取出南瓜，放上葱花，加上香菜点缀，淋上少许热油即可。

功效

本品能补中益气、降血脂、降血糖、清热解毒，常食对肝病患者有益。

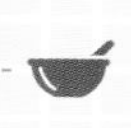

调理食谱 竹荪薏米排骨汤

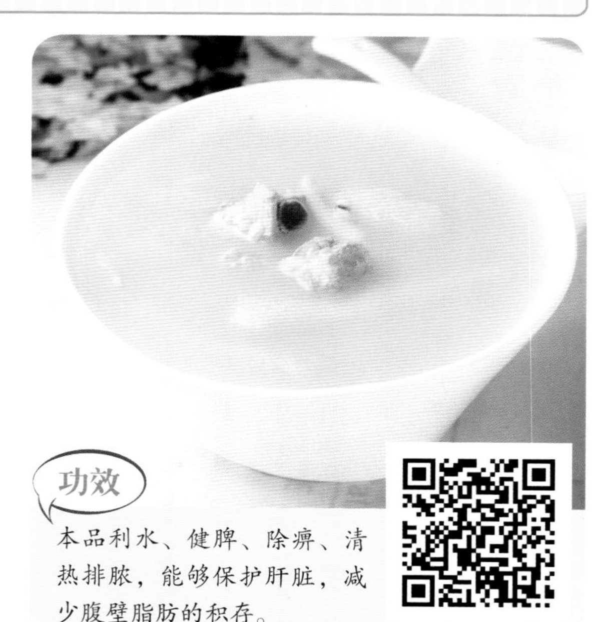

●原料：排骨段300克，水发薏米90克，水发竹荪50克，姜片、葱段各少许

●调料：盐3克，鸡粉少许

●制作：

①锅中注水烧开，放入洗净的排骨段，用大火煮约半分钟，汆去血水，捞出沥干，待用。

②砂锅中注入适量清水烧热，倒入排骨段，放入薏米、竹荪，撒上姜片、葱段，煮沸后用小火煮约60分钟，至食材熟透。

③加入少许盐、鸡粉调味，转中火搅拌片刻，至汤汁入味即成。

功效

本品利水、健脾、除痹、清热排脓，能够保护肝脏，减少腹壁脂肪的积存。

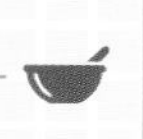

调理食谱 冬瓜银耳莲子汤

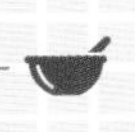

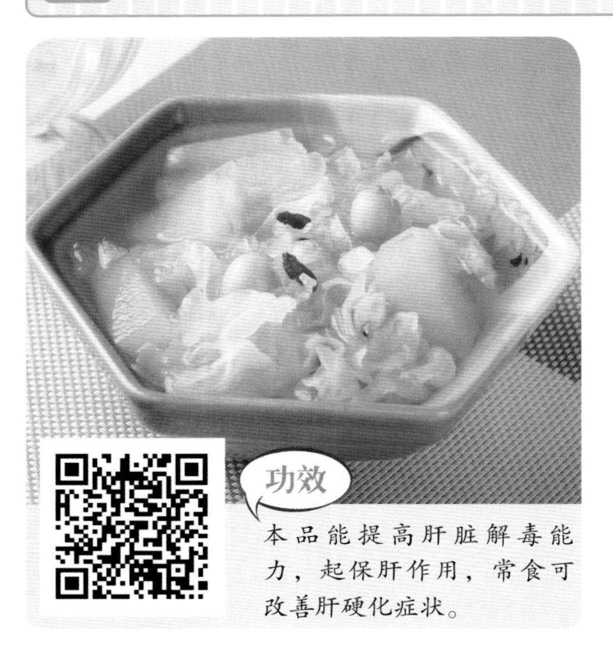

功效

本品能提高肝脏解毒能力，起保肝作用，常食可改善肝硬化症状。

●原料：冬瓜300克，水发银耳100克，水发莲子90克

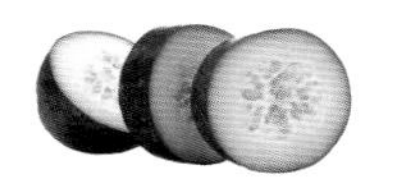

●调料：冰糖30克

●制作：

①将洗净的冬瓜切成丁；洗好的银耳切小块，备用。

②砂锅中注入适量清水烧开，倒入洗净的莲子，加入银耳，用小火煮20分钟，至食材熟软。

③倒入冬瓜丁，拌匀，用小火再煮15分钟，至冬瓜熟软；放入冰糖，搅拌均匀，用小火续煮5分钟，至冰糖溶化即可。

调理食谱 柠檬芹菜莴笋汁

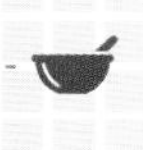

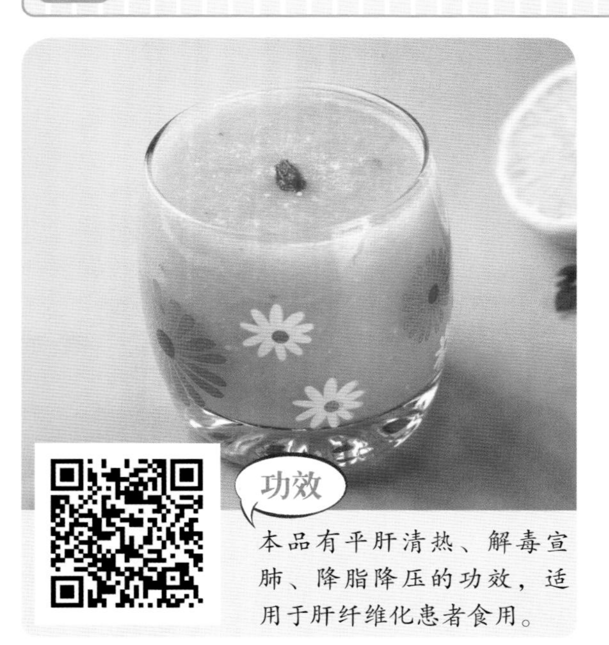

功效

本品有平肝清热、解毒宣肺、降脂降压的功效，适用于肝纤维化患者食用。

●原料：芹菜50克，莴笋90克，柠檬70克

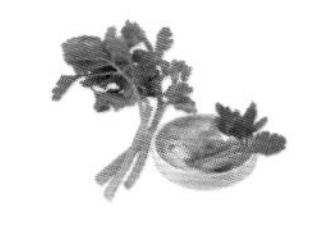

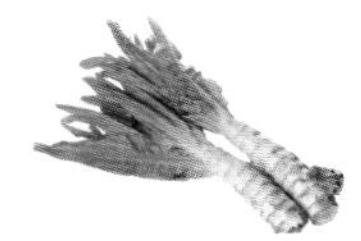

●调料：蜂蜜15毫升

●制作：

①将洗净的芹菜切粒；洗净去皮的莴笋切成丁；洗好的柠檬去皮，切成小块。

②锅中注入适量清水烧开，放入莴笋丁、芹菜丁，煮至熟软，捞出待用。

③取榨汁机，选择搅拌刀座组合，倒入柠檬，再加入莴笋、芹菜，注入适量矿泉水，选择“榨汁”功能，榨取蔬果汁；加入适量蜂蜜，再次选择“榨汁”功能，搅拌均匀即可。

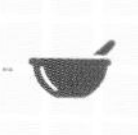

调理食谱 牛油果三文鱼芒果沙拉

●原料：三文鱼肉260克，牛油果100克，芒果300克，柠檬30克

●调料：AA沙拉酱、柠檬汁各适量A

●制作：

①将牛油果、芒果洗净切开去皮，用模具压出圆饼状，切薄片，取部分薄片切丁。

②三文鱼洗净切薄片，用模具压出圆饼状，把剩余鱼肉切成小丁块；洗净的柠檬切开，部分切薄片，留小块，待用。

③盘子中放入牛油果片、沙拉酱、牛油果丁，铺开摊平；挤上一层沙拉酱，放入芒果片，叠好；再挤上沙拉酱，放入芒果丁，铺平，盖上三文鱼肉片，待用；另取一个干净的盘子，倒入三文鱼沙拉，放上柠檬片，挤上柠檬汁即可。

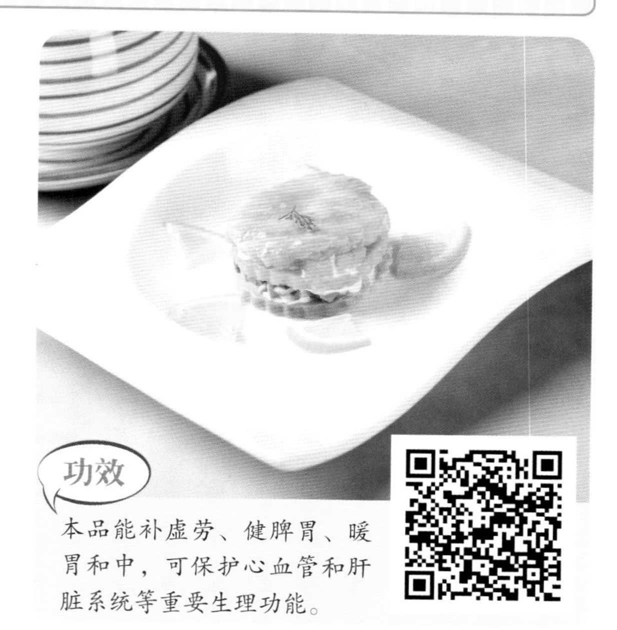

功效

本品能补虚劳、健脾胃、暖胃和中，可保护心血管和肝脏系统等重要生理功能。

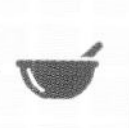

调理食谱 人参果杂果沙拉

●原料：人参果70克，雪梨120克，苹果100克，猕猴桃80克，圣女果60克，沙拉酱10克

●调料：盐少许

●制作：

①将洗净的圣女果切小块；洗好的雪梨、人参果、苹果切小块；洗净去皮的猕猴桃切片，备用。

②取一个干净的玻璃碗，把切好的食材装入碗中，加入适量沙拉酱，放入少许盐，用勺子搅拌片刻，使沙拉酱均匀地裹在食材上；将拌好的食材盛出，装入盘中即可。

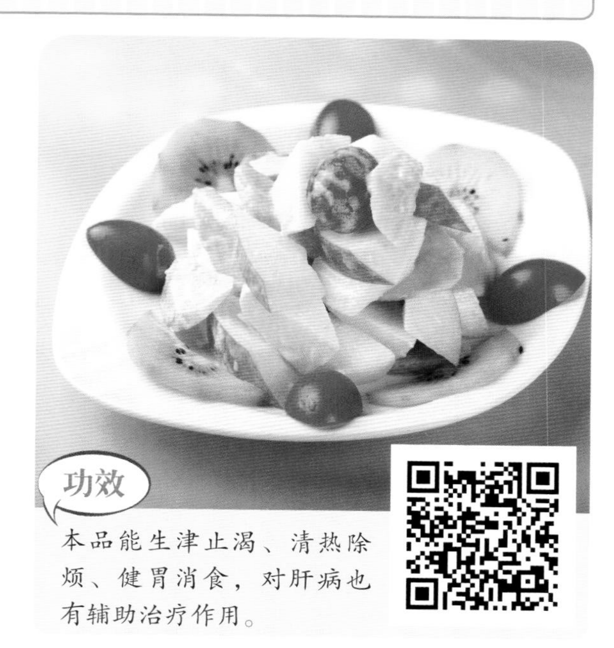

功效

本品能生津止渴、清热除烦、健胃消食，对肝病也有辅助治疗作用。

肝癌

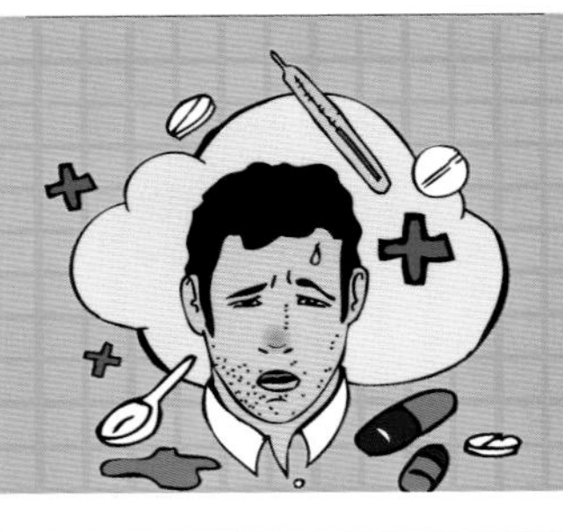

典型症状

原发性肝癌系原发于肝脏的肝细胞或肝内胆管上皮细胞的恶性肿瘤，包括肝细胞癌、胆管上皮癌和混合性肝癌。其起病隐匿，早期长无明显症状及体征，多是经AFP普检时检出。继发性肝癌又称转移性肝癌，人体全身各部位发生的恶性肿瘤可通过血液或淋巴系统转移至肝脏，邻近器官的肿瘤更可直接浸润肝脏，形成继发性肝癌。

高发人群

40岁以上、有5年以上肝炎病史或乙型肝炎病毒抗原标记物阳性者，以及有5年以上的酗酒史，并有慢性肝病临床表现者，及已经确诊的肝硬化患者。

饮食原则

（1）平衡饮食：肝癌患者身体消耗较大，必须保证充足的营养。衡量患者营养状况的好坏，最简单的方法就是能否维持体重。而要使体重能维持在正常水平，最好的办法就是保持膳食平衡，要求患者多食新鲜蔬菜，尤其是绿叶蔬菜。

（2）饮食宜清淡，易消化：肝癌患者多有食欲减退、恶心、腹胀等消化不良症状，故应进食清淡、易消化食物，如酸梅汤、鲜橘汁、果汁等，以助消化，同时可止痛。进食切勿过凉、过热、过油腻。

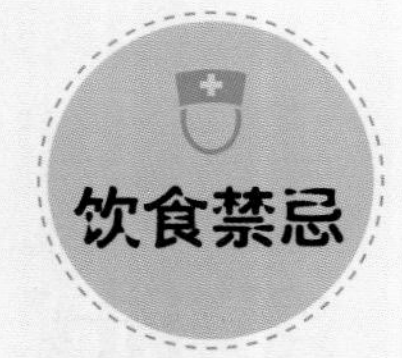

饮食禁忌

（1）忌食过酸、过甜、过冷、过热、过咸及产气过多的食物。

（2）忌食辣椒、花椒、芥末、桂皮等辛辣刺激性的食物。

（3）控制脂肪摄入量：高脂肪饮食会影响和加重病情，而低脂肪饮食可减轻肝癌患者恶心、呕吐、腹胀等症状。

调理食谱 茯苓枸杞山药粥

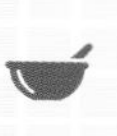

●原料：山药150克，水发大米150克，茯苓8克，枸杞5克

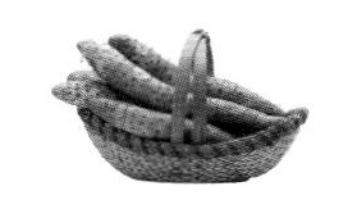
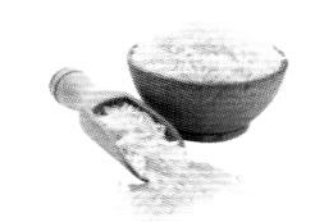

●调料：红糖25克

●制作：

①将洗净的山药切成丁，备用。

②砂锅中注入适量清水烧开，倒入洗好的大米，放入茯苓，搅拌均匀，用小火煮30分钟至大米熟软；放入枸杞、山药丁，搅匀，用小火续煮10分钟至粥浓稠。

③加入红糖，拌匀调味，盛出煮好的粥，装入碗中即可。

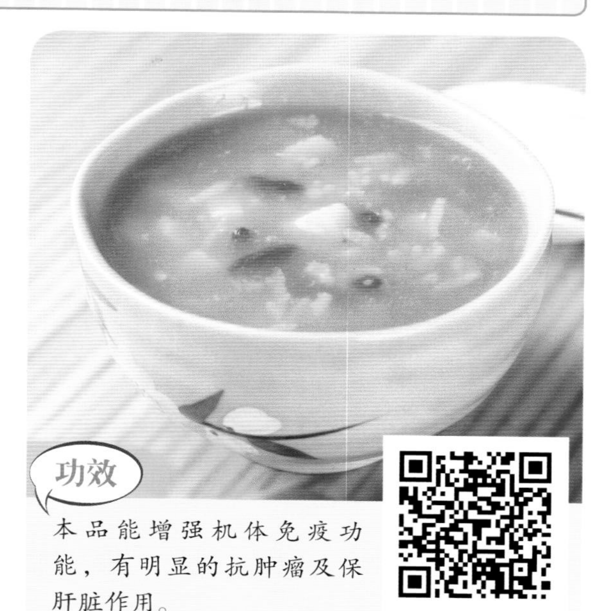

功效

本品能增强机体免疫功能，有明显的抗肿瘤及保肝脏作用。

调理食谱 腰豆红豆枸杞粥

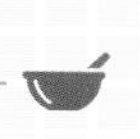

●原料：腰豆150克，水发红豆90克，水发大米100克，枸杞15克

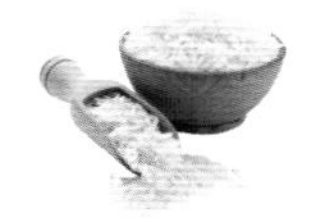
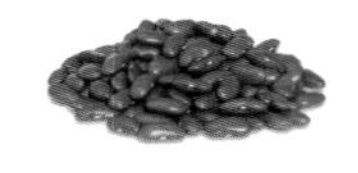

●制作：

①砂锅中注入适量清水烧开，放入洗好的红豆、大米，搅拌匀，烧开后用小火煮30分钟，至食材熟软。

②倒入洗净的腰豆，加入洗好的枸杞，混合均匀，用小火再煮2分钟，至腰豆熟软，用勺搅拌片刻，以防粘锅。

③把煮好的粥盛出，装入汤碗中即可。

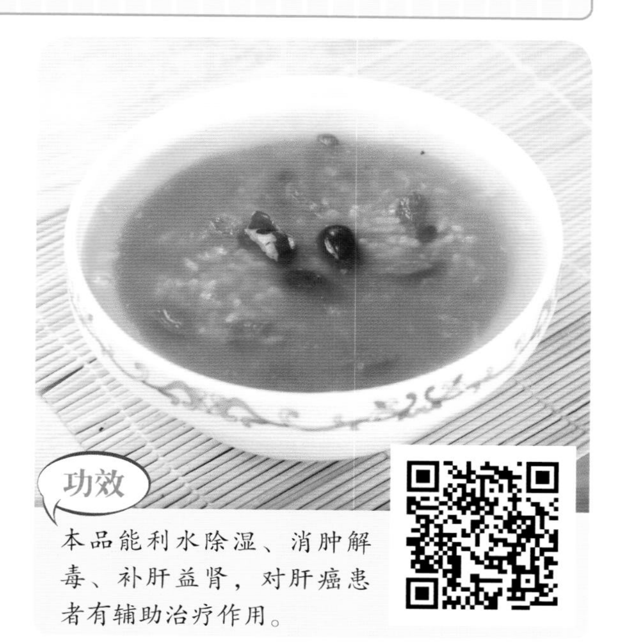

功效

本品能利水除湿、消肿解毒、补肝益肾，对肝癌患者有辅助治疗作用。

调理食谱 乌龙面蒸蛋

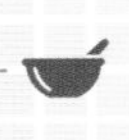

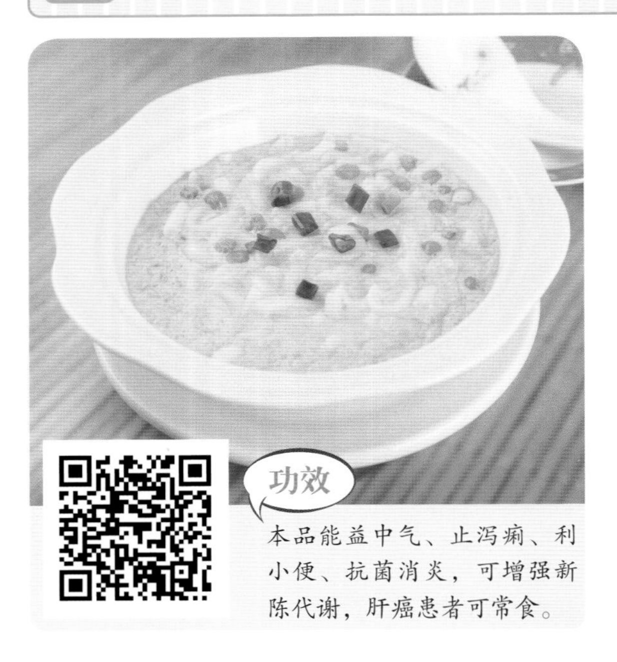

功效

本品能益中气、止泻痢、利小便、抗菌消炎，可增强新陈代谢，肝癌患者可常食。

●原料：乌龙面85克，鸡蛋1个，水发豌豆45克，上汤120毫升

●调料：盐1克

●制作：

①砂锅中注入适量清水烧开，放入洗净的豌豆，用中火煮约10分钟，至其断生，捞出待用。

②将乌龙面切成小段；把鸡蛋打入碗中，搅散、调匀，加入少许上汤，拌匀；倒入乌龙面、豌豆，加少许盐、拌匀，待用。

③取一蒸碗，倒入拌好的材料，备用；蒸锅上火烧开，放入蒸碗，用中火蒸约10分钟，至食材熟透即可。

调理食谱 鱼蓉瘦肉粥

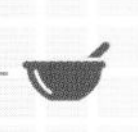

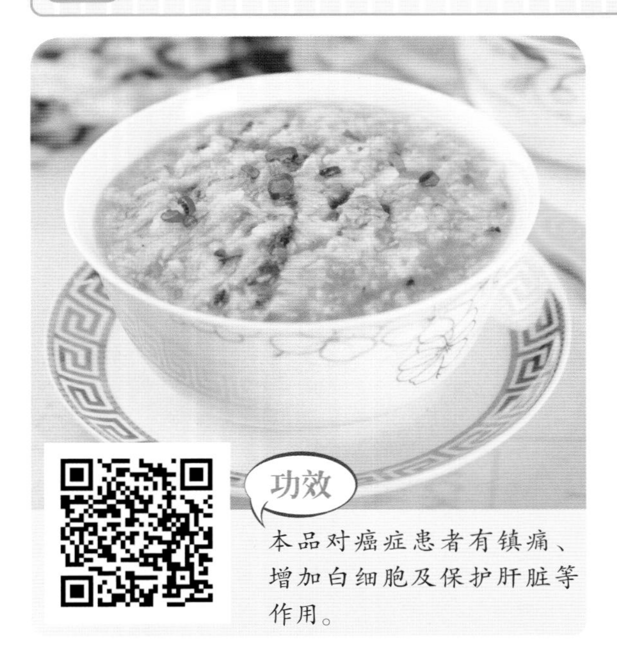

功效

本品对癌症患者有镇痛、增加白细胞及保护肝脏等作用。

●原料：鱼肉200克，猪肉120克，核桃仁20克，水发大米85克

●制作：

①蒸锅上火烧开，放入备好的鱼肉，烧开后用中火蒸约15分钟，取出鱼肉，放凉待用。

②将核桃仁拍碎，切成碎末；洗好的猪肉剁成碎末；将放凉的鱼肉压碎，去除鱼刺，备用。

③砂锅中注入适量清水烧热，倒入猪肉、核桃仁，拌匀，用大火煮沸，放入鱼肉、大米，拌匀，烧开后用小火煮约30分钟至食材熟透即可。

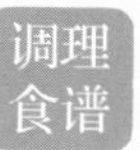

调理食谱 鱼腥草炖鸡蛋

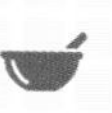

●原料：鱼腥草25克，鸡蛋1个

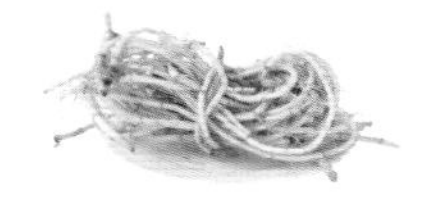

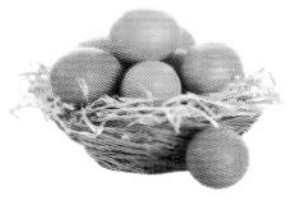

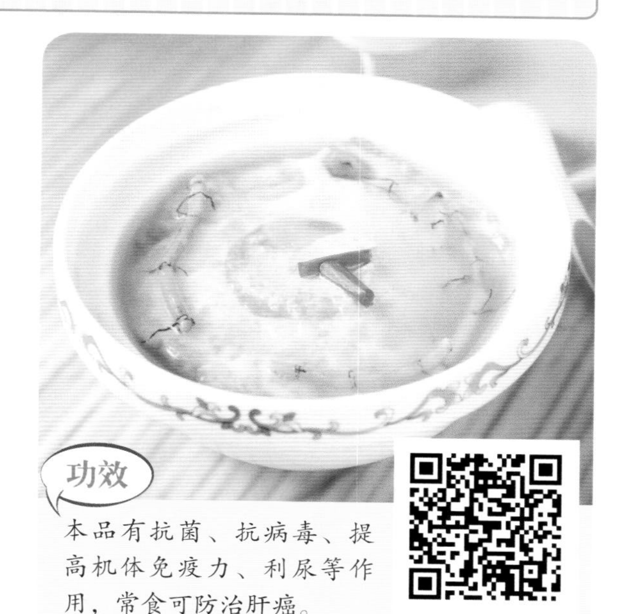

●制作：

①将洗净的鱼腥草切成段，备用。

②炒锅注油烧热，转小火，打入鸡蛋，用中火煎至两面熟透，盛出煎好的荷包蛋，备用。

③砂锅中注入适量清水烧开，倒入鱼腥草，搅拌匀，烧开后用小火煮约15分钟；倒入荷包蛋，用中火煮约5分钟至熟即可。

功效

本品有抗菌、抗病毒、提高机体免疫力、利尿等作用，常食可防治肝癌。

调理食谱 丝瓜烧豆腐

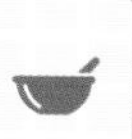

●原料：豆腐200克，丝瓜130克，蒜末、葱花各少许

●调料：盐3克，鸡粉2克，老抽2毫升，生抽5毫升，水淀粉、食用油各适量

●制作：

①将洗净的丝瓜切小块；洗好的豆腐切成小方块。

②锅中注入适量清水烧开，加入少许盐，倒入豆腐块，煮约半分钟，捞出待用。

③用油起锅，放入蒜末，爆香，倒入丝瓜块，翻炒匀；注入适量清水，倒入豆腐块；加入少许盐、鸡粉、生抽、老抽，煮至食材熟透、入味；倒入适量水淀粉，炒至汤汁收浓，最后撒上葱花即成。

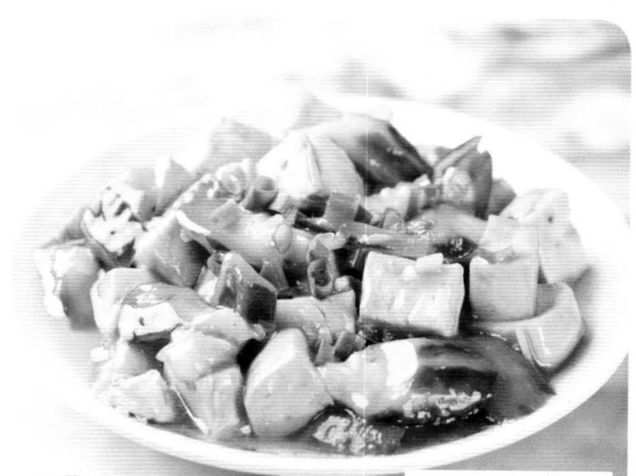

功效

本品有清凉、利尿、活血、通经、解毒之效，适用于肝癌患者。

调理食谱 巴戟天猴头菇瘦肉汤

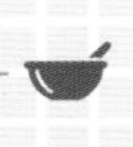

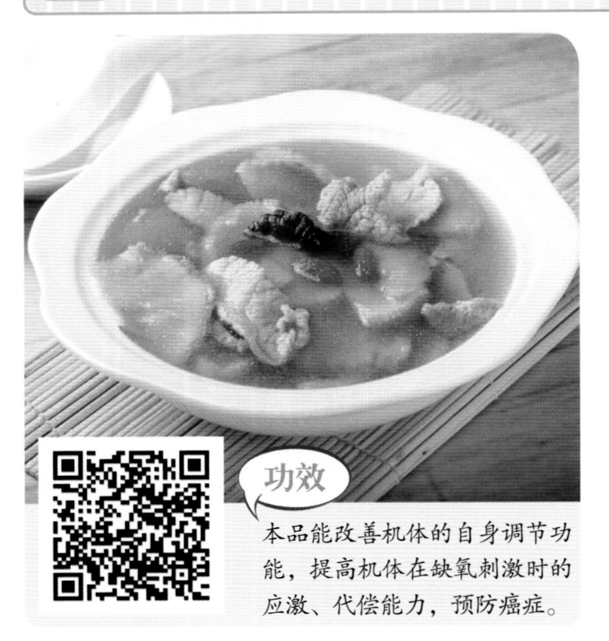

功效

本品能改善机体的自身调节功能，提高机体在缺氧刺激时的应激、代偿能力，预防癌症。

●原料：猪瘦肉120克，水发猴头菇90克，巴戟天10克，姜片少许

●调料：盐3克，鸡粉2克，水淀粉、食用油各适量

●制作：

①将洗净的猴头菇切成小片；洗净的瘦肉切成片，装入小碗中，加入调味料，腌渍入味。

②砂锅中注入适量清水烧开，放入巴戟天、姜片，再倒入猴头菇，煮沸后用小火煮约15分钟，至食材熟软。

③倒入瘦肉，搅拌匀，用小火续煮约5分钟，至食材熟透；加入少许盐、鸡粉，拌匀调味，转中火续煮片刻，至汤汁入味即成。

调理食谱 桂圆炒海参

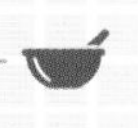

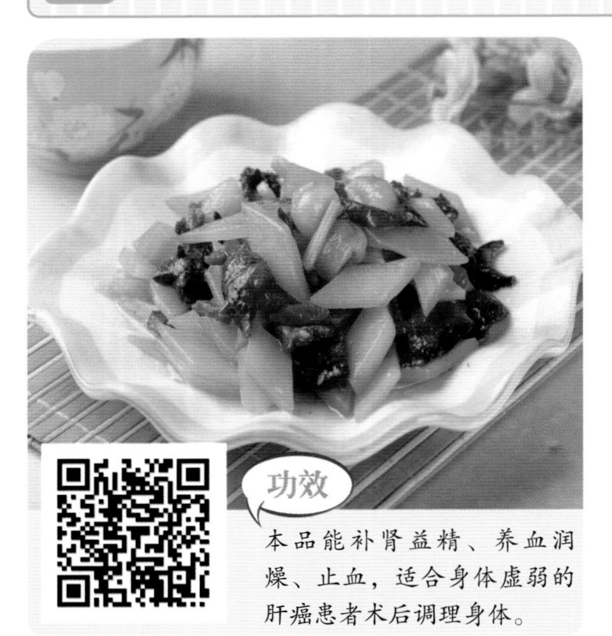

功效

本品能补肾益精、养血润燥、止血，适合身体虚弱的肝癌患者术后调理身体。

●原料：莴笋200克，水发海参200克，桂圆肉50克，枸杞、姜片、葱段各少许

●调料：盐4克，鸡粉4克，料酒10毫升，生抽5毫升，水淀粉5毫升，食用油适量

●制作：

①将洗净去皮的莴笋切成薄片。

②锅中注水烧开，加入少许盐、鸡粉，分别放入海参、莴笋，淋入少许食用油，煮至断生，捞出待用。

③用油起锅，放入姜片、葱段，爆香；倒入莴笋、海参，炒匀；加入少许盐、鸡粉、生抽，炒匀调味；倒入适量水淀粉勾芡；放入洗好的桂圆肉炒匀。

茼蒿鱼头块

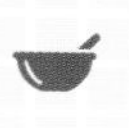

●原料：鱼头400克，茼蒿80克，姜片少许

●调料：盐、鸡粉各2克，料酒4毫升，食用油适量

●制作：

①用油起锅，放入姜片，用大火爆香；倒入处理好的鱼头，用中火略煎至两面熟软，淋入少许料酒提味。

②注入适量开水，待汤汁沸腾后撇去浮沫，加入少许盐、鸡粉调味，用中火煮至鱼头熟软。

③倒入洗净的茼蒿，搅拌匀，续煮片刻，至全部食材熟透即成。

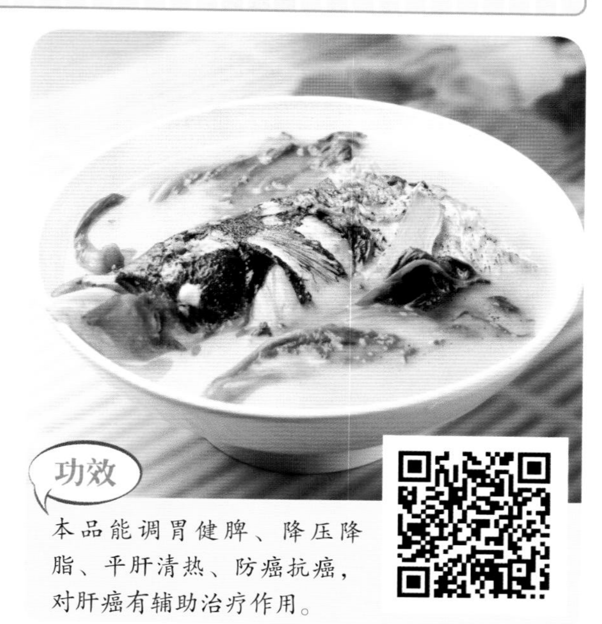

功效

本品能调胃健脾、降压降脂、平肝清热、防癌抗癌，对肝癌有辅助治疗作用。

调理食谱

荷叶薏米茶

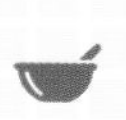

●原料：水发薏米80克，荷叶碎5克

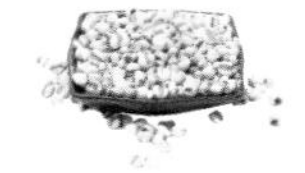

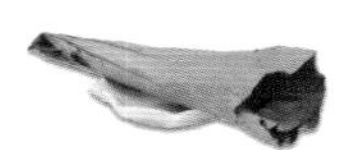

●调料：蜂蜜少许

●制作：

①砂锅中注入适量清水烧开，倒入洗净的薏米、荷叶碎，搅拌均匀，烧开后用小火煮约30分钟，至食材熟透。

②加入适量蜂蜜，快速搅拌均匀，转中火略煮，至蜂蜜完全溶化。

③盛出煮好的药茶，装入茶杯中即成。

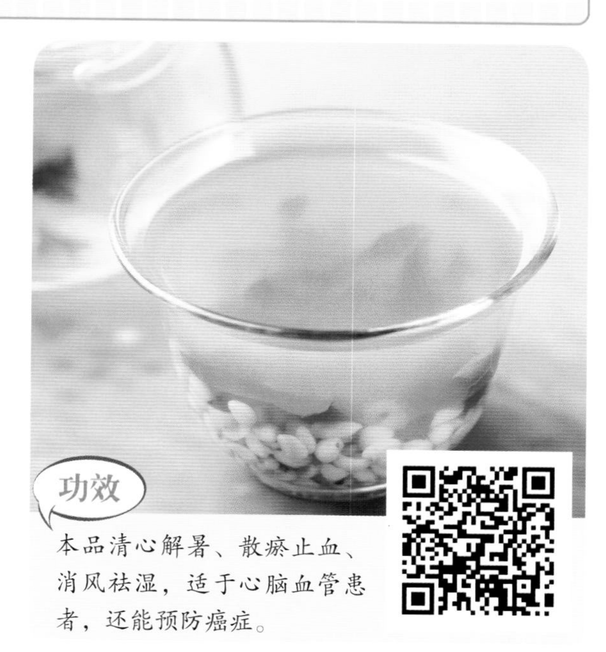

功效

本品清心解暑、散瘀止血、消风祛湿，适于心脑血管患者，还能预防癌症。

肝血管瘤

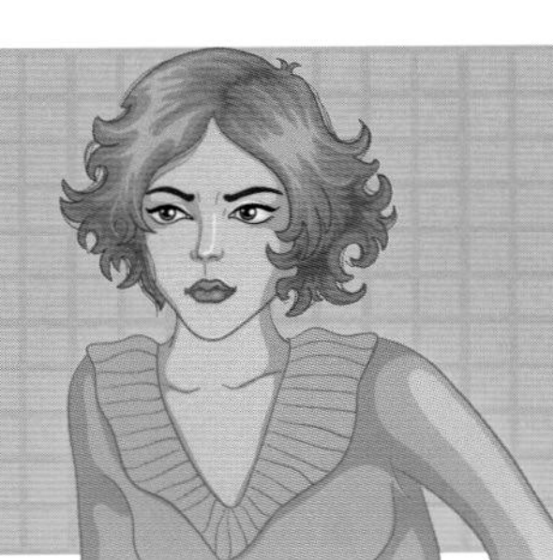

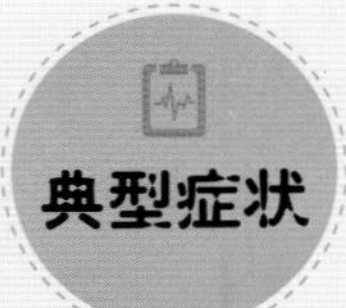

典型症状

肝血管瘤是一种常见的肝脏良性肿瘤，包括硬化性血管瘤、血管内皮细胞瘤、毛细血管瘤和海绵状血管瘤，我们一般所谓的肝血管瘤指海绵状血管瘤，多发于30~60岁人群，女性多于男性。肝血管瘤早期，患者多无症状，故不易被发现，常于正常体检或检查其他病变时偶然被发现。

高发人群

长期心情抑郁者：不良情绪是导致出现肝血管瘤的一个重要原因，经调查证明，如果长期生活在愤怒、紧张、忧郁的情绪之下，会造成情志内伤，以致“血气稽留”或“津液涩滞”，渐结成积(肝血管瘤)。有不良生活习惯的人，如长期酗酒、好吃高胆固醇食物、动物内脏及辛辣刺激性食物者。有肝脏外伤史或相关遗传病的人。

饮食原则

（1）应多吃蔬菜、水果，保持大使通畅，防止便秘：如果经常便秘，会加重腹胀、嗳气等症状，严重便秘时用力排便，有发生巨大瘤体破裂的危险，另外应避免外力碰撞、忌剧烈运动或较强的体力劳动等，以免增加腹腔压力，引起瘤体破裂出血。

（2）多喝水：补充水分有利于腺体分泌腺液，及时补充水分既可增加循环血量，又可降低代谢产物，减轻毒物对肝脏的损害，起到 “内洗涤”的作用。

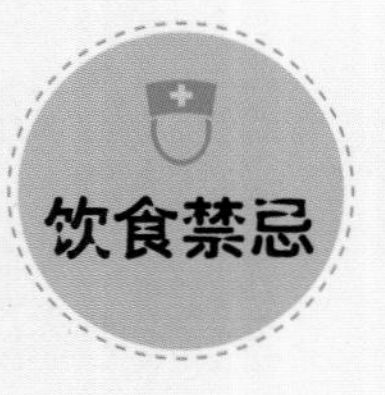

饮食禁忌

（1）忌食含脂肪过多的食物，脂肪的吸收消化和分解主要依靠肝脏进行，当肝脏功能出现障碍时，摄入过多的脂肪就无法在肝脏内被有效地分解，从而加重肝脏疾病。

（2）忌抽烟喝酒，忌食硬、脆、干、粗糙、刺激性的食物，如辣椒、饼干、煎饼等。

调理食谱 包菜炒肉丝

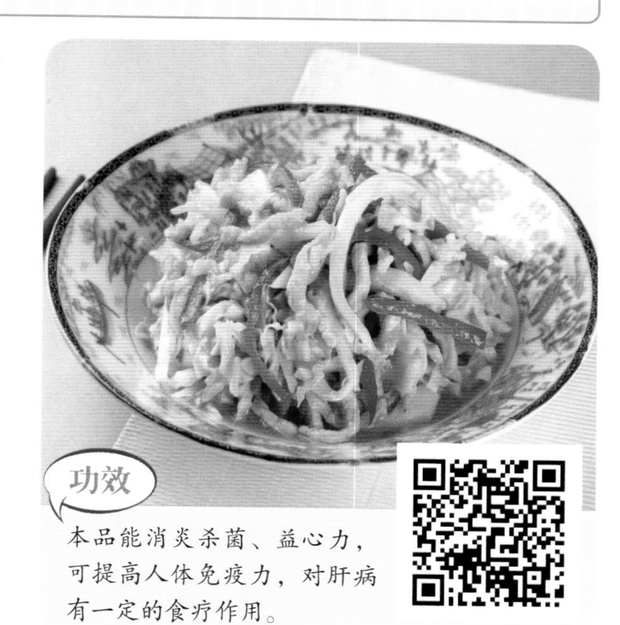

●原料：猪瘦肉200克，包菜200克，红椒15克，蒜末、葱段各少许

●调料：盐3克，白醋2毫升，白糖4克，料酒、鸡粉、水淀粉、食用油各适量

●制作：

①将洗净的包菜、红椒切成丝；洗净的猪瘦肉切成丝，放入碗中，加入调味料，腌渍入味。

②锅中注水烧开，放入食用油，倒入包菜，煮半分钟至其断生，捞出备用。

③用油起锅，放入蒜末，爆香；倒入肉丝，炒匀，淋入料酒，炒至转色；倒入包菜、红椒，拌炒匀；加入白醋、盐、白糖，炒匀调味；放入葱段，倒入水淀粉，拌炒均匀即可。

功效

本品能消炎杀菌、益心力，可提高人体免疫力，对肝病有一定的食疗作用。

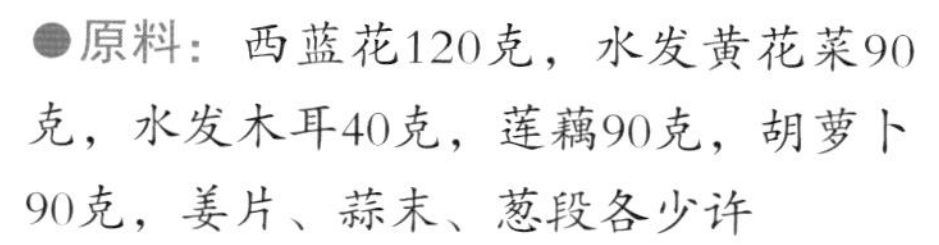

调理食谱 西蓝花炒什蔬

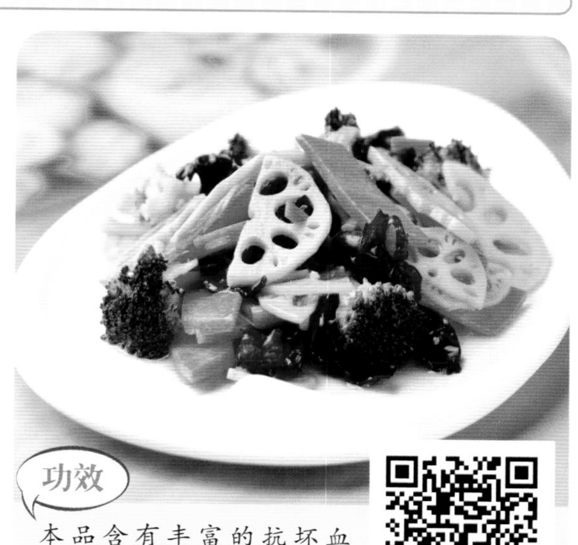

●原料：西蓝花120克，水发黄花菜90克，水发木耳40克，莲藕90克，胡萝卜90克，姜片、蒜末、葱段各少许

●调料：盐4克，鸡粉2克，料酒10毫升，蚝油10克，水淀粉4毫升，食用油适量

●制作：

①将胡萝卜洗净去皮切片；莲藕、西蓝花洗净切小块；泡发好的黄花菜去蒂。

②锅中注水烧开，放入盐、食用油、胡萝卜、木耳、莲藕、黄花菜、西蓝花，煮至断生，捞出，沥干水分，备用。

③用油起锅，放入姜片、蒜末、葱段，爆香；倒入焯过水的食材，炒匀；加入料酒、鸡粉、盐、蚝油，继续翻炒片刻；倒入水淀粉，快速翻炒均匀即可。

功效

本品含有丰富的抗坏血酸，能增强肝脏的解毒能力，提高机体免疫力。

调理食谱 多彩豆腐

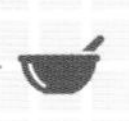

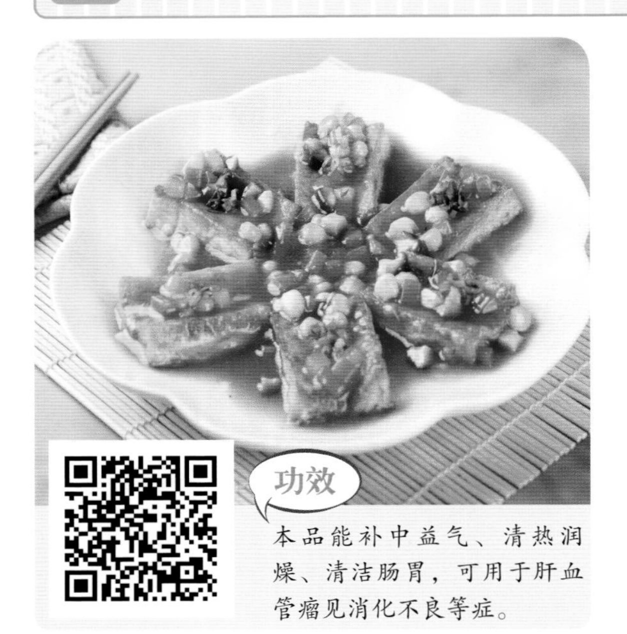

功效

本品能补中益气、清热润燥、清洁肠胃，可用于肝血管瘤见消化不良等症。

●原料：豆腐300克，莴笋120克，胡萝卜100克，玉米粒80克，鲜香菇50克，蒜末、葱花各少许

●调料：盐3克，鸡粉少许，蚝油6克，生抽7毫升，水淀粉、食用油各适量

●制作：

①将去皮洗净的莴笋、胡萝卜切成丁；洗净的香菇切丁块；豆腐洗净切方块。

②胡萝卜丁、莴笋丁、玉米粒、香菇丁，焯水捞出；豆腐块煎至两面熟透盛出。

③用油起锅，撒上蒜末，爆香，倒入焯过水的材料，拌匀，注水煮沸，放生抽、盐、鸡粉、蚝油炒匀；大火收汁，用水淀粉勾芡，制成酱料；取装有豆腐块的盘子，盛入酱料，撒上葱花即成。

调理食谱 党参胡萝卜猪骨汤

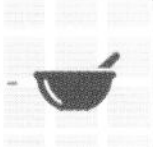

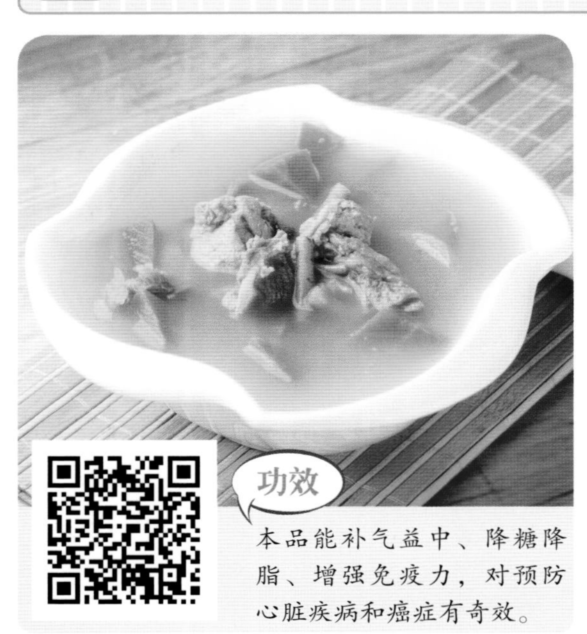

功效

本品能补气益中、降糖降脂、增强免疫力，对预防心脏疾病和癌症有奇效。

●原料：猪骨250克，胡萝卜120克，党参15克，姜片20克

●调料：盐2克，鸡粉2克，胡椒粉1克，料酒10毫升

●制作：

①将洗净去皮的胡萝卜切成丁，备用。

②锅中注水烧开，倒入猪骨，煮约1分钟，汆去血水，捞出备用。

③砂锅中注水烧开，放入党参、姜片，倒入猪骨，淋入少许料酒，烧开后用小火煮30分钟。

④倒入胡萝卜，搅拌均匀，用小火续煮15分钟至食材熟透；加入盐、鸡粉、胡椒粉，搅拌均匀，至食材入味即可。

调理食谱 白茅根冬瓜汤

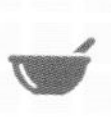

●原料：冬瓜400克，白茅根15克

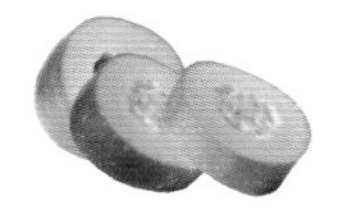
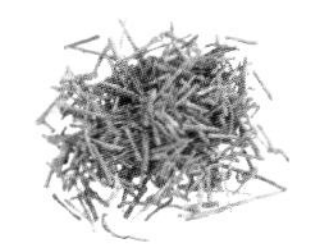

●调料：白糖20克

●制作：

①将洗净去皮的冬瓜切片，改切成小块，备用。

②砂锅中注入适量清水烧开。

③放入洗好的白茅根，倒入冬瓜条，拌匀，烧开后用小火煮约20分钟；加入适量白糖，拌匀，煮至溶化即可。

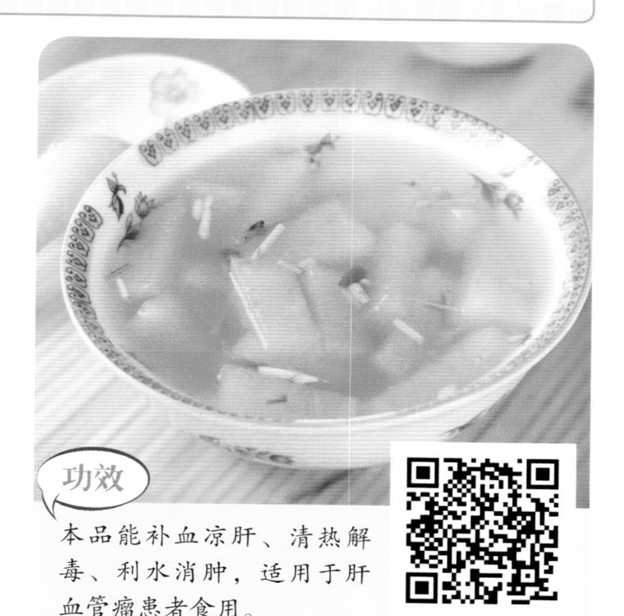

功效

本品能补血凉肝、清热解毒、利水消肿，适用于肝血管瘤患者食用。

调理食谱 山楂糕拌梨丝

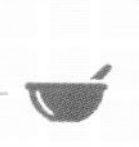

●原料：雪梨120克，山楂糕100克

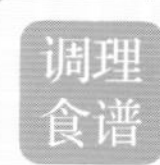
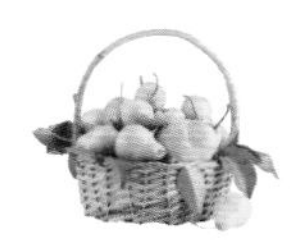
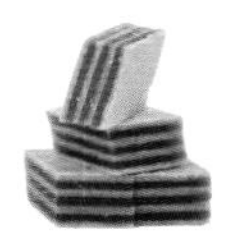

●调料：蜂蜜15毫升

●制作：

①将洗净的雪梨对半切开，再去除果皮，切小瓣，去除果核，把果肉切成片，改切成细丝；山楂糕切细丝。

②把切好的雪梨装入碗中，倒入切好的山楂糕，淋入适量蜂蜜，搅拌一会儿，使蜂蜜溶于食材中。

③取一个干净的盘子，盛入拌好的食材，摆好盘即成。

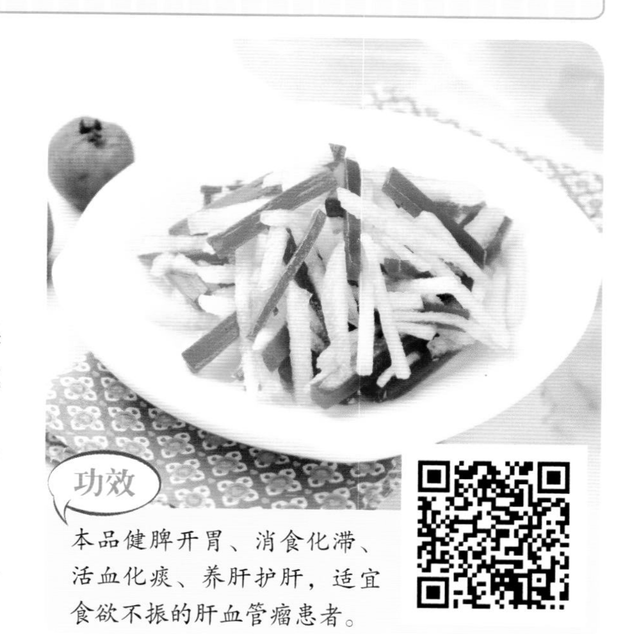

功效

本品健脾开胃、消食化滞、活血化瘀、养肝护肝，适宜食欲不振的肝血管瘤患者。

肝囊肿

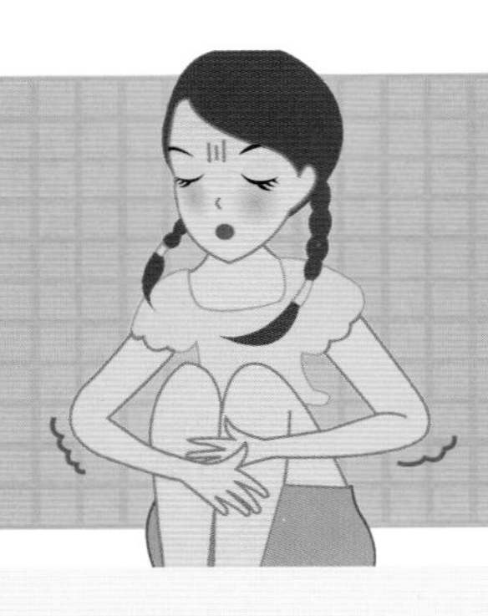

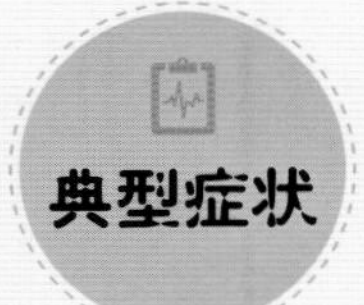

典型症状

肝囊肿是一种较常见的肝脏良性疾病，可分为寄生虫性、非寄生虫性和先天遗传性。肝囊肿生长缓慢，多数患者无明显症状。当囊肿长大到一定程度时，可压迫邻近脏器，如胃、十二指肠和结肠等，常见有食后饱胀、食欲差、恶心、呕吐、右上腹部不适和隐痛等症状。少数可因囊肿破裂或囊内出血而出现急腹症等。压迫胆管引起阻塞性黄疸者较少见。若带蒂囊肿扭转时，可出现突发性右上腹绞痛。如囊肿内发生感染，则患者往往有畏寒、发热、白细胞增多等症状。

高发人群

有家族集中性发病倾向者；女性；有不良饮食习惯的人，如饮食中摄入过少的纤维素、维生素，常食辛辣油腻刺激食品，长期嗜酒及喜食高脂肪食物的人群。

饮食原则

（1）多吃富含优质蛋白质的食物；注意高纤维、高维生素食物的补充及低脂肪饮食；五谷杂粮、新鲜蔬菜和水果，牛、羊、猪的瘦肉，禽蛋类、牛奶、鱼虾等均可食用。

（2）多吃胡萝卜、西红柿、红枣、火龙果等红颜色的蔬菜水果。多喝水可增强血液循环，促进新陈代谢，还可促进腺体（尤其是消化腺和胰液、胆汁）的分泌。

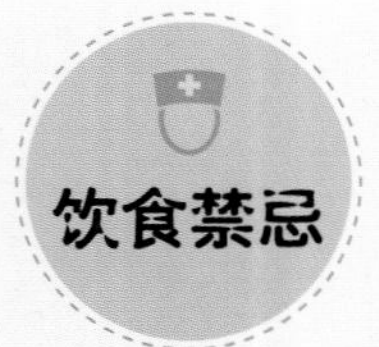

饮食禁忌

（1）忌食发酵食品，主要是食用菌变发酵的食品，如豆腐乳、臭鸡蛋等，这些食物对囊肿的生长速度有利，应该忌吃。

（2）忌高脂肪及辛辣食物；少吃辛辣、油炸、过甜食物；忌盲目进补，或不要随意轻信广告宣传的补品，以免损害肝脏或增加肝脏负担。

调理食谱 马蹄炒香菇

●原料：马蹄肉100克，香菇60克，葱花少许

●调料：盐3克，鸡粉2克，蚝油4克，水淀粉、食用油各适量

●制作：

①将洗净的马蹄肉切成片；洗好的香菇切成粗丝。

②锅中注水烧开，加入少许盐，倒入香菇丝、马蹄肉，煮至断生后捞出，沥干水分，待用。

③用油起锅，倒入焯煮过的香菇丝和马蹄肉，快速翻炒匀；加入盐、鸡粉、蚝油，炒匀；再注入少许水淀粉，用大火翻炒至食材熟透，最后撒上葱花即成。

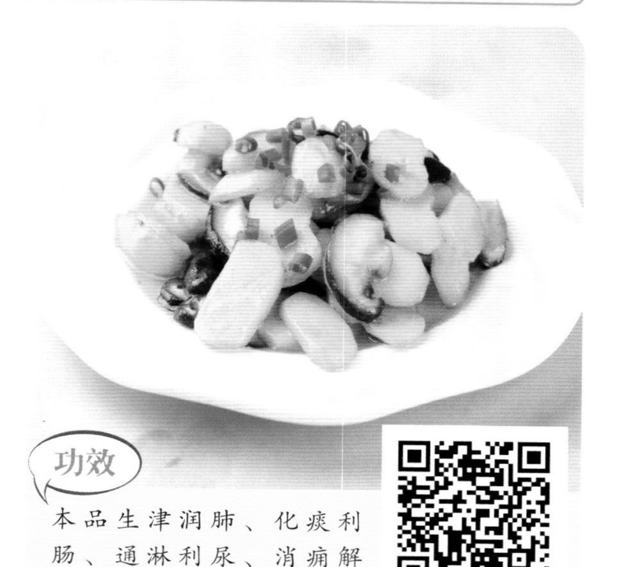

功效

本品生津润肺、化痰利肠、通淋利尿、消痈解毒，适用于肝囊肿患者。

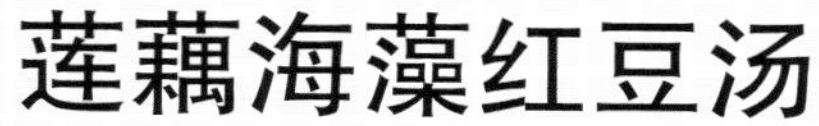

调理食谱 莲藕海藻红豆汤

●原料：莲藕150克，海藻80克，水发红豆100克，红枣20克

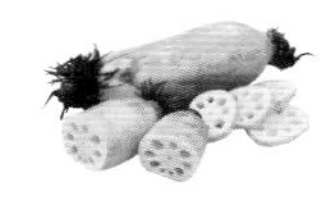

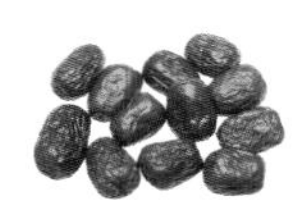

●调料：盐2克，鸡粉2克，胡椒粉少许

●制作：

①将洗净去皮的莲藕切成丁，备用。

②砂锅中注水烧开，放入洗净的红枣、红豆，倒入莲藕，加入洗净的海藻，搅拌匀，烧开后用小火煮40分钟，至食材熟透。

③放入少许盐、鸡粉、胡椒粉，用勺子拌匀调味即可。

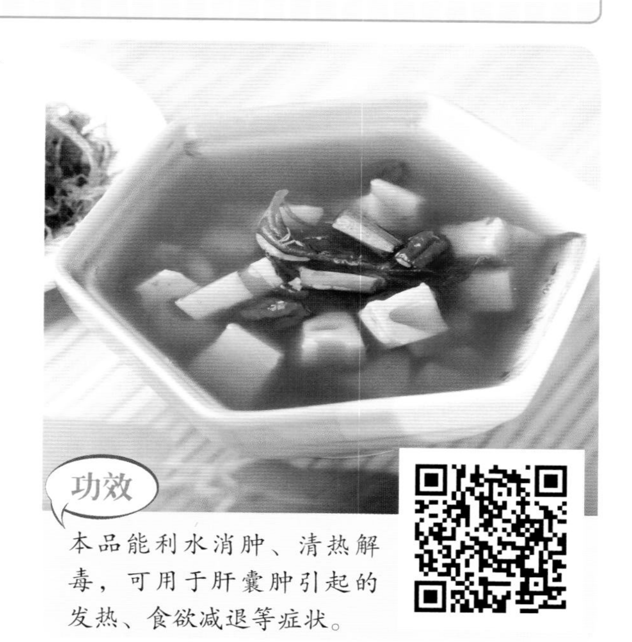

功效

本品能利水消肿、清热解毒，可用于肝囊肿引起的发热、食欲减退等症状。

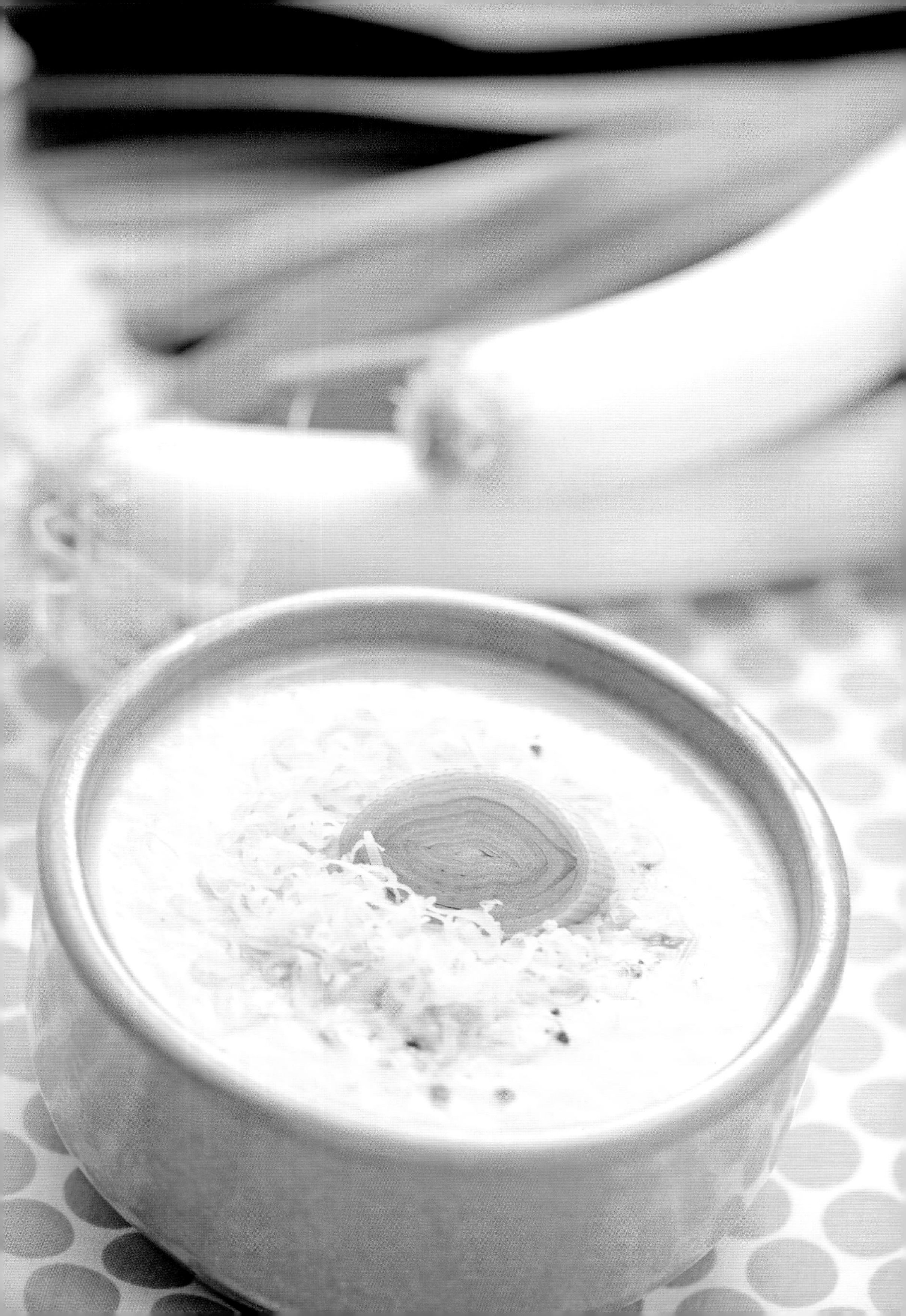

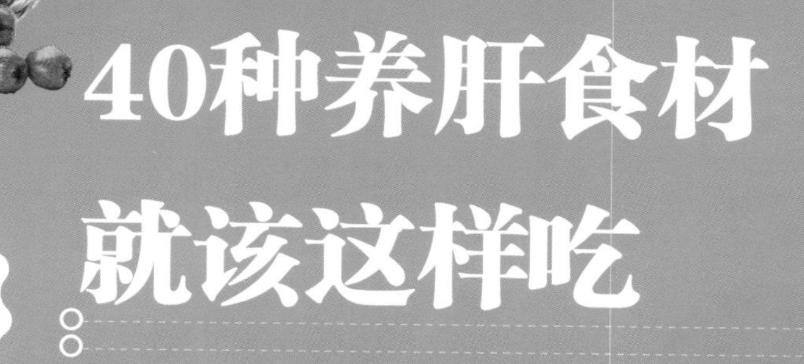

Part 3

40种养肝食材就该这样吃

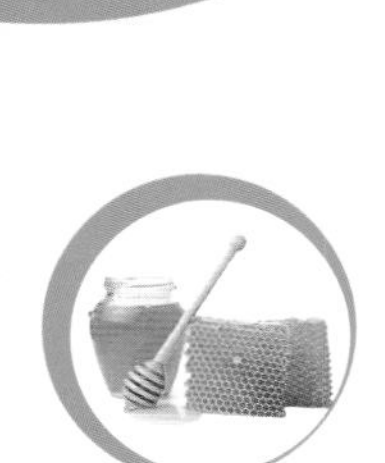

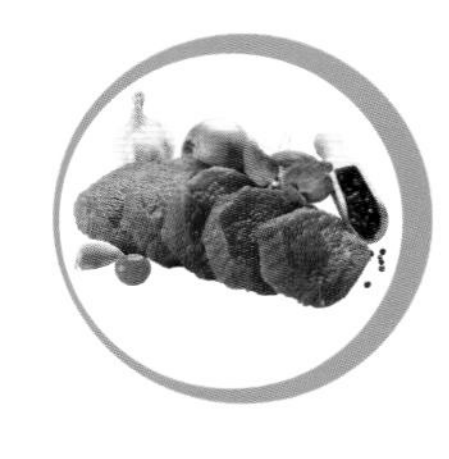

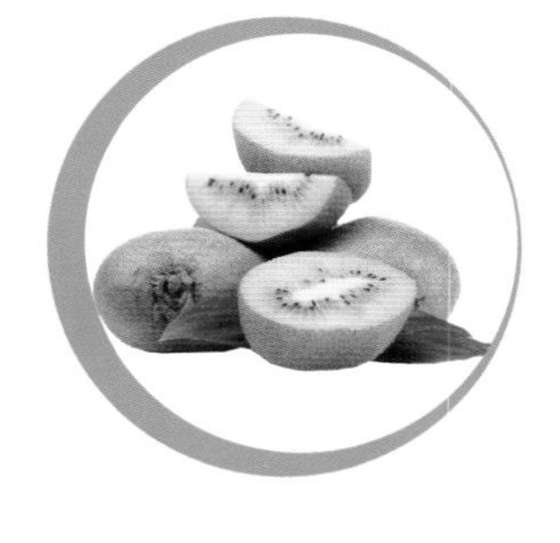

肝病是对身体伤害较大的一类疾病，尤其是慢性肝病，需要长期护理，而饮食调养更是极为重要。调理得当，能够起到保护肝脏、控制疾病发展之效；相反，则可能会加重肝脏负担，使病情加重。肝病患者总的饮食原则为“高蛋白、低脂肪、适量糖”，但更应根据自己病情的轻重缓急，制定个性化的饮食方案。

本章详述了40种养肝食材，分别介绍了每种食材的每日适宜用量、主要营养成分、养肝功效、食用建议、黄金搭档以及搭配禁忌，每种食材后面推荐了两道食谱供患者参考，每道菜配有精美的图片和二维码，只需用手机轻松一扫，就可观看视频学做美味养肝食谱，让肝病患者可以根据自己的病情和饮食爱好选择适合的食物，趋利避害，摄入对缓解肝病有益的食物，以促进疾病的康复。

糯米

健脾暖胃、滋补肝阴

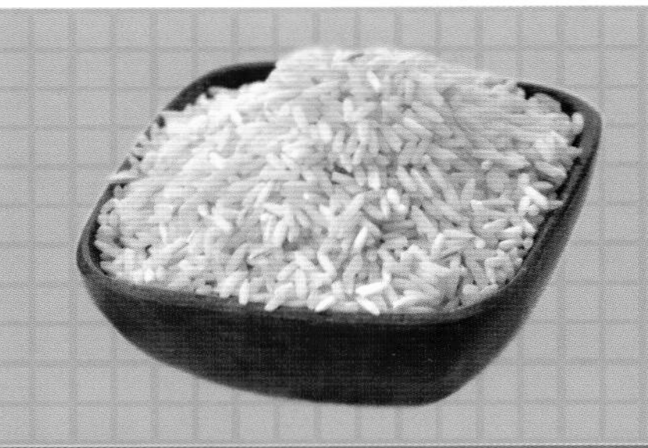

【每日适宜用量】30～50克

【主要营养成分】蛋白质、脂肪、碳水化合物、钙、磷、铁、维生素B_1、维生素B_2、烟酸

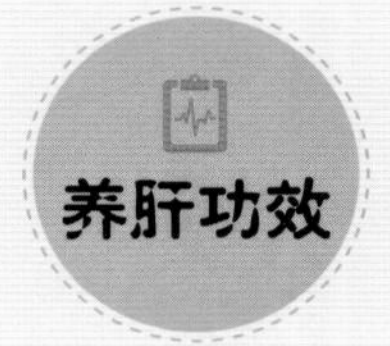

养肝功效

糯米是一种温和的滋补品，具有补虚、补血、健脾暖胃、止汗等作用。糯米熬粥既能滋补益气，又容易消化。糯米中富含蛋白质，可以促进肝病患者肝细胞的修复与再生，帮助肝病患者恢复肝功能。

食用建议

糯米食品宜加热后食用；宜煮稀薄粥服食，不仅营养滋补，且极易消化吸收，养胃气。糯米有收涩作用，对尿频、盗汗有较好的食疗效果。糖尿病患者不食或少食；由于糯米极柔黏，难以消化，脾胃虚弱者不宜多食；凡湿热痰火偏盛者忌食；发热、咳嗽痰黄、黄疸、腹胀者忌食。

黄金搭档

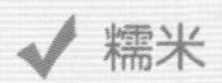

✓ 糯米 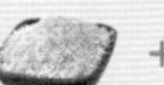 + 红枣 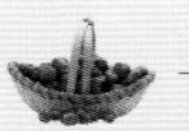 → 健脾益气

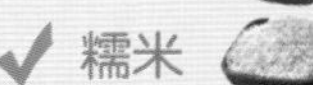

✓ 糯米  + 莲子 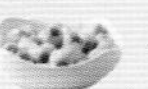 → 益气和胃、补脾养肺

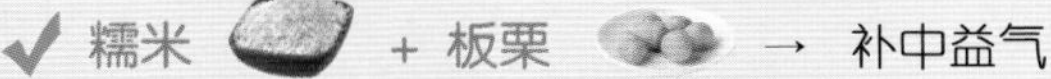

✓ 糯米 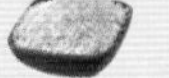 + 板栗 → 补中益气

✓ 糯米 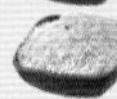 + 黑芝麻 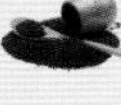 → 补脾胃、益肝肾

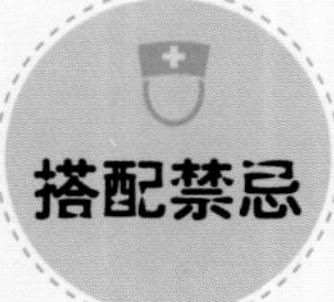

搭配禁忌

✗ 糯米 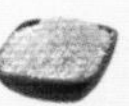 + 苹果 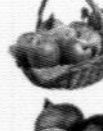 → 破坏维生素的吸收

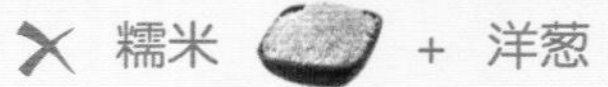

✗ 糯米 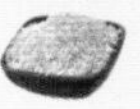 + 洋葱 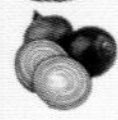 → 易胀气、不利消化

调理食谱 南瓜木耳糯米粥

●原料：水发糯米100克，水发黑木耳80克，南瓜50克，葱花少许

●调料：盐、鸡粉各2克，食用油少许

●制作：

①南瓜去皮洗净切成丁；黑木耳洗净切碎，备用。

②砂锅中注入适量清水烧开，倒入洗好的糯米，煮沸，放入黑木耳，拌匀，烧开后用小火煮约30分钟，至食材熟软，倒入南瓜丁，拌匀，用小火续煮约15分钟，至全部食材熟透，加入盐、鸡粉，拌匀，淋入食用油，拌煮至入味。

③关火后盛出煮好的糯米粥，装入碗中，撒上葱花即可。

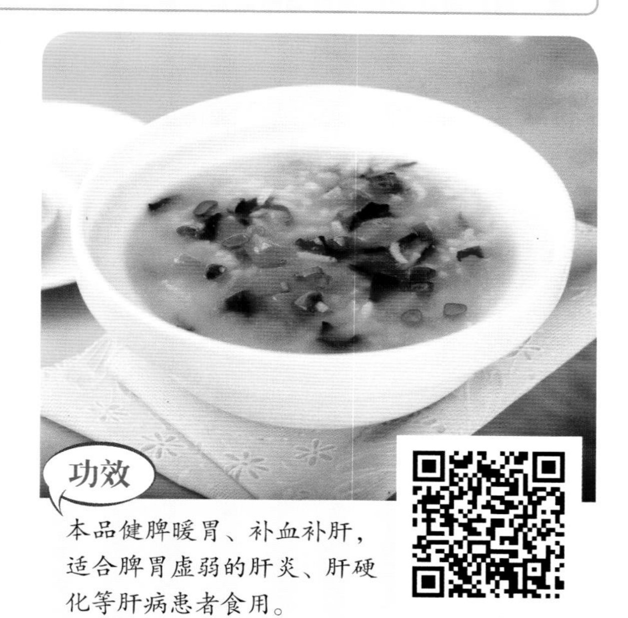

功效

本品健脾暖胃、补血补肝，适合脾胃虚弱的肝炎、肝硬化等肝病患者食用。

调理食谱 腊八粥

●原料：水发糯米135克，水发红豆100克，水发绿豆100克，水发花生90克，红枣15克，桂圆肉30克，腰果35克，陈皮2克

●调料：冰糖45克

●制作：

①砂锅中注入适量清水烧开，倒入泡发好的糯米，将绿豆倒入锅中，放入洗好的红豆、花生、桂圆肉、腰果、红枣、陈皮。

②将锅中材料搅拌均匀，用小火炖40分钟，放入适量冰糖，搅拌片刻，续煮5分钟。

③关火后揭开锅盖，搅拌片刻即可。

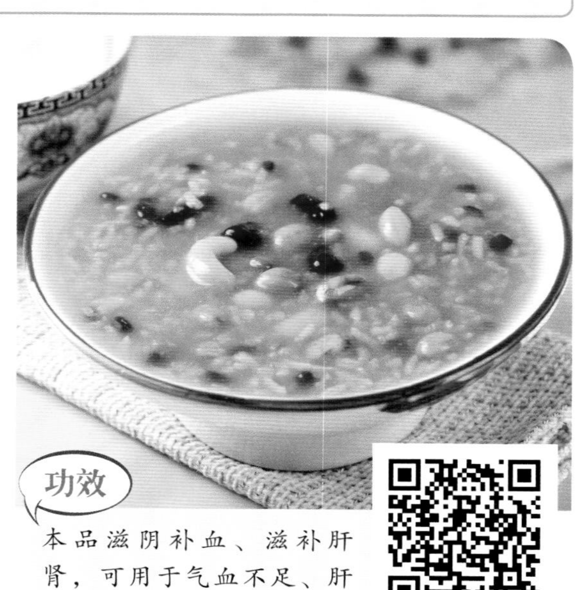

功效

本品滋阴补血、滋补肝肾，可用于气血不足、肝病患者食用。

黑米

补肝明目、益气强身

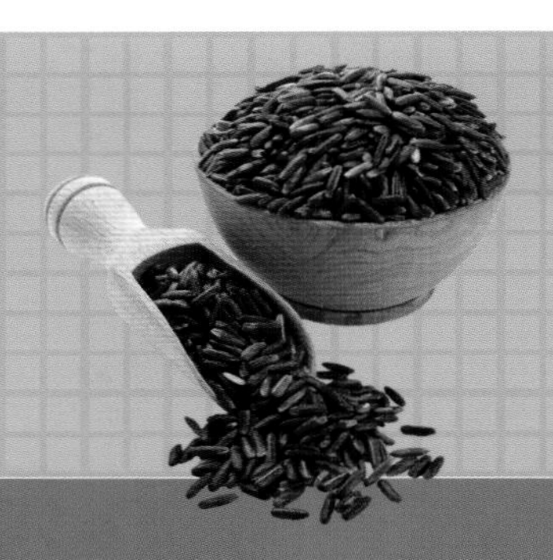

【每日适宜用量】30～50克

【主要营养成分】蛋白质、碳水化合物、钾、膳食纤维

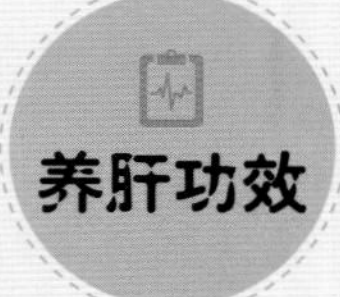

养肝功效

黑米富含蛋白质，因肝细胞受损伤，机体免疫能力降低等，要求蛋白质进行修复；黑米含有的钾离子有益于细胞新陈代谢；其纤维素含量高，可以加速肠道蠕动，帮助排便，降低血液中胆固醇及葡萄糖的吸收，有利于减轻肝脏负担。

食用建议

煮黑米粥前先浸泡3~5小时，这样不但容易煮烂，而且有利于营养素的溶出。消化不良的人不要吃未煮烂的黑米，病后消化能力弱的人也不宜急于吃黑米，可吃些紫米来调养。黑米、黑豆和黑芝麻三者搭配可达到乌发润肤美容、补脑益智和补血的功效。

黄金搭档

✓ 黑米 + 红豆 → 祛除风邪、改善肤色

✓ 黑米 + 牛奶 → 益气养血、健脾和胃

✓ 黑米 + 红枣 → 气血双补、利水祛湿

✓ 黑米 + 莲子 → 补肝益肾、丰肌润发

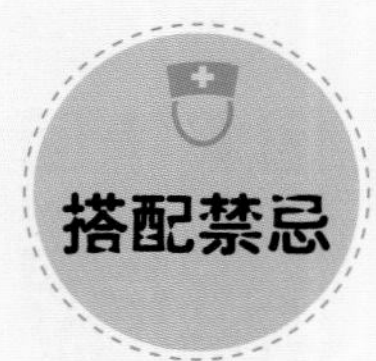

搭配禁忌

✗ 黑米 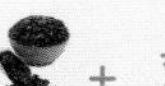 + 鸡肉 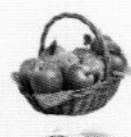 → 可能引起肠胃不适

✗ 黑米  + 糯米 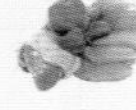 → 不易消化

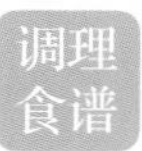

调理食谱 黑米核桃浆

●原料：水发黑米100克，核桃仁70克

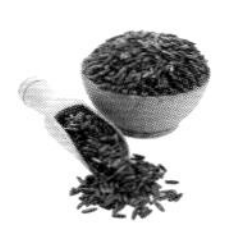

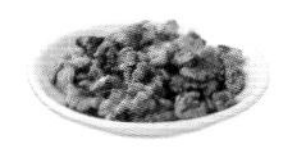

●调料：冰糖30克

●制作：

①取豆浆机，倒入洗净的黑米、核桃仁，放入冰糖，注入适量清水。

②盖上豆浆机机头，选择“五谷”程序，再选择“开始”键，开始打浆，待豆浆机运转约45分钟，即成米浆。

③断电后取下机头，倒出米浆，装入碗中，待稍凉后即可饮用。

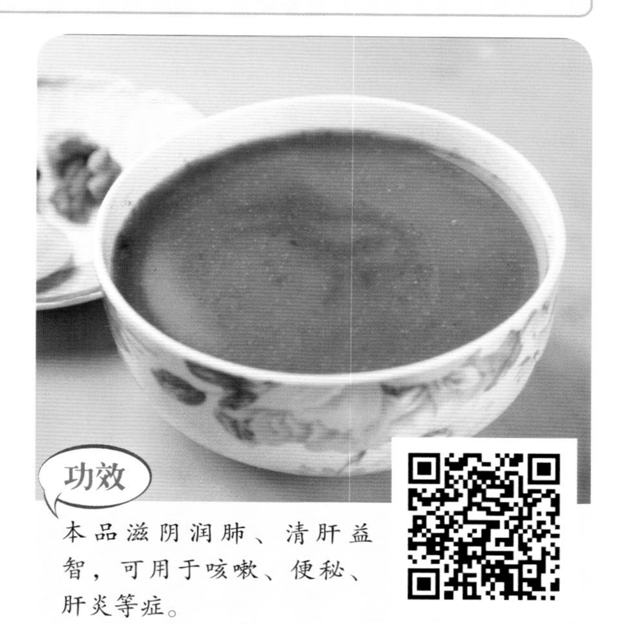

功效

本品滋阴润肺、清肝益智，可用于咳嗽、便秘、肝炎等症。

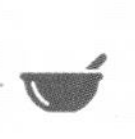

调理食谱 椰汁黑米粥

●原料：黑米50克，水发大米80克，椰汁175毫升

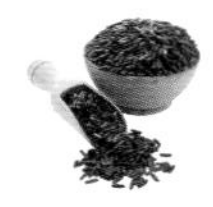

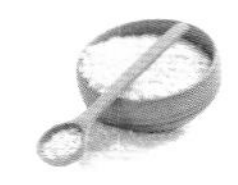

●制作：

①砂锅注入适量清水烧热，倒入备好的黑米、大米，搅拌均匀，盖上盖，烧开后用小火煮约30分钟，揭盖，倒入备好的椰汁，搅拌匀。

②盖上盖，用小火续煮约10分钟至食材熟透，揭开锅盖，持续搅拌片刻。

③关火后盛出煮好的粥，装入碗中即可。

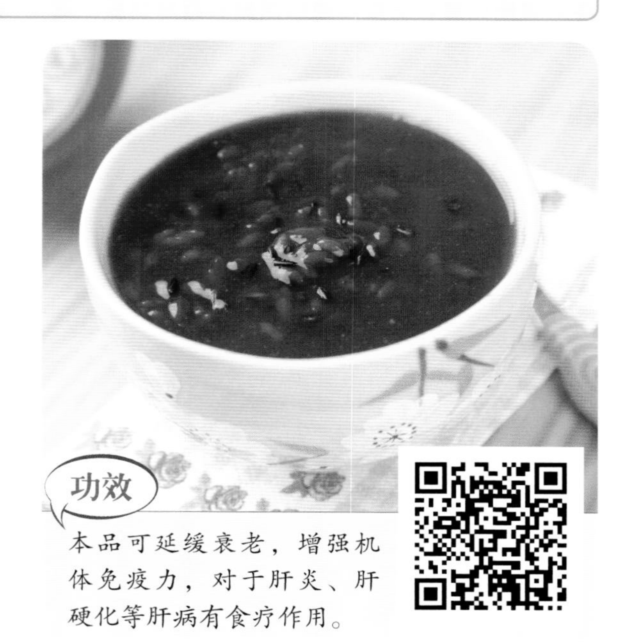

功效

本品可延缓衰老，增强机体免疫力，对于肝炎、肝硬化等肝病有食疗作用。

红米

保肝防癌、健脾补血

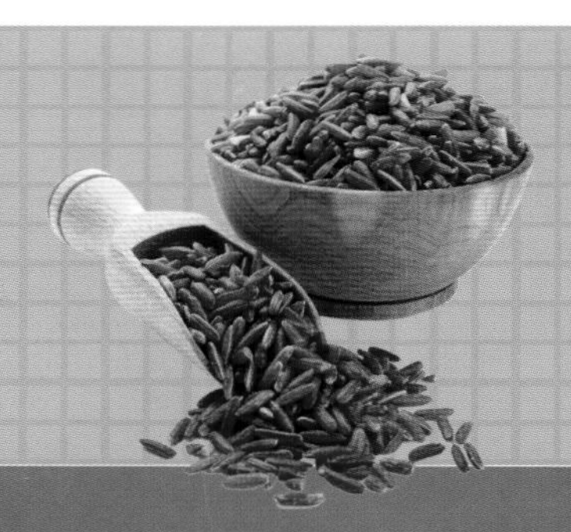

【每日适宜用量】30～50克

【主要营养成分】碳水化合物、蛋白质、铁、B族维生素、维生素E

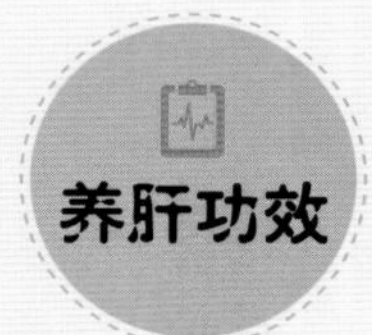

养肝功效

红米含有丰富的铁，可以促进造血功能，纠正肝功能异常导致的凝血障碍。红米富含碳水化合物，又可以为机体补充能量，能帮助肝脏恢复功能，促进肝细胞的修复和再生。红米中的维生素E能加强细胞膜的抗氧化作用，保护肝细胞；B族维生素有助于维持正常肝功能，适于各种类型的肝病患者。

食用建议

挑选红米时，要选外观饱满、完整、带有光泽、无虫蛀、无破碎的优质红米。将红米装入有盖的容器中贮存，置于阴凉、通风、干燥处防潮防虫蛀，可保存较长时间。红米饭应该趁热食用，以免凉后有略硬的现象。肠胃功能不佳者，不宜多食。

黄金搭档

✔ 红米+黄豆 → 美白嫩肤

✔ 红米+鸡肉 → 降低血糖

✔ 红米+益母草 → 滋阴润燥

✔ 红米+花生 → 养血补血

搭配禁忌

✘ 红米+牛奶 → 破坏维生素

✘ 红米+蜂蜜 → 引起肠胃不适

调理食谱 花生红米粥

●原料：水发花生米100克，水发红米200克，葱花少许

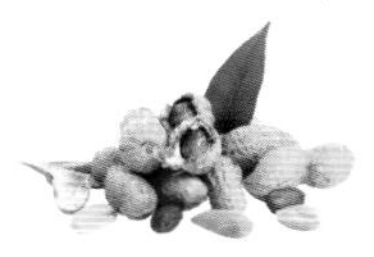
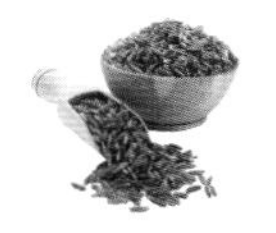

●调料：冰糖20克

●制作：

①砂锅中注入适量清水烧开，放入洗净的红米，轻轻搅拌片刻，再倒入洗好的花生米，搅拌匀，盖上盖，煮沸后用小火续煮约60分钟，至米粒熟透。

②揭盖，放入备好的冰糖，搅拌匀，转中火续煮片刻，至冰糖完全溶化。

③关火后盛出煮好的红米粥，装入汤碗中，待稍微冷却后即可食用。

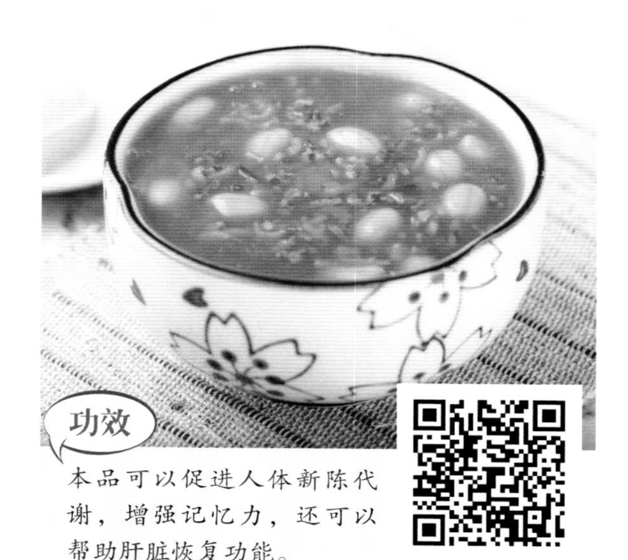

功效

本品可以促进人体新陈代谢，增强记忆力，还可以帮助肝脏恢复功能。

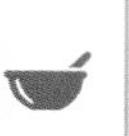

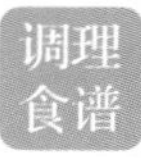 益母草瘦肉红米粥

●原料：水发大米120克，水发红米80克，猪瘦肉50克，益母草少许

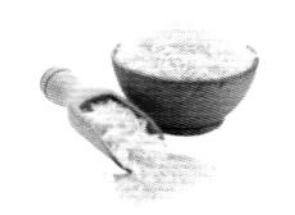

●制作：

①将猪瘦肉洗净切丁，待用。

②砂锅中注入适量清水烧开，倒入益母草，搅匀，烧开后用小火煮约20分钟至其析出有效成分，捞出药材，再倒入瘦肉，搅拌均匀，煮至变色，倒入红米、大米，搅拌均匀，烧开后用小火煮约30分钟至食材熟透。

③关火后将煮好的粥盛出，装入碗中即可。

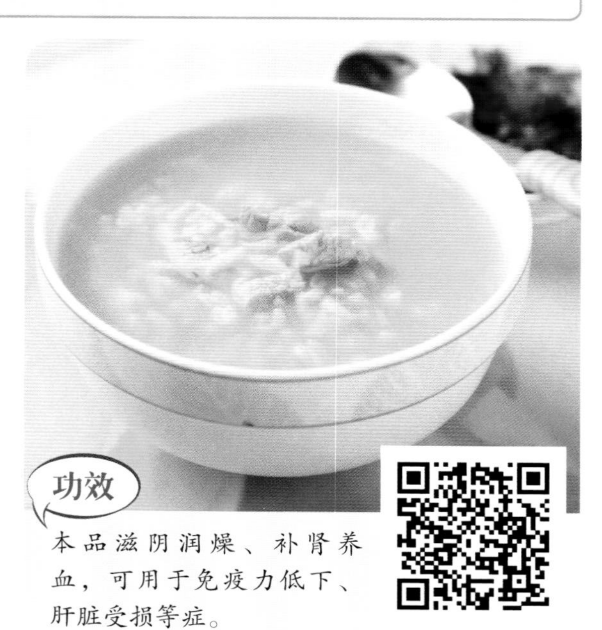

功效

本品滋阴润燥、补肾养血，可用于免疫力低下、肝脏受损等症。

紫薯

益肝补虚、防癌抗癌

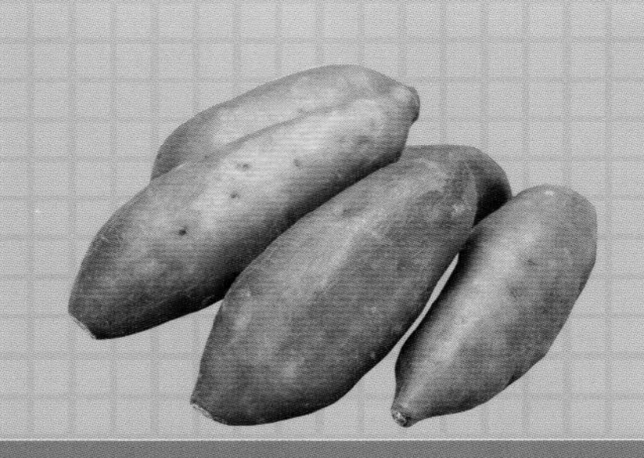

【每日适宜用量】150克

【主要营养成分】淀粉、膳食纤维、硒、铁、花青素

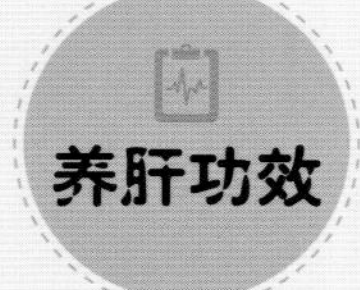

养肝功效

紫薯富含硒元素、铁元素和花青素，具有防癌抗癌作用，在抗癌蔬菜中名列榜首。其中硒是清除自由基的有效物，除自身能直接清除自由基外，还可调节与肝细胞的生长密切相关的酶，达到补气补肝、保护肝脏的作用。紫薯富含膳食纤维，可以加速肠道蠕动，帮助排便，减轻肝脏负担。

食用建议

选购紫薯时要选择外皮光滑、纺锤形状的。同等大小的紫薯中，更重的味道会比较香甜。紫薯要存放在干燥环境中，不能与土豆放到一起。湿阻脾胃、气滞食积者应慎食；胃、十二指肠溃疡及胃酸过多者慎食。

黄金搭档

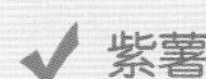 ✓ 紫薯 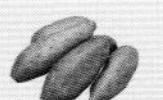 +银耳  → 美容养颜

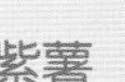 ✓ 紫薯 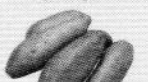 +莲子 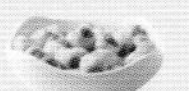 → 润肠通便

✓ 紫薯 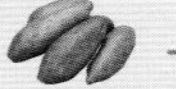 +猪排 → 提供充足的膳食纤维

✓ 紫薯 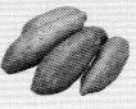 +肉类 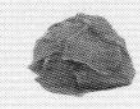 → 保持人体酸碱平衡，降脂

搭配禁忌

✗ 紫薯 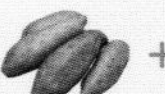 +柿子 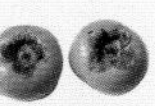 → 易造成胃溃疡

✗ 紫薯 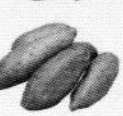 +鸡蛋 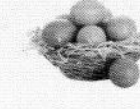 → 不易消化，易腹痛

调理食谱 紫薯燕麦粥

●原料：紫薯120克，燕麦80克，大米100克

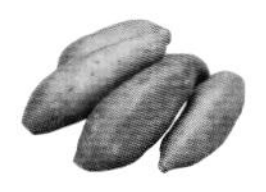
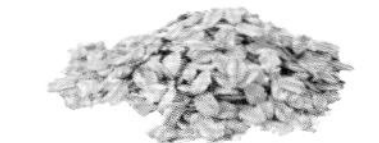

●制作：

①将洗好的紫薯切成丁。

②砂锅中注入适量清水烧开，倒入大米，搅散开，加入燕麦，搅拌匀，小火炖30分钟至熟，倒入紫薯拌匀，小火再炖15分钟至紫薯软烂，出锅前用锅勺搅拌片刻，防止粘锅。

③关火后将炖好的粥盛出，装入汤碗中即可。

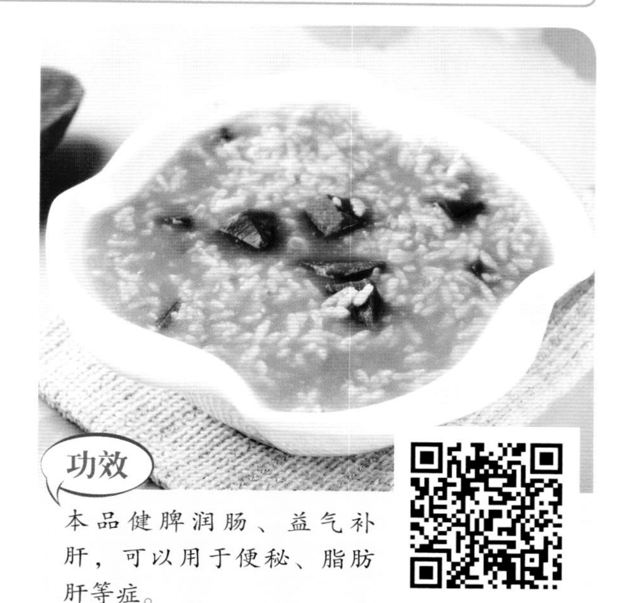

功效

本品健脾润肠、益气补肝，可以用于便秘、脂肪肝等症。

调理食谱 紫薯百合银耳汤

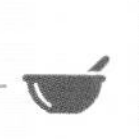

●原料：紫薯50克，水发银耳95克，鲜百合30克

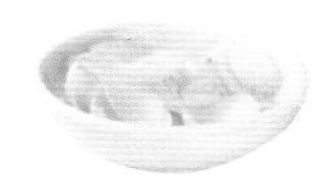

●调料：冰糖40克

●制作：

①将银耳洗净切去黄色根部，再切成小块；紫薯洗净去皮切成丁，备用。

②砂锅中注入适量清水烧开，倒入切好的紫薯、银耳，烧开后用小火煮20分钟，至食材熟软，加入百合、冰糖，搅拌匀，用小火续煮5分钟，至冰糖溶化。

③关火后将煮好的汤料盛出，装入汤碗中即可。

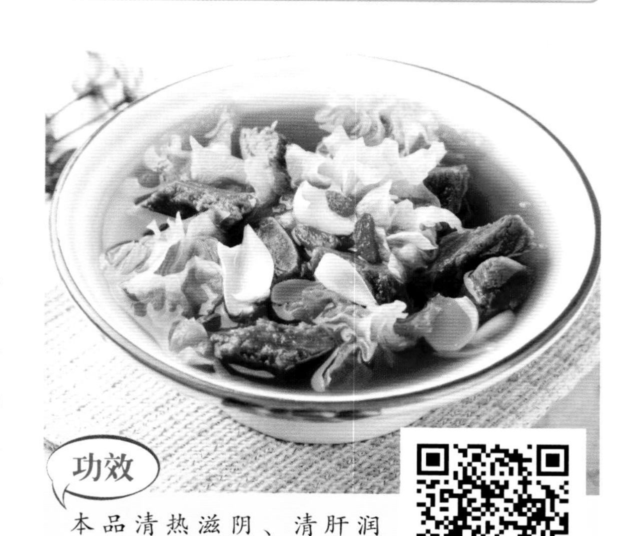

功效

本品清热滋阴、清肝润肠，可用于肝炎、肝硬化、肝癌等症。

芋头

益气护肝、增强免疫力

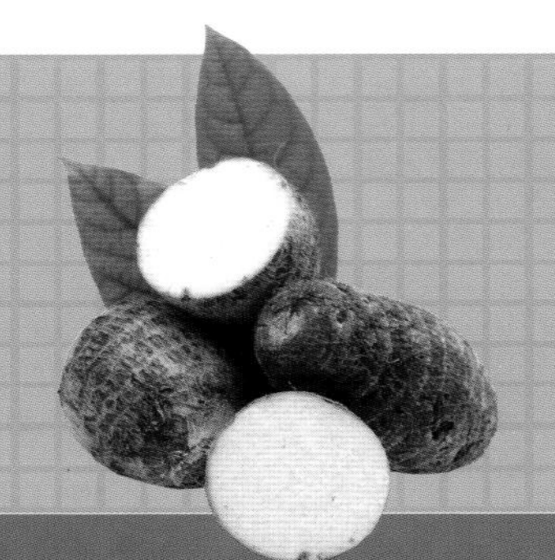

【每日适宜用量】100～150克

【主要营养成分】钙、铁、钾、镁、膳食纤维、维生素C、B族维生素

养肝功效

芋头含有膳食纤维，能够润肠通便、排毒；芋头中的维生素C有抗病毒作用，B族维生素有助于维持肝功能正常，适合各种类型的肝病患者食用。芋头含有多种微量元素，能增强人体的免疫功能，可作为防治癌瘤的常用药膳主食，在癌症手术或术后放疗、化疗及康复的过程中，有较好的辅助作用。

食用建议

选购芋头要挑选体型均匀、新鲜结实、没有斑点和腐烂的。芋头不耐低温，适于阴凉处存放，不能放进冰箱。芋头生食有小毒，热食不宜过多，否则易引起闷气或胃肠积滞。过敏性体质者、小儿食滞、有痰以及糖尿病患者应少食；食滞胃痛、肠胃湿热者忌食。

黄金搭档

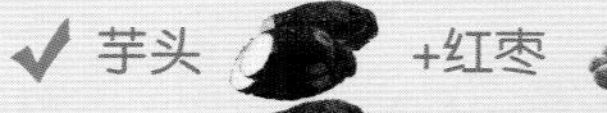 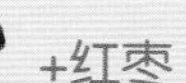 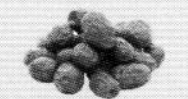

✔ 芋头 +红枣 → 补血养颜

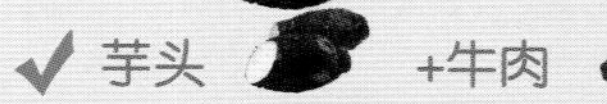 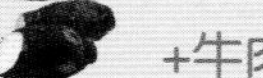 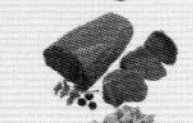

✔ 芋头 +牛肉 → 增加食欲

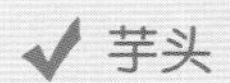 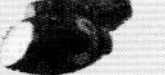

✔ 芋头 +芹菜 → 补气虚、增食欲

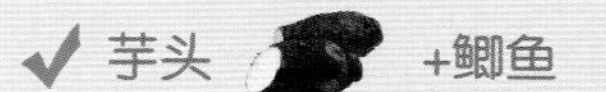 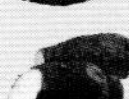 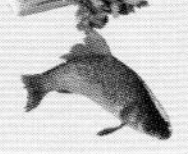

✔ 芋头 +鲫鱼 → 健脾益胃

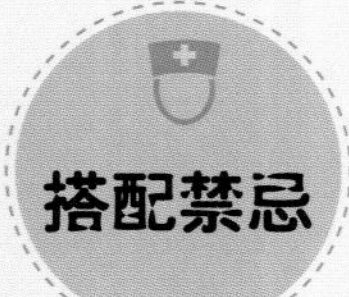

搭配禁忌

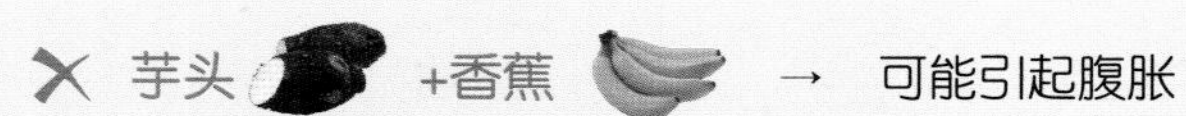 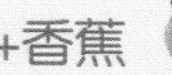 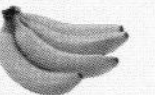

✘ 芋头 +香蕉 → 可能引起腹胀

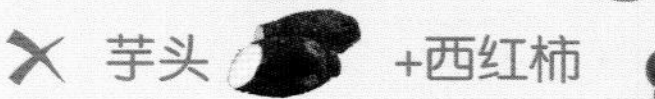 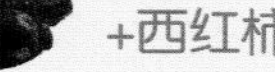 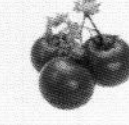

✘ 芋头 +西红柿 → 引起肠胃不适

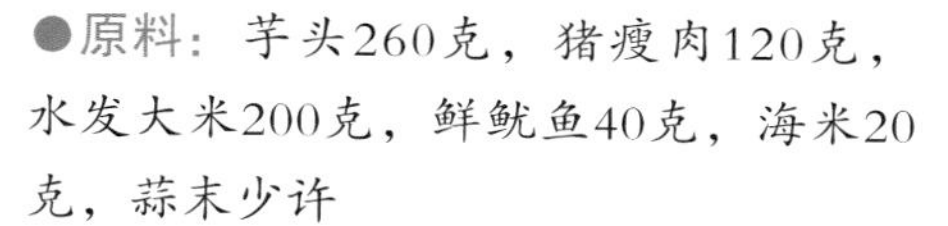

调理食谱 芋头饭

●原料：芋头260克，猪瘦肉120克，水发大米200克，鲜鱿鱼40克，海米20克，蒜末少许

●调料：料酒5毫升，生抽4毫升，鸡粉2克，盐2克，食用油适量

●制作：

①将芋头洗净去皮切成丁；瘦肉洗净剁成末；处理干净的鱿鱼切条形；备好的海米切碎，待用。

②用油起锅，倒入瘦肉末、蒜末、海米、鱿鱼，翻炒片刻，盛出待用。

③砂锅中注水烧热，倒入大米、芋头，烧开后用小火煮约15分钟至其变软，倒入食材，用小火煮约10分钟至全部食材熟透即可。

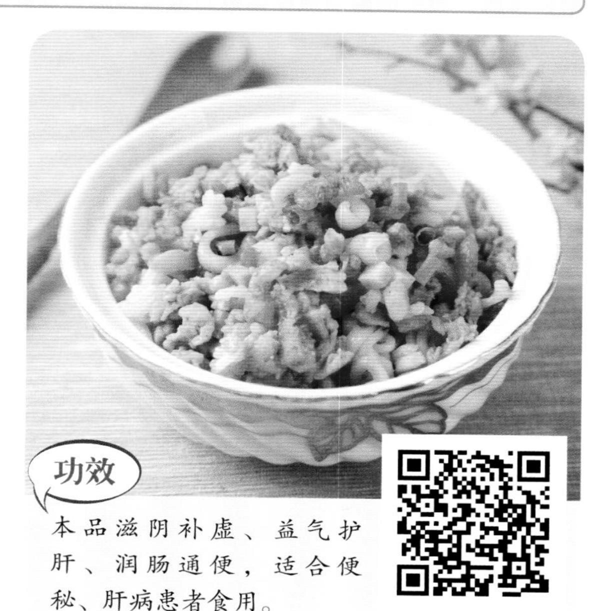

功效

本品滋阴补虚、益气护肝、润肠通便，适合便秘、肝病患者食用。

调理食谱 芋头红薯粥

●原料：香芋200克，红薯100克，水发大米120克

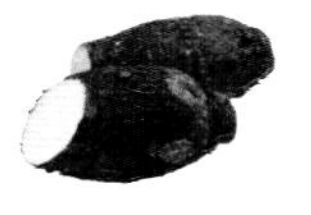

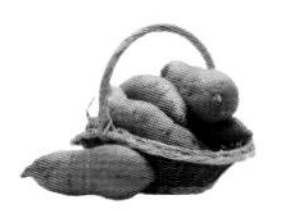

●制作：

①将红薯洗净去皮切成丁；香芋洗净去皮切成丁，备用。

②砂锅中注入适量清水烧开，倒入洗净的大米，拌匀，烧开后用小火煮30分钟，至米粒熟软，放入香芋、红薯，拌匀，用小火续煮15分钟，至食材熟透。

③关火后盛出煮好的粥，装入汤碗中即可。

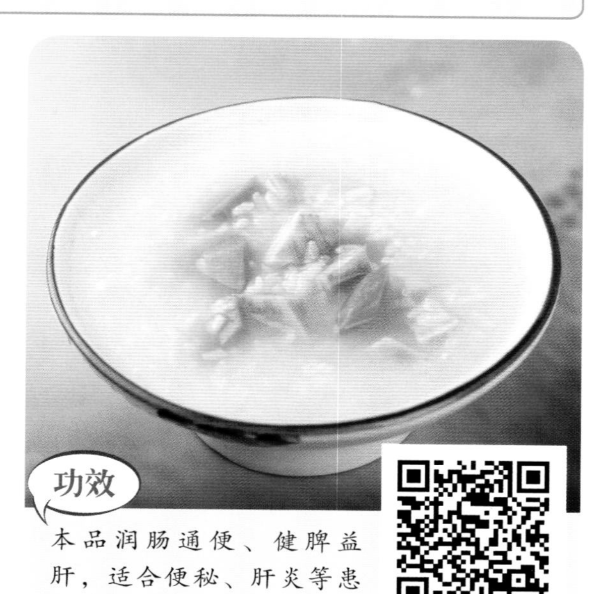

功效

本品润肠通便、健脾益肝，适合便秘、肝炎等患者食用。

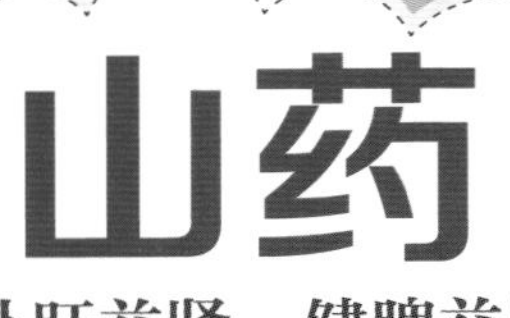

山药

补肝益肾、健脾益胃

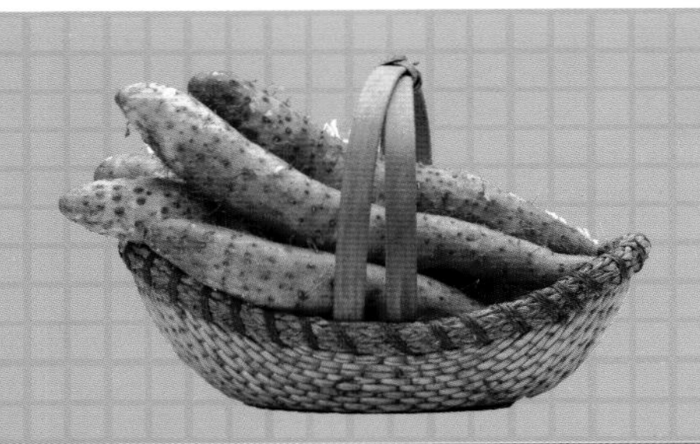

【每日适宜用量】100克

【主要营养成分】黏液质、维生素C、维生素B_1、维生素B_2、烟酸

养肝功效

山药含有的维生素C有抗病毒作用；维生素B_1、维生素B_2、烟酸不仅可及时补充机体所需的各种营养，还能促进受损肝细胞的再生与修复，对各类型肝病患者的治疗及恢复都是很有益处的。山药具有镇静作用，能够抗肝昏迷。

食用建议

山药要挑选表皮光滑无伤痕、薯块完整肥厚、颜色均匀有光泽、不干枯、无根须的。山药可存放在阴凉通风处。糖尿病、腹胀、病后虚弱、慢性肾炎、长期腹泻者特别适合食用山药。感冒、大便燥结及肠胃积滞者忌食山药。

黄金搭档

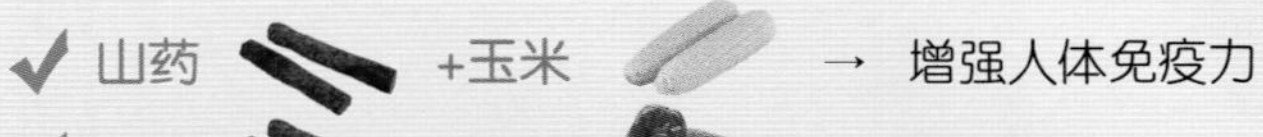

✔ 山药 +玉米 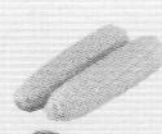 → 增强人体免疫力

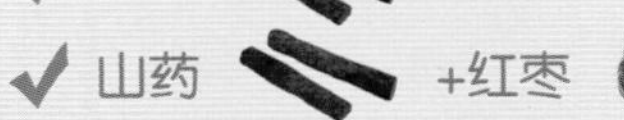

✔ 山药 +红枣 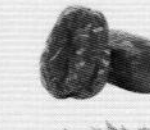 → 补血养颜

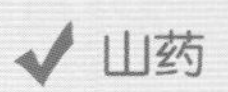

✔ 山药 +扁豆 → 增强人体免疫力

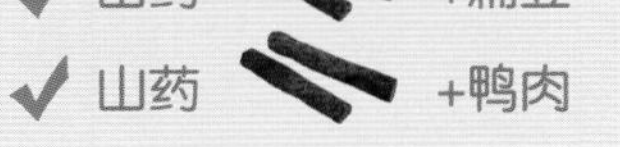

✔ 山药 +鸭肉 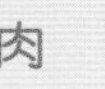 → 滋阴润肺

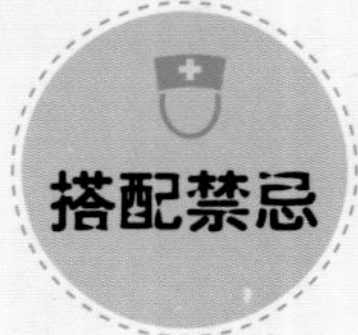

搭配禁忌

✘ 山药 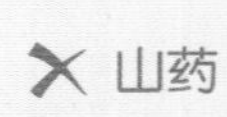 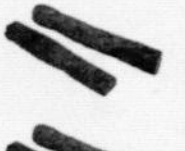 +黄瓜 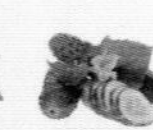 → 降低营养价值

✘ 山药 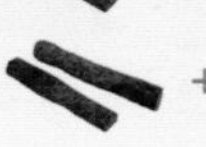 +柿子 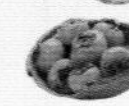 → 引起腹胀、胃痛、呕吐

调理食谱 薏米山药饭

●原料：水发大米160克，水发薏米100克，山药160克

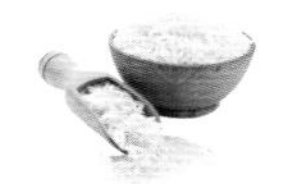
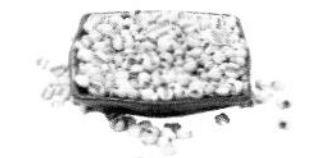

●制作：

①将山药洗净去皮切成丁，备用。

②砂锅中注入适量清水烧开，倒入洗好的大米、薏米、山药，拌匀，煮开后用小火煮30分钟至食材熟透。

③关火后揭开锅盖，盛出煮好的粥，装入碗中即可。

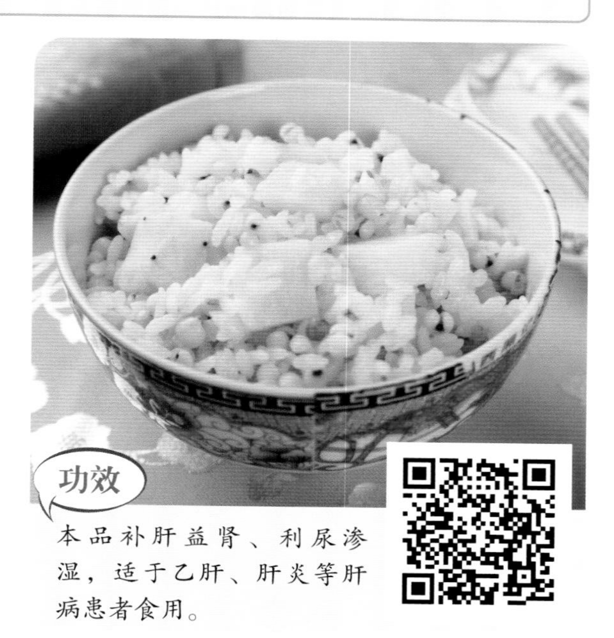

功效

本品补肝益肾、利尿渗湿，适于乙肝、肝炎等肝病患者食用。

调理食谱 橙香山药丁

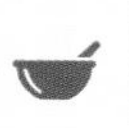

●原料：山药260克，橙汁20毫升

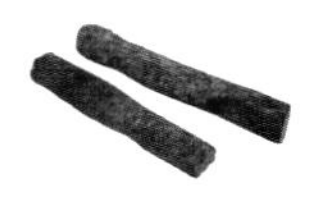
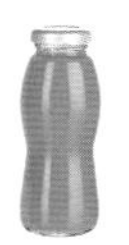

●调料：盐2克，水淀粉6毫升，白糖、食用油各适量

●制作：

①将洗净去皮的山药切片，再切条形，改切成丁，备用。

②用油起锅，倒入山药丁，炒匀，倒入橙汁，炒匀，加入盐、白糖，倒入水淀粉，用大火快速炒匀，至食材熟软入味。

③关火后盛出炒好的菜肴即可。

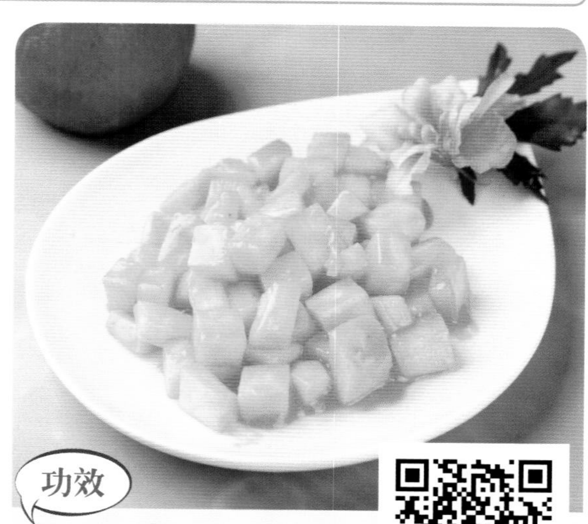

功效

本品健脾开胃、补肝益气，适于脾胃不佳、肝脏不好的患者食用。

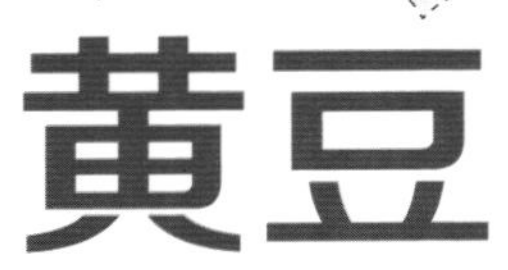

黄豆

健脾益气、护肝防癌

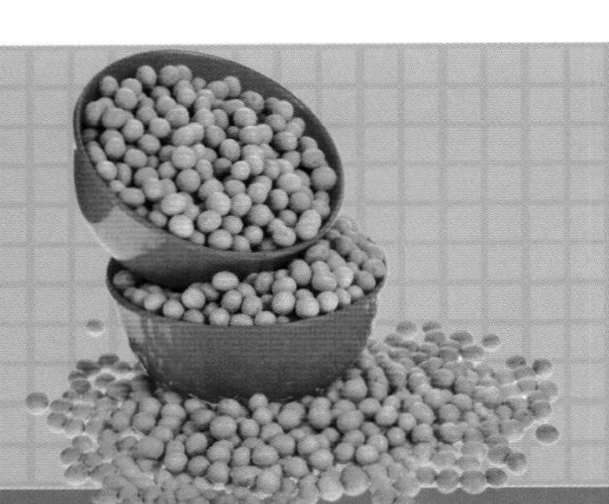

【每日适宜用量】40克

【主要营养成分】蛋白质、卵磷脂、植物甾醇、皂角苷

养肝功效

黄豆含有较多的蛋白质及其他营养素，可为肝病患者补气养生，而且黄豆含有的植物甾醇类物质和皂角苷两种成分，是强有力的抗癌物质。植物甾醇类能抑制癌细胞的分化及增生，进而压制肝癌；皂角则能刺激免疫系统，直接杀死癌细胞，减缓肝癌的细胞生长，甚至能够逆转肝癌细胞的增生，对肝病治疗有辅助作用。

食用建议

黄豆含有胰蛋白酶抑制剂、脂肪氧化酶、磷脂酶和白细胞凝集素等抗营养因子，这些物质进入人体后会阻碍蛋白质和不饱和脂肪酸等消化吸收。这些物质在加热、发芽和发酵过程中会被破坏，所以食用黄豆一定要提前泡发，充分煮熟，也可选择黄豆芽或豆豉等低盐发酵制品。消化功能不良者应尽量少食。

黄金搭档

✔ 黄豆 +鸡蛋 → 降低胆固醇

✔ 黄豆 +小米 → 提高蛋白质的吸收率

✔ 黄豆 +牛蹄筋 → 美容强身

✔ 黄豆 +胡萝卜 → 补充钙、维生素A

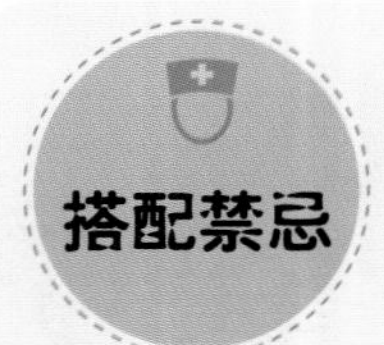

搭配禁忌

✘ 黄豆 +洋葱 → 易导致胀气

✘ 黄豆 +虾皮 → 影响消化

调理食谱 茄汁黄豆

●原料：水发黄豆150克，西红柿95克，香菜12克，蒜末少许

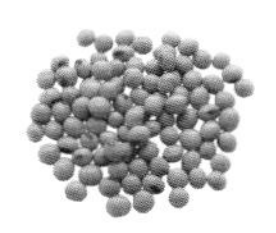
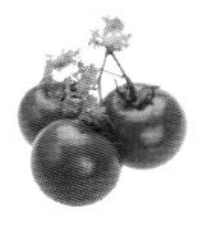

●调料：盐3克，生抽3毫升，番茄酱12克，白糖4克，食用油适量

●制作：

①西红柿洗净切丁；香菜洗净切末。

②锅中注入适量清水烧开，倒入黄豆、盐，煮1分钟，捞出待用。

③用油起锅，倒入蒜末，爆香，倒入西红柿，翻炒片刻，倒入黄豆，炒匀，加入清水、盐、生抽、番茄酱、白糖，炒匀调味，盛出，撒上香菜末即可。

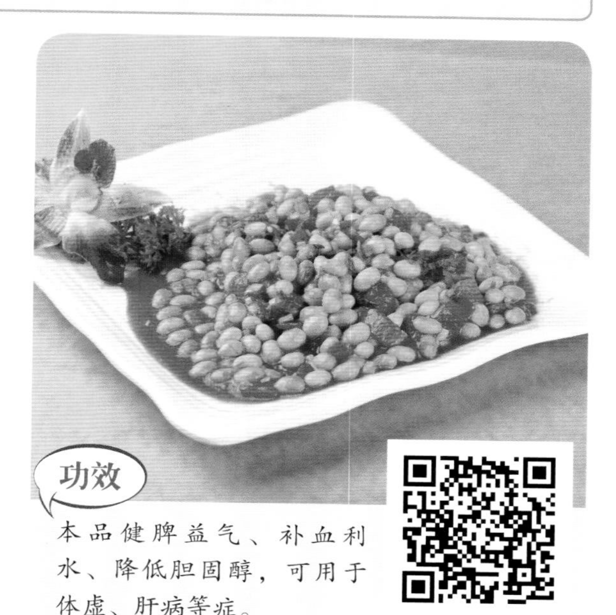

功效

本品健脾益气、补血利水、降低胆固醇，可用于体虚、肝病等症。

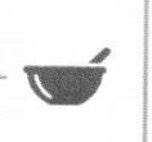

调理食谱 茭白烧黄豆

●原料：茭白180克，彩椒45克，水发黄豆200克，蒜末、葱花各少许

●调料：盐3克，鸡粉3克，蚝油10克，水淀粉4毫升，芝麻油2毫升，食用油适量

●制作：

①茭白洗净去皮切成丁；彩椒洗净切丁。

②锅中注水烧开，放入盐、鸡粉、食用油、茭白、彩椒、黄豆，搅拌匀，煮1分钟至断生，捞出待用。

③锅中注油烧热，加入蒜末，爆香，倒入焯过水的食材，炒匀，放入蚝油、鸡粉、盐，炒匀，加入清水，大火收汁，淋入水淀粉、芝麻油、葱花，炒匀，盛出即可。

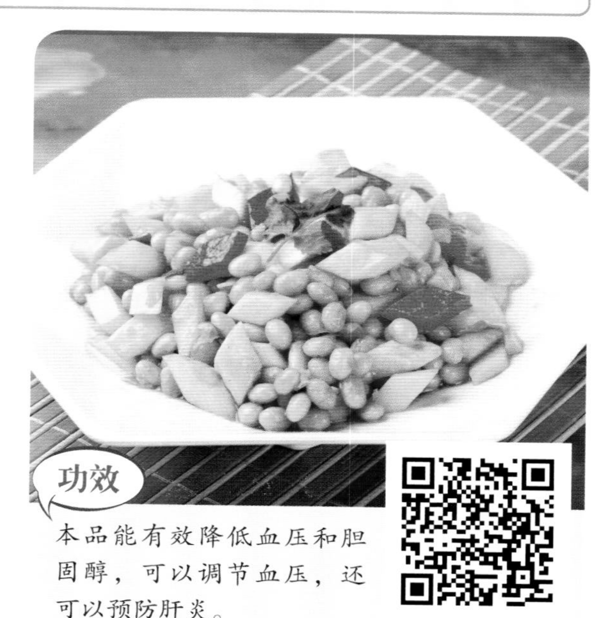

功效

本品能有效降低血压和胆固醇，可以调节血压，还可以预防肝炎。

绿豆

清热解毒、保护肝脏

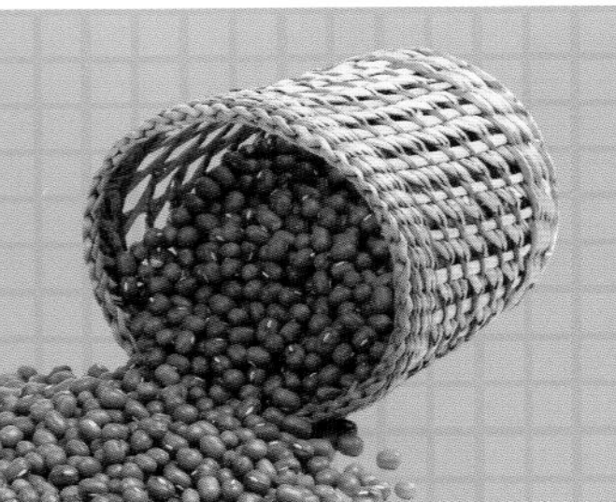

【每日适宜用量】40～50克

【主要营养成分】蛋白质、碳水化合物、叶酸、钙、磷、铁

养肝功效

绿豆含有香豆素、生物碱、植物甾醇、皂苷和胰蛋白酶抑制剂等，可以增强机体免疫能力，增加吞噬细胞的数量，还能够起到清热解毒、疏肝理气、清肝泻火的作用，有助于保护肝脏，促进人体新陈代谢。

食用建议

绿豆煮前浸泡，可缩短煮熟的时间，用绿豆生成绿豆芽，味道更清香、鲜美；绿豆富含蛋白质、脂肪、碳水化合物及蛋氨酸、色氨酸、赖氨酸等球蛋白类和磷脂酰等，尤其适合食欲欠佳、高血压、便秘等病症患者食用。

黄金搭档

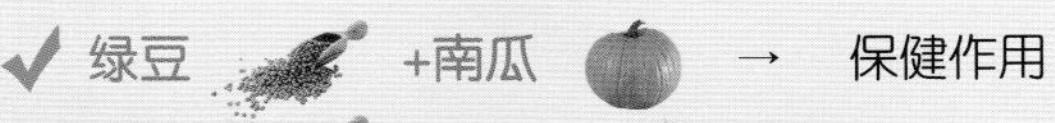
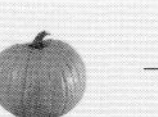

✓ 绿豆 +南瓜 → 保健作用

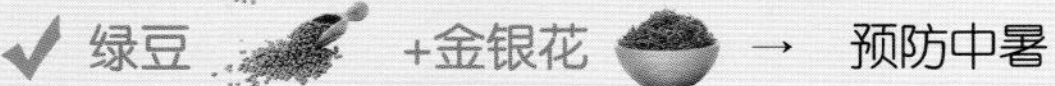
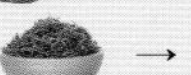

✓ 绿豆 +金银花 → 预防中暑

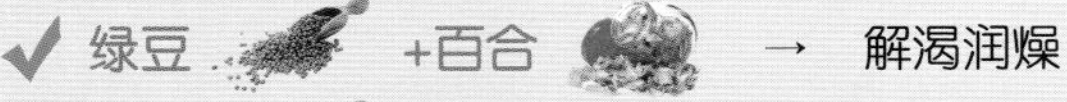
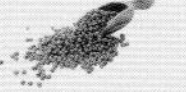

✓ 绿豆 +百合 → 解渴润燥

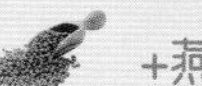
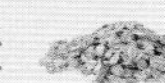

✓ 绿豆 +燕麦 → 可抑制血糖值上升

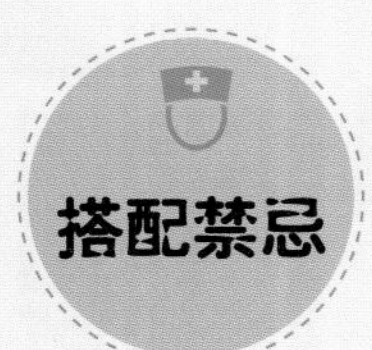

搭配禁忌

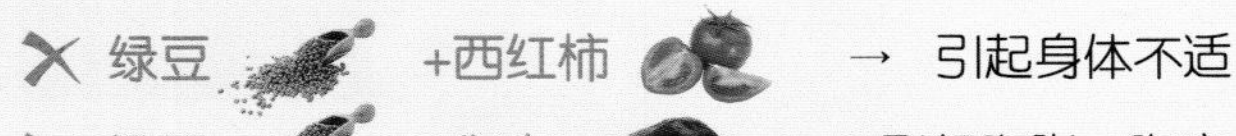
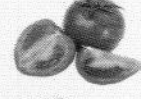

✗ 绿豆 +西红柿 → 引起身体不适

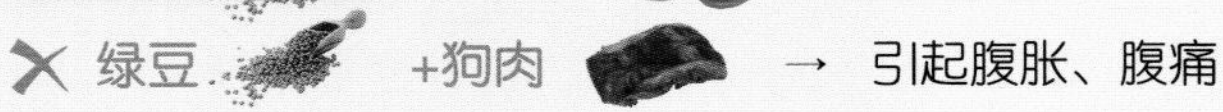
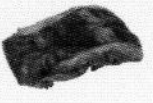

✗ 绿豆 +狗肉 → 引起腹胀、腹痛

调理食谱 冬瓜绿豆粥

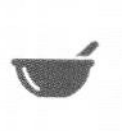

●原料：冬瓜200克，水发绿豆60克，水发大米100克

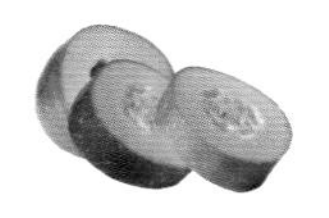

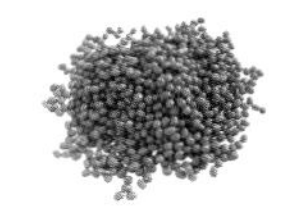

●调料：冰糖20克

●制作：

①将冬瓜洗净去皮切小丁，备用。

②砂锅中注水烧开，倒入大米、绿豆，搅匀，烧开后用小火煮约30分钟至熟，放入切好的冬瓜，搅拌匀，用小火续煮15分钟，至冬瓜熟烂，加入冰糖，拌匀，煮至溶化。

③关火后盛出煮好的粥，装入碗中即可。

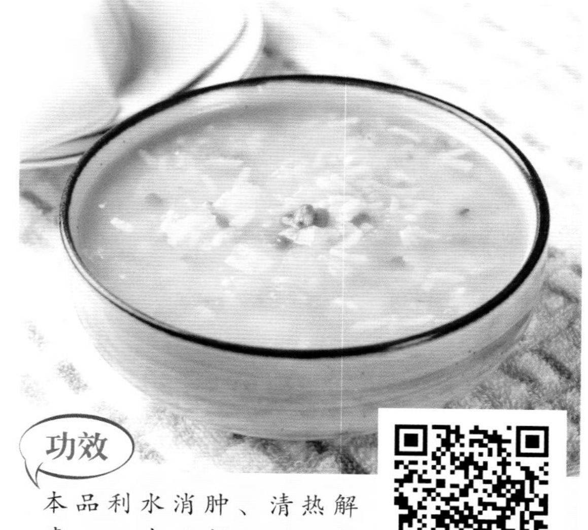

功效

本品利水消肿、清热解毒，可有效帮助肝脏解毒，减轻肝脏压力。

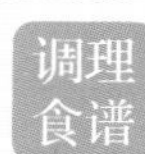

调理食谱 马蹄绿豆汤

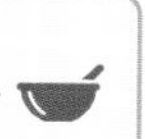

●原料：马蹄100克，去皮绿豆120克

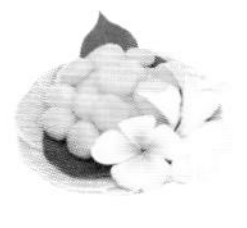

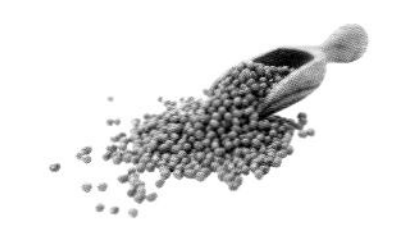

●调料：冰糖30克

●制作：

①将洗净去皮的马蹄切成小块，备用。

②砂锅中注入适量清水烧开，倒入绿豆，拌匀，烧开后用小火煮30分钟，加入切好的马蹄，续煮15分钟，至食材熟透，倒入适量冰糖，煮至冰糖完全溶化。

③盛出煮好的甜汤，装入汤碗中即可。

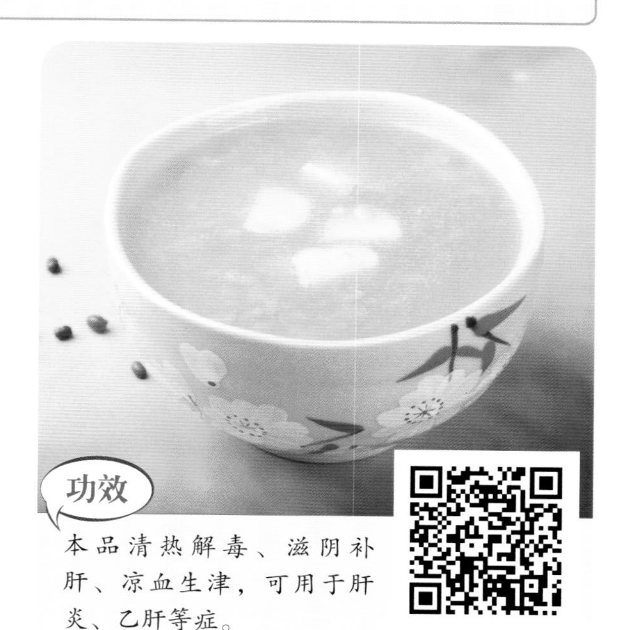

功效

本品清热解毒、滋阴补肝、凉血生津，可用于肝炎、乙肝等症。

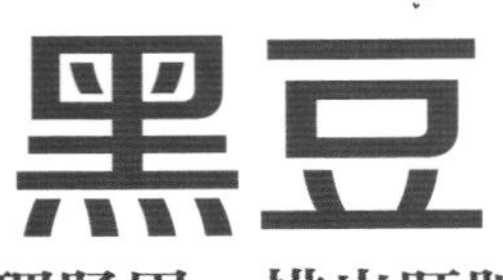

黑豆

清理肠胃、排出肝脏毒素

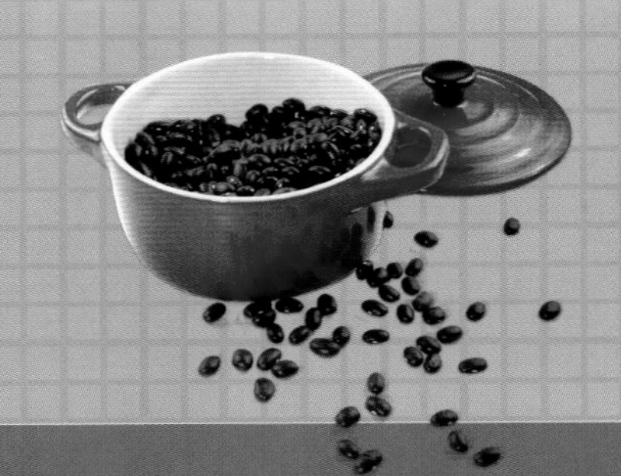

【每日适宜用量】40克

【主要营养成分】蛋白质、维生素B_1、维生素B_2、维生素C、烟酸

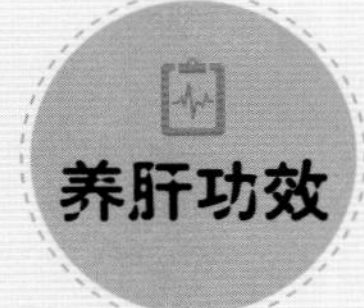

养肝功效

黑豆具有祛风除湿、明目、活血、解毒、利尿等功效。黑豆含有蛋白质、脂肪酸、纤维素和多种维生素，具有抗氧化性，能清除体内自由基，促进肌肤润滑、有光泽，还能帮助清理肠胃、排出肝脏毒素，达到活血散结、养肝护肝的目的。

食用建议

黑豆可用来炖汤、炒、做豆浆、醋泡，还可用来制作黑豆茶，可以抑制脂肪的吸收，达到减肥瘦身的效果。黑豆豆浆可促进肠胃蠕动，预防便秘、预防心血管疾病、降低血脂。醋泡黑豆则有降压的作用。黑豆炒熟后，热性大，多食容易上火，所以不宜多食，儿童不宜食用。

黄金搭档

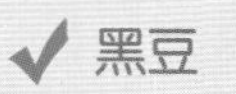

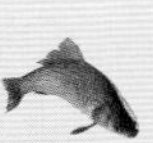

✔ 黑豆 +鲫鱼 → 滋阴补肾、祛湿利水

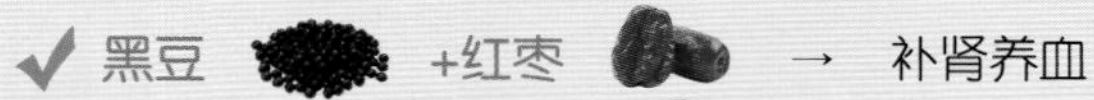
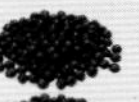
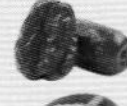

✔ 黑豆 +红枣 → 补肾养血

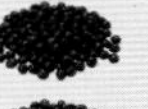
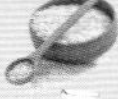

✔ 黑豆 +谷类 → 营养互补

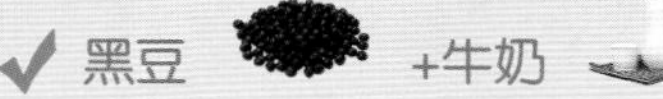
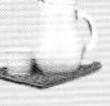

✔ 黑豆 +牛奶 → 有助于吸收B族维生素

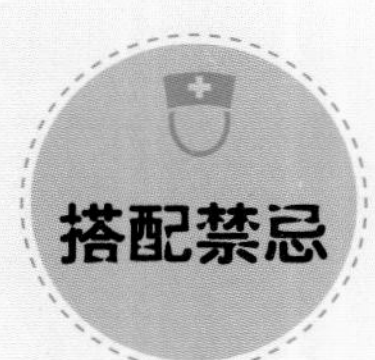

搭配禁忌

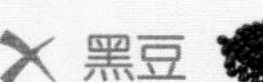
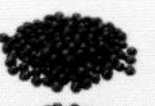
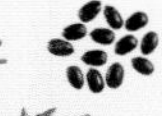

✘ 黑豆 +蓖麻子 → 引起肠胃不适

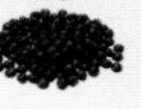

✘ 黑豆 +茄子 → 不利消化

调理食谱 黑豆核桃蜂蜜奶

●原料：黑豆粉45克，核桃粉35克

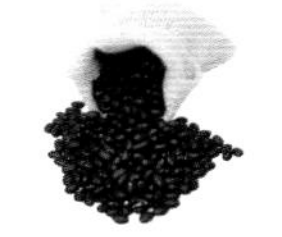

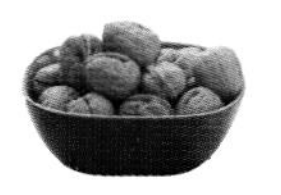

●调料：蜂蜜20克，牛奶300毫升

●制作：

①汤锅置于火上，倒入牛奶，放入核桃粉、黑豆粉，拌匀。

②用大火煮至沸腾，加入适量蜂蜜，拌匀，煮至溶化。

③关火后盛出煮好的蜂蜜奶即可。

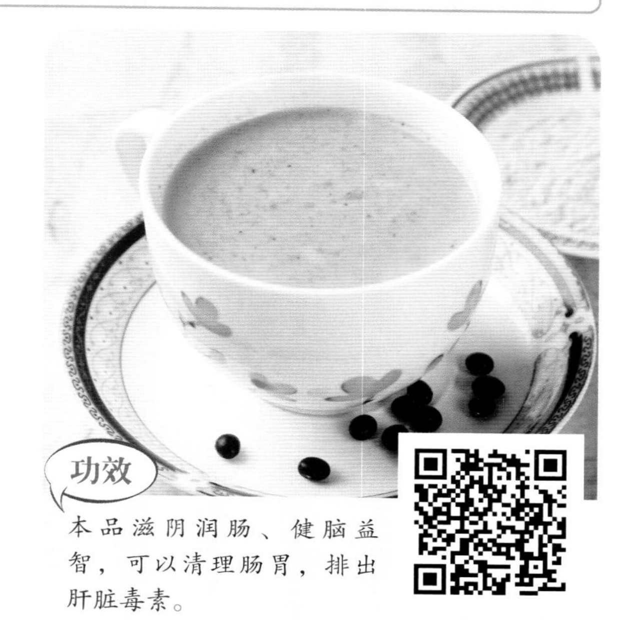

功效

本品滋阴润肠、健脑益智，可以清理肠胃，排出肝脏毒素。

调理食谱 百合银耳黑豆浆

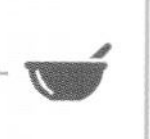

●原料：水发黑豆70克，水发银耳30克，百合8克

●调料：白糖适量

●制作：

①将已浸泡8小时的黑豆倒入碗中，加入清水，搓洗干净，把黑豆倒入滤网沥干。

②将泡发好的银耳掐去根部，撕成小块，把黑豆、银耳、百合倒入豆浆机中，注入清水，至水位线即可，盖上豆浆机机头，选择“五谷”程序，再选择“开始”键，开始打浆，待豆浆机运转约15分钟，即成豆浆。

③将豆浆机断电，取下机头，把豆浆倒入滤网，用汤匙搅拌，滤取豆浆，倒入碗中，放入白糖，搅拌至其溶化即可。

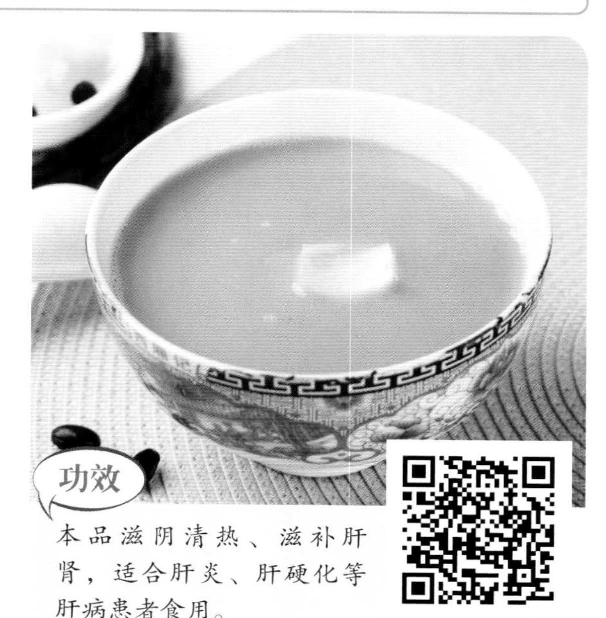

功效

本品滋阴清热、滋补肝肾，适合肝炎、肝硬化等肝病患者食用。

芥蓝

平肝利咽、顺气化痰

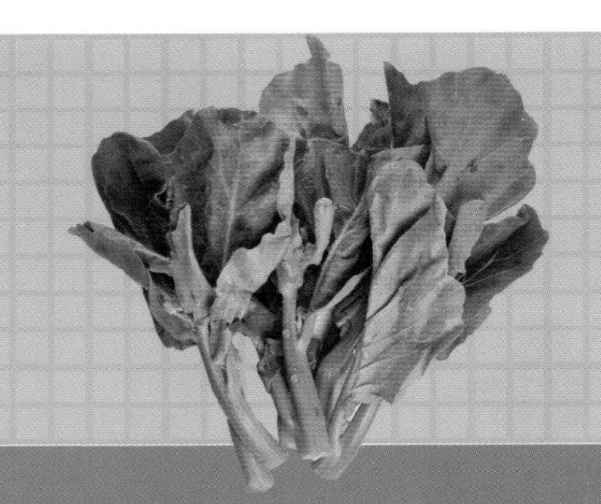

【每日适宜用量】80～100克

【主要营养成分】维生素C、膳食纤维、钾

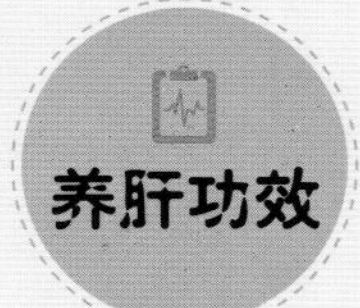

养肝功效

芥蓝是一种非常健康的蔬菜，具有利尿化痰、解毒祛风、降低胆固醇、软化血管、预防心脏病的作用。芥蓝富含的维生素C有抗病毒作用，适于各种类型的肝病患者。芥蓝中的膳食纤维含量高，可以加速肠道蠕动，帮助排便，降低血液中胆固醇及葡萄糖的吸收，有利于减轻肝脏负担。

食用建议

选购芥蓝以柔嫩鲜脆为佳，梗身适中的，过粗即太老；宜冷藏。芥蓝不能久食，否则会抑制性激素的分泌。疮疡、目疾、痔疮、便血及平日热盛的患者不宜食用；特别适合食欲不振、便秘、高胆固醇患者食用。

黄金搭档

✔ 芥蓝 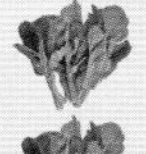 +西红柿 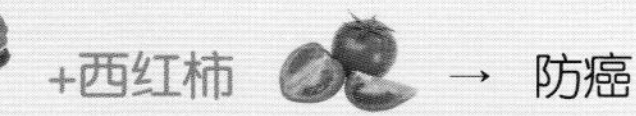 → 防癌

✔ 芥蓝 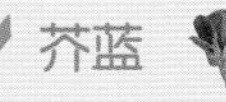 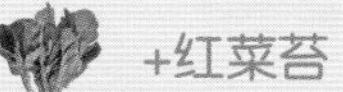 +红菜苔 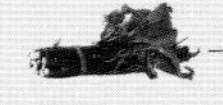 → 防癌抗癌

✔ 芥蓝 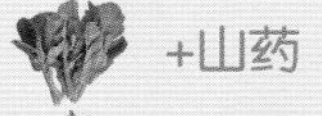 +山药 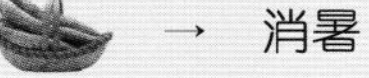 → 消暑

✔ 芥蓝 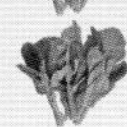 +蚝油 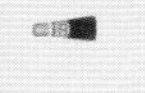 → 促进维生素及矿物质的吸收

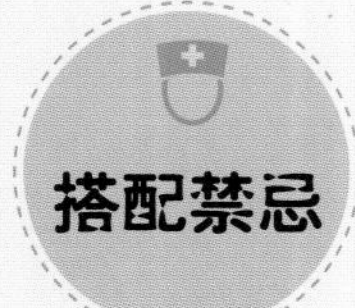

搭配禁忌

✘ 芥蓝 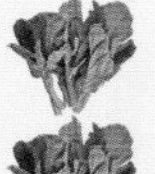 +牛肝 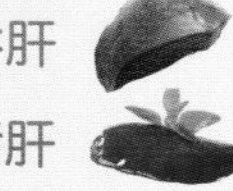 → 影响维生素的吸收

✘ 芥蓝 +猪肝 → 引起肠胃不适

调理食谱 姜汁芥蓝烧豆腐

●原料：芥蓝300克，豆腐200克，姜汁40毫升，蒜末、葱花各少许

●调料：盐4克，鸡粉4克，生抽3毫升，老抽2毫升，耗油8克，水淀粉8毫升，食用油适量

●制作：

①将芥蓝洗净去除多余的叶子，梗切段；豆腐切块。

②芥蓝梗焯水，捞出；煎锅注油烧热，放入盐、豆腐块，煎香，翻面煎至金黄色取出。

③用油起锅，放入蒜末，爆香，加入清水、盐、鸡粉、生抽、老抽、耗油，拌匀，煮沸，淋入水淀粉勾芡盛出，浇在豆腐和芥蓝上，撒上葱花即成。

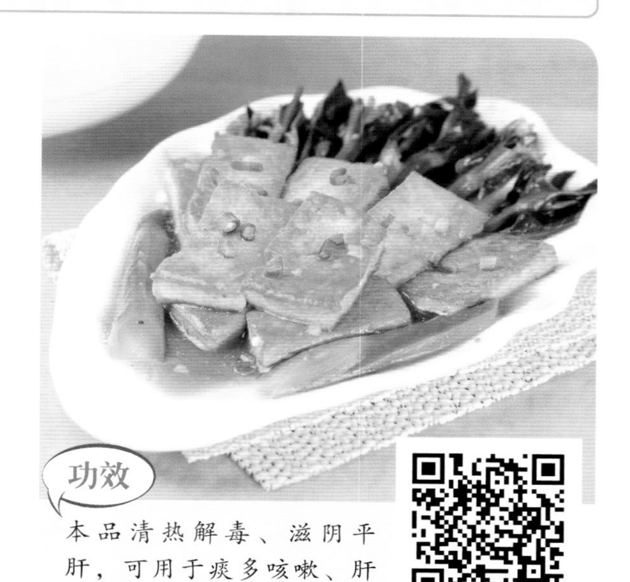

功效

本品清热解毒、滋阴平肝，可用于痰多咳嗽、肝炎等症。

调理食谱 枸杞拌芥蓝梗

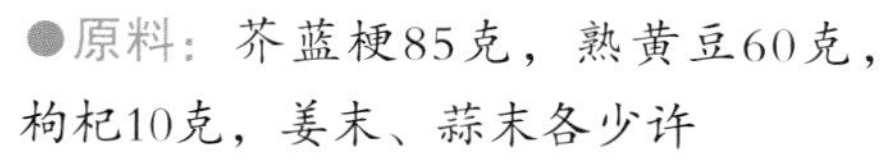

●原料：芥蓝梗85克，熟黄豆60克，枸杞10克，姜末、蒜末各少许

●调料：盐2克，鸡粉2克，生抽3毫升，芝麻油、辣椒油各少许，食用油适量

●制作：

①将芥蓝梗洗净去皮，切成丁。

②锅中注水烧开，放入食用油、盐、芥蓝梗，搅拌片刻，煮1分钟，加入枸杞，煮片刻至芥蓝梗断生，捞出待用。

③将熟黄豆放入碗中，加入姜末、蒜末、盐、鸡粉、生抽、芝麻油，拌匀，加入辣椒油，搅拌片刻至食材入味即可。

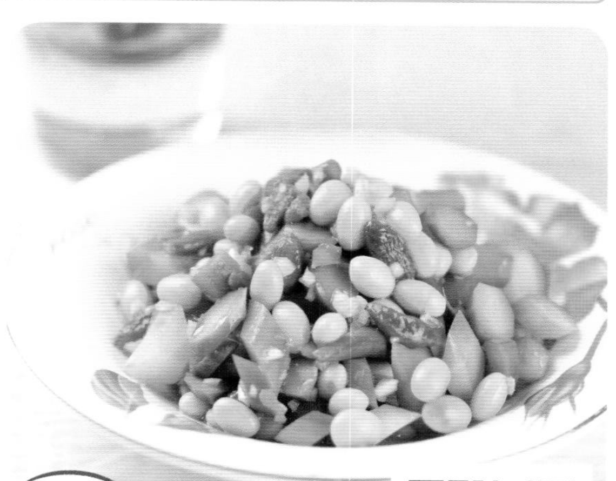

功效

本品滋阴补血、清热解毒、益气宽中，可用于肝炎、肝硬化等症。

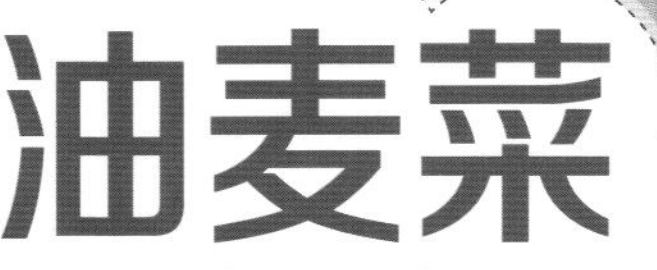

油麦菜

保护肝脏、预防胆结石

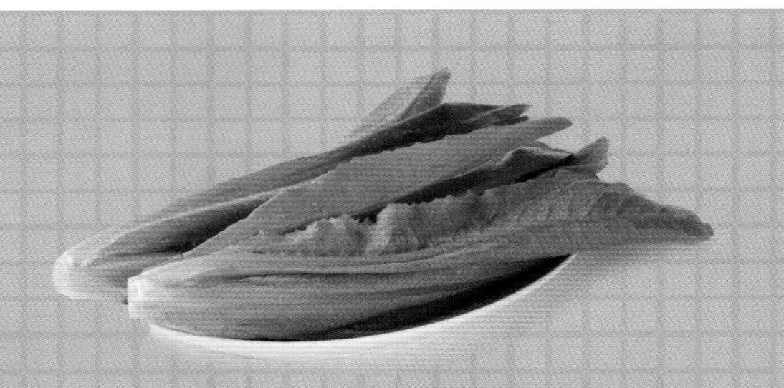

【每日适宜用量】150克

【主要营养成分】维生素A、维生素B_1、维生素B_2、钾、膳食纤维

养肝功效

油麦菜具有清燥润肺、化痰止咳、降低胆固醇、治疗神经衰弱等功效，是一种低热量、高营养的蔬菜。油麦菜营养丰富，是生食蔬菜中的上品，有“凤尾”之称。油麦菜能保护肝脏，促进胆汁形成，防止胆汁淤积，有效预防胆石症和胆囊炎。

食用建议

油麦菜不宜长期存放，应尽快食用。油麦菜对乙烯极为过敏，储藏时应远离苹果、梨和香蕉，以免诱发赤褐斑点。油麦菜炒的时间不能过长，断生即可，否则会影响成菜脆嫩的口感和鲜艳的色泽。海鲜酱油、生抽不能放得太多，否则成菜会失去清淡的口味。

黄金搭档

- ✔ 油麦菜 +豆腐 → 镇痛催眠
- ✔ 油麦菜 +芝麻酱 → 补充钙质
- ✔ 油麦菜 +蒜蓉 → 增强免疫力
- ✔ 油麦菜 +木耳 → 益气养胃

搭配禁忌

- ✘ 油麦菜 +醋 → 降低营养价值
- ✘ 油麦菜 +鲫鱼 → 容易引起水肿

调理食谱 蒜蓉油麦菜

●原料：油麦菜220克，蒜末少许

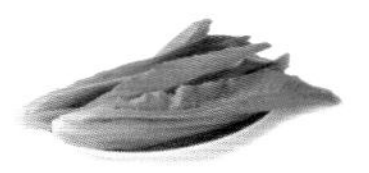
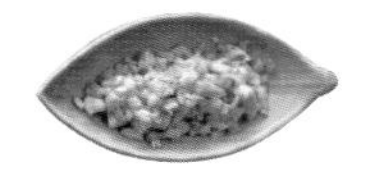

●调料：盐2克，鸡粉1克，食用油少许

●制作：

①将洗净的油麦菜菜梗切成条，备用。

②用油起锅，倒入蒜末，爆香，放入切好的油麦菜，用大火快炒，注入少许清水，炒匀，加入盐、鸡粉，炒匀，至其入味。

③关火后盛出炒好的食材，装入盘中即可。

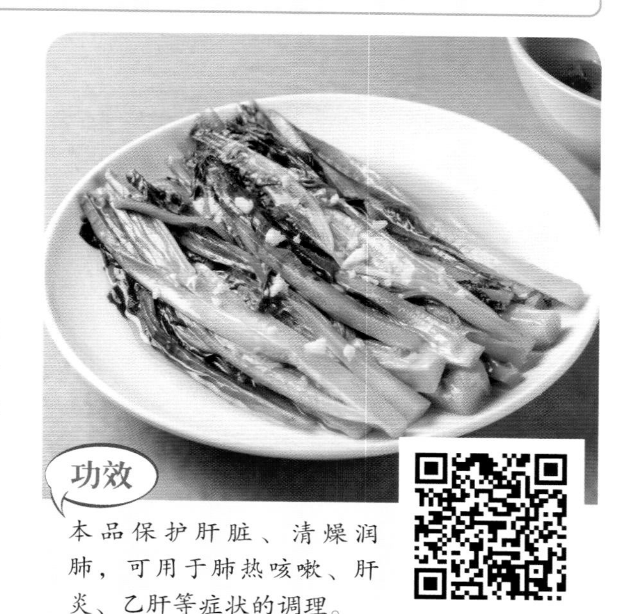

功效

本品保护肝脏、清燥润肺，可用于肺热咳嗽、肝炎、乙肝等症状的调理。

调理食谱 油麦菜烧豆腐

●原料：豆腐200克，油麦菜100克，蒜末少许

●调料：盐3克，鸡粉2克，生抽5毫升，水淀粉、食用油各适量

●制作：

①将油麦菜洗净切段；豆腐洗净切小方块。

②锅中注水烧开，加入盐、豆腐块，煮约半分钟，捞出待用。

③用油起锅，放入蒜末，爆香，倒入油麦菜，炒软，倒入豆腐块、清水，煮至汤汁沸腾，放入生抽、盐、鸡粉，煮至食材熟软，大火收汁，倒入水淀粉，翻炒片刻至食材熟透即成。

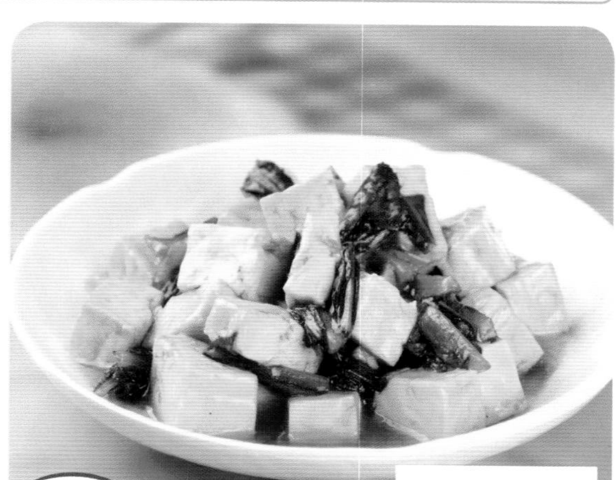

功效

本品滋阴清热、健脾和胃、保护肝脏，可有效缓解脾胃不和、肝炎等症。

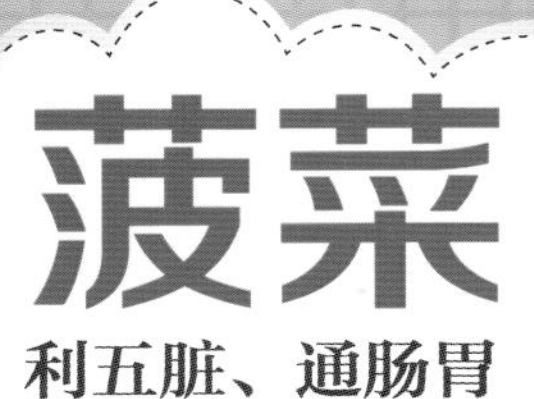

菠菜

利五脏、通肠胃

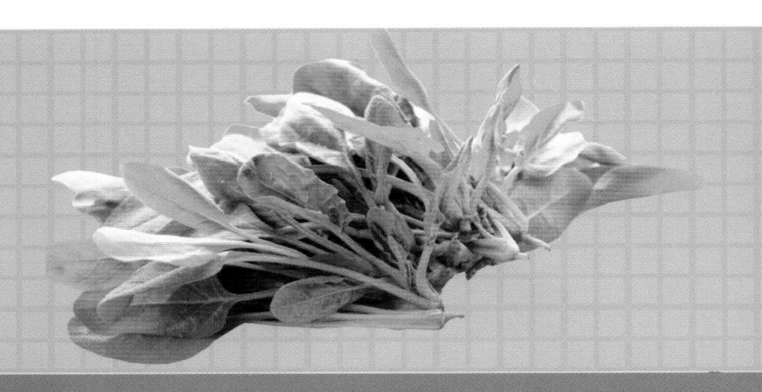

【每日适宜用量】80～120克

【主要营养成分】维生素A、维生素C、铁、钾、叶酸、膳食纤维

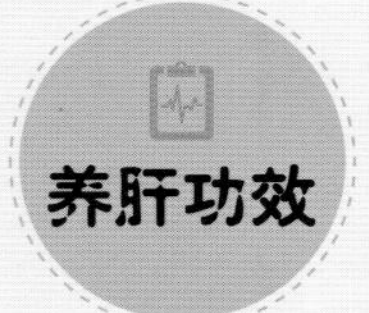

养肝功效

菠菜中营养丰富，维生素A和维生素C的含量是所有蔬菜类之冠。菠菜中富含多种维生素，其中的维生素C有抗病毒作用。菠菜含有非常丰富的铁，可以促进造血功能，纠正肝功能异常导致的凝血障碍。

食用建议

菠菜尽量不要和含优质蛋白、高钙食物共食，如豆腐、牛奶等，以免破坏营养素。菠菜富含铁，但吃多了容易阻碍身体对钙的吸收，故小儿食用菠菜的量不宜过多。肾炎、肾结石、脾虚便溏者不宜食用。

黄金搭档

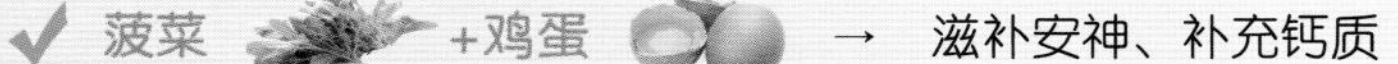
✓ 菠菜 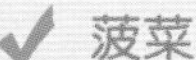 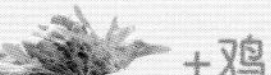 +鸡蛋 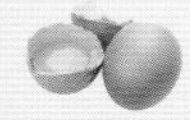 → 滋补安神、补充钙质

✓ 菠菜 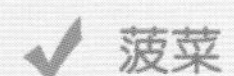 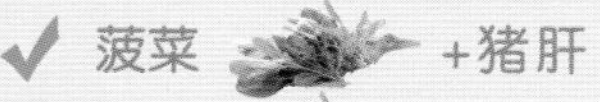 +猪肝 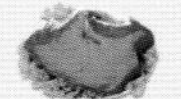 → 防治贫血

✓ 菠菜 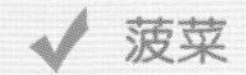 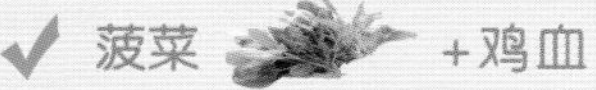 +鸡血  → 保肝护肾

✓ 菠菜 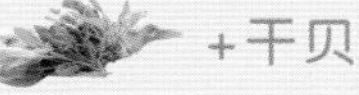 +干贝 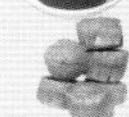 → 增强人体免疫力

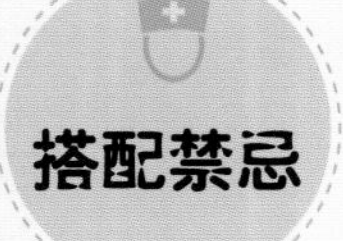

搭配禁忌

✕ 菠菜 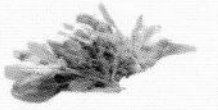 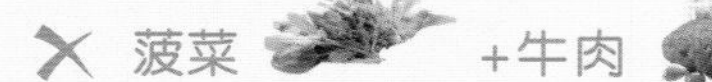 +牛肉 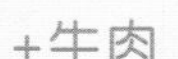 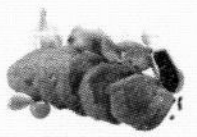 → 降低营养价值

✕ 菠菜 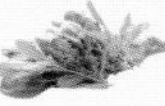 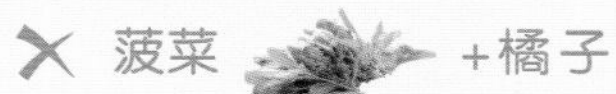 +橘子 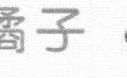 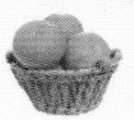 → 影响消化吸收

调理食谱 胡萝卜炒菠菜

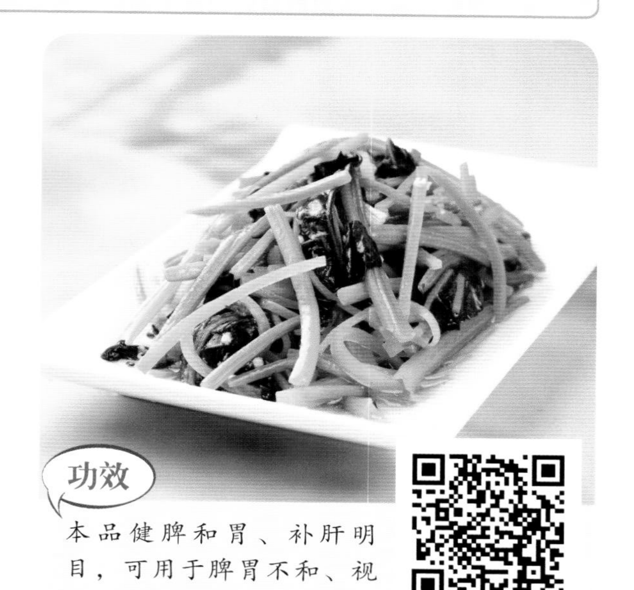

●原料：菠菜180克，胡萝卜90克，蒜末少许

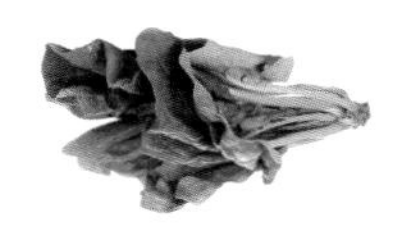 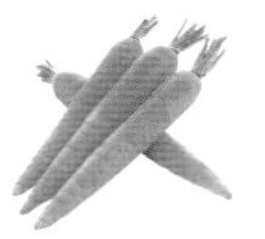

●调料：盐3克，鸡粉2克，食用油适量

●制作：

①胡萝卜洗净去皮切细丝；菠菜洗净切去根部，切成段。

②锅中注水烧开，放入胡萝卜丝、盐，煮至食材断生后捞出待用。

③用油起锅，放入蒜末，爆香，倒入菠菜，炒匀至其变软，放入胡萝卜丝，炒匀，加入盐、鸡粉，炒匀调味即成。

功效

本品健脾和胃、补肝明目，可用于脾胃不和、视力不佳、肝炎等症。

调理食谱 三色拌菠菜

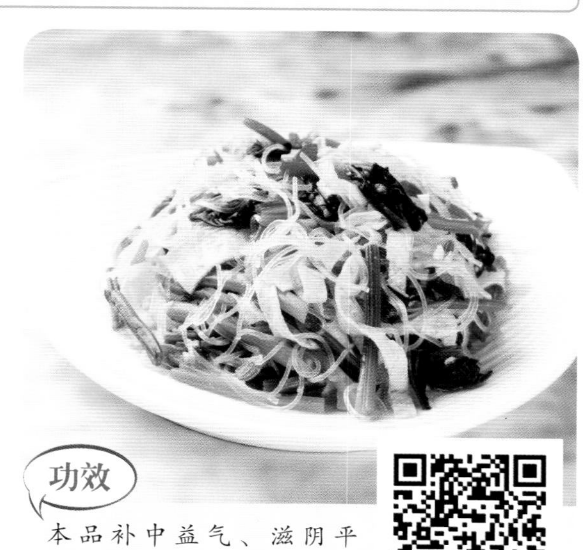

●原料：水发粉丝200克，菠菜150克，鸡蛋60克，姜末、蒜末各少许

●调料：盐3克，鸡粉3克，陈醋7毫升，芝麻油、食用油各适量

●制作：

①鸡蛋打开，倒入碗中，调匀制成蛋液；粉丝洗净切成段；菠菜洗净去除根部，切小段。

②煎锅注油烧热，放入蛋液，摊开、铺匀至其呈薄饼的形状，小火煎至熟透，取出切丝；粉丝、菠菜分别汆水后捞出，待用。

③碗中倒菠菜、粉丝、蒜末、姜末、蛋皮丝、盐、鸡粉、陈醋、芝麻油，搅拌入味，盛入盘中即成。

功效

本品补中益气、滋阴平肝，可用于身体虚弱、贫血、肝病等症。

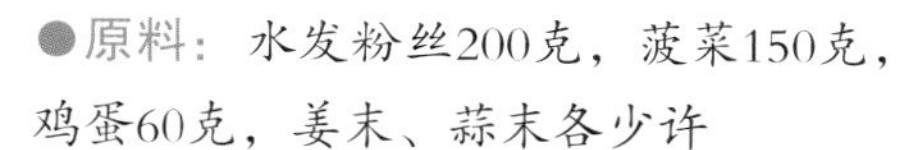

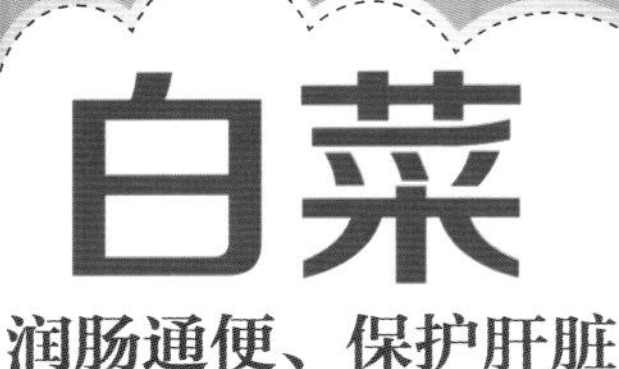

【每日适宜用量】200克

【主要营养成分】维生素、膳食纤维、钾

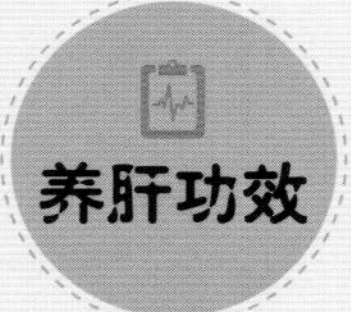

白菜含有非常丰富的膳食纤维，能够起到润肠、泻火、促进排毒的作用，还能刺激肠胃蠕动，促进大便排泄，帮助消化，对肝脏起到保护作用。白菜含有多种维生素，还能补充多种维生素的缺乏，增强肝脏解毒能力。

烹调白菜时不宜用焯煮、浸烫后挤汁等方法，以避免其所含营养素的大量损失；腐烂的白菜有亚硝酸盐等毒素，食后可使人体严重缺氧，甚至造成生命危险。切白菜时，宜顺丝切，这样白菜易熟，也宜用大火快炒。腹泻、气虚胃寒、胃肠功能不佳者不宜食用。

✔ 白菜 +猪肉 → 补充营养、润肠通便

✔ 白菜 +海带 → 防止碘摄入不足

✔ 白菜 +豆腐 → 营养互补、补充钙质

✔ 白菜 +辣椒 → 促进消化、增进食欲

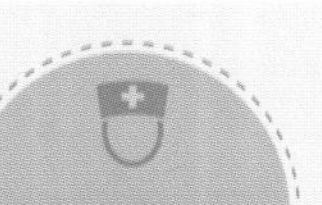

搭配禁忌

✘ 白菜 +黄瓜 → 降低营养价值

✘ 白菜 +兔肉 → 引起呕吐或腹泻

调理食谱 白菜梗拌海蜇

●原料：海蜇200克，白菜150克，胡萝卜40克，蒜末、香菜各少许

●调料：盐1克，鸡粉2克，料酒4毫升，陈醋4毫升，芝麻油6毫升，辣椒油5毫升

●制作：

①将白菜洗净去根部，切细丝；胡萝卜洗净切细丝；香菜切碎；海蜇洗净切丝，备用。

②锅中注水烧开，倒入海蜇丝、料酒，煮约1分钟，放入白菜丝、胡萝卜丝，煮至熟软，捞出待用。

③将材料倒入碗中，撒上蒜末、香菜末、盐、鸡粉、陈醋、芝麻油、辣椒油，搅拌片刻至食材入味即可。

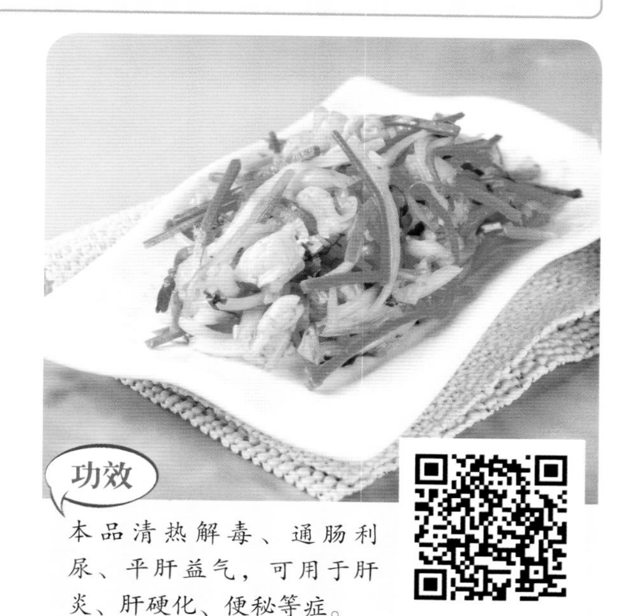

功效

本品清热解毒、通肠利尿、平肝益气，可用于肝炎、肝硬化、便秘等症。

调理食谱 鸡汤肉丸炖白菜

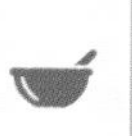

●原料：白菜170克，肉丸240克，鸡汤350毫升

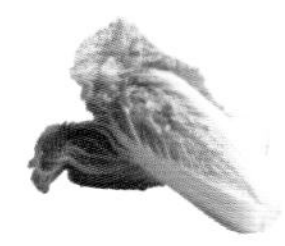

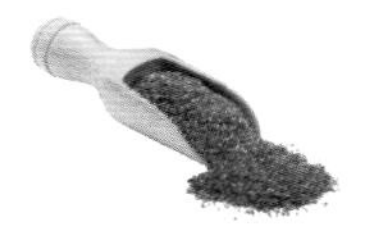

●调料：盐2克，鸡粉2克，胡椒粉适量

●制作：

①将白菜洗净切去根部，切开，用手掰开；在肉丸上切花刀，备用。

②砂锅中注入适量清水烧热，倒入鸡汤、肉丸，烧开后用小火煮20分钟，倒入白菜、盐、鸡粉、胡椒粉，拌匀，用大火煮5分钟至食材入味。

③关火后盛出锅中的菜肴即可。

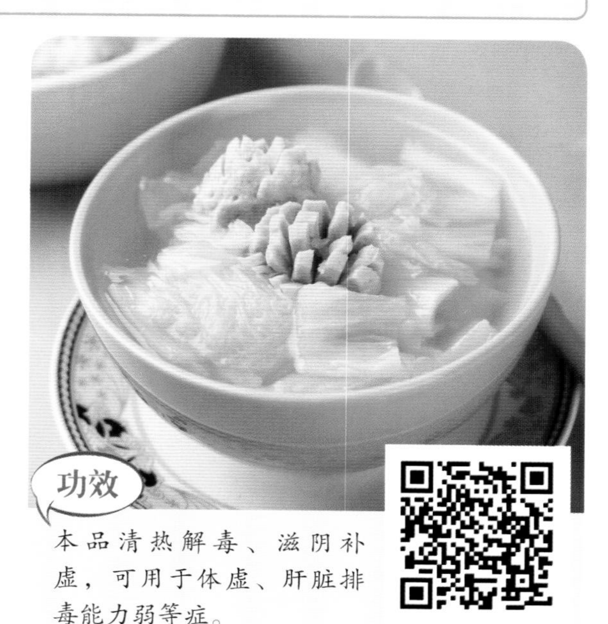

功效

本品清热解毒、滋阴补虚，可用于体虚、肝脏排毒能力弱等症。

苋菜

清热利湿、排毒解毒

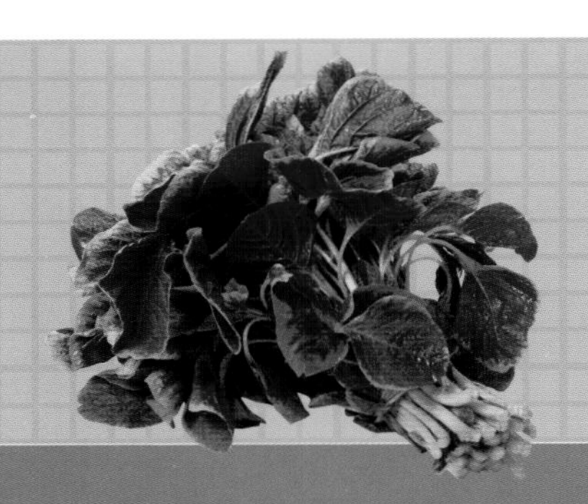

【每日适宜用量】100～150克

【主要营养成分】膳食纤维、维生素C、钙、铁、镁

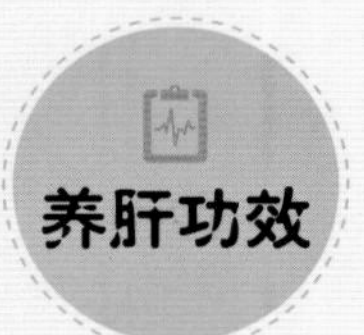

养肝功效

苋菜中含有非常丰富的铁、钙和维生素K，可以促进凝血、造血等功能，还能够纠正肝功能异常导致的凝血障碍。苋菜中含有的膳食纤维可以刺激肠道蠕动，加快排便，减少毒素的吸收，从而起到排毒的作用，减轻肝脏负担。肝病患者可以适量食用。

食用建议

苋菜性寒，阴盛阳虚体质、脾虚便溏或慢性腹泻者不宜食用。红苋菜以叶片大而完整、较嫩、色紫红较好，萎烂的苋菜则不宜选购。苋菜不耐久放，最好尽快吃完。短期存放可用保鲜膜包裹或放入保鲜袋，置冰箱冷藏。

黄金搭档

✓ 苋菜  +猪肝 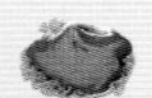 → 增强机体免疫力

✓ 苋菜 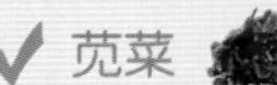 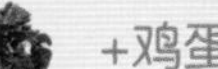 +鸡蛋 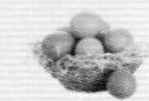 → 滋阴润燥、滋补生津

✓ 苋菜 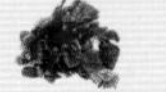 +豆腐 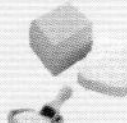 → 清热解毒、生津润燥

✓ 苋菜 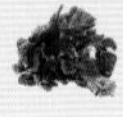 +粳米 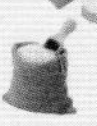 → 清热止痢、益脾胃

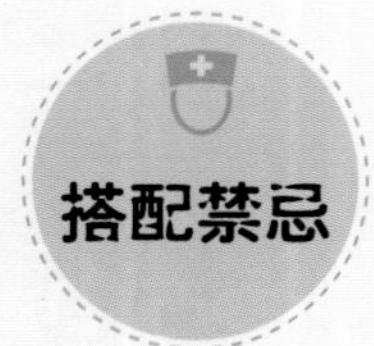

搭配禁忌

✗ 苋菜  +菠菜 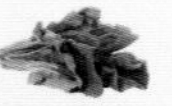 → 降低营养价值

✗ 苋菜 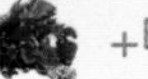 +甲鱼 → 引起肠胃不适

调理食谱 香菇苋菜

●原料：鲜香菇50克，苋菜180克，姜片、蒜末各少许

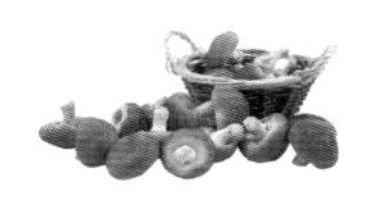

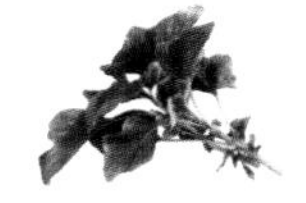

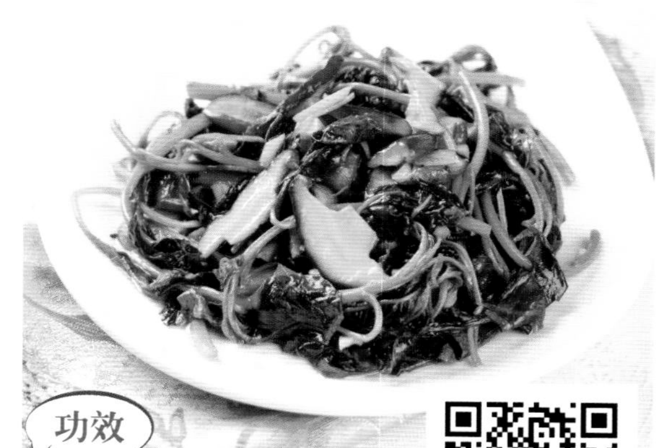

●调料：盐2克，鸡粉2克，料酒、水淀粉、食用油各适量

●制作：

①将香菇洗净切成片，待用。

②用油起锅，放入姜片、蒜末爆香，倒入香菇、料酒、苋菜炒熟，加入盐、鸡粉炒匀，淋入清水炒匀，倒入水淀粉，拌炒均匀。

③将炒好的食材盛出，装入盘中即成。

功效

本品清热利湿、润肠通便，可有效帮助肝脏排出毒素，有利于预防肝癌。

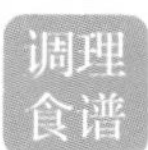

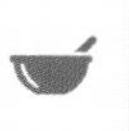

调理食谱 椰汁草菇扒苋菜

●原料：苋菜200克，草菇150克，椰汁90毫升，姜末、蒜末各少许

●调料：盐3克，鸡粉2克，水淀粉、芝麻油、食用油各适量

●制作：

①将苋菜洗净切成段；草菇洗净对半切开。

②锅中注水烧开，加入食用油、盐、苋菜，煮至食材断生后捞出；沸水锅中倒草菇，煮约1分钟，捞出待用。

③用油起锅，放入姜末、蒜末、草菇，翻炒片刻，放清水、盐、鸡粉、椰汁、水淀粉、芝麻油，炒至食材入味待用；盘子中放入苋菜，再盛出菜肴即成。

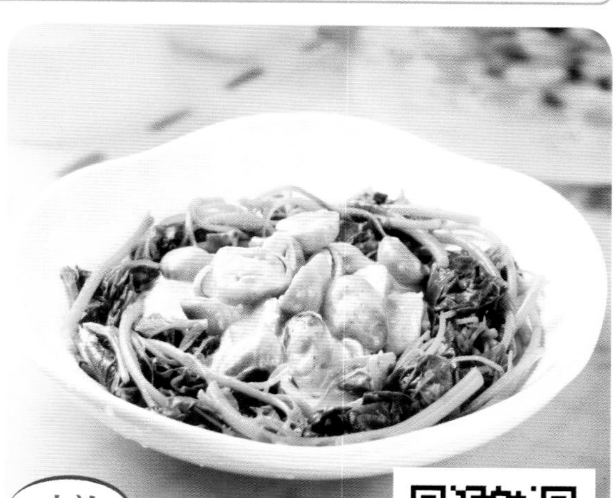

功效

本品清热利湿、凉血止血，可用于血流不止、肝炎等症。

苦瓜

清暑祛热、益气护肝

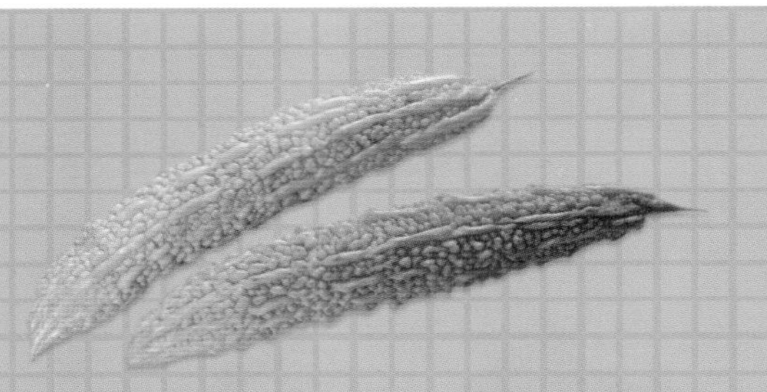

【每日适宜用量】50～100克

【主要营养成分】维生素B_2、维生素C、苦瓜苷、膳食纤维、钾

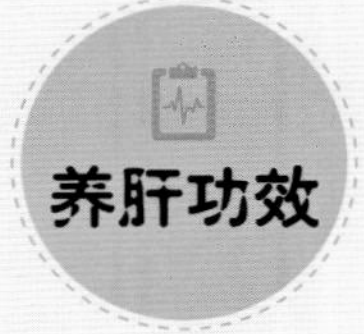

养肝功效

苦瓜含有大量维生素C，能够提高机体的免疫功能，使免疫细胞具有杀灭癌细胞的作用。苦瓜还含有丰富的膳食纤维，能够加速肠道蠕动，帮助排便，降低血液中胆固醇及葡萄糖的吸收，有利于减轻肝脏负担。

食用建议

苦瓜含有草酸，会妨碍身体对食物中的钙的吸收，制作时先用沸水焯一下，就可去除草酸了。切好的苦瓜放入开水中焯一下，或放在无油的热锅中干煸一会，或用盐腌一下，都可减轻它的苦味。苦瓜最适合夏季食用。脾胃虚寒者及孕妇忌食苦瓜。

黄金搭档

✔ 苦瓜 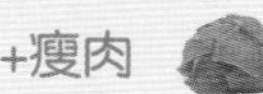 +瘦肉 → 提高人体对铁元素的吸收

✔ 苦瓜 +猪肝 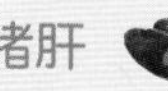 → 清热解毒、补肝明目

✔ 苦瓜 +番石榴 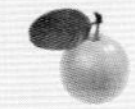 → 降低血糖

✔ 苦瓜  +玉米 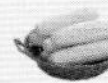 → 清热解毒

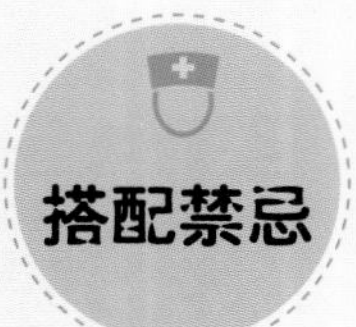

搭配禁忌

✕ 苦瓜 +南瓜 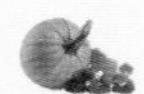 → 破坏维生素C

✕ 苦瓜  +豆腐  → 不利消化

调理食谱 红枣酿苦瓜

●原料：苦瓜120克，红枣40克，香茅叶少许

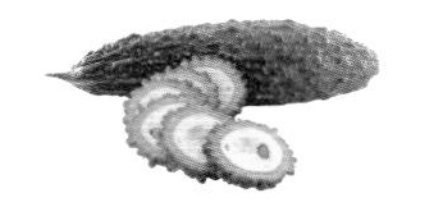

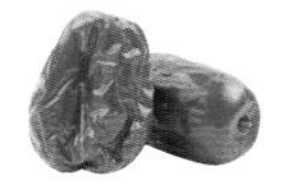

●制作：

①将苦瓜洗净切成段，用勺子挖去瓤、籽。

②锅中倒水烧开，倒入苦瓜，煮至其断生，捞出备用；红枣放入烧开的蒸锅中，蒸15分钟取出；红枣去枣核，取枣肉，剁成泥。

③苦瓜装盘中，塞入枣泥，放上香茅叶，放入烧开的蒸锅中，用大火蒸3分钟，至食材熟透，取出即可。

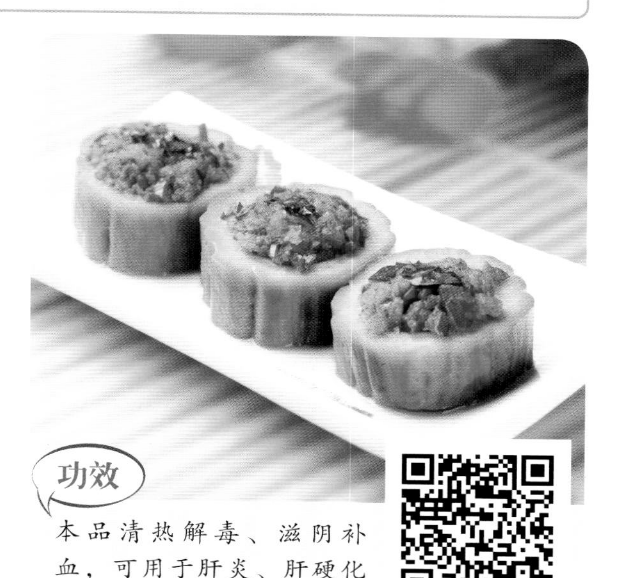

功效

本品清热解毒、滋阴补血，可用于肝炎、肝硬化等症。

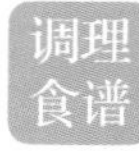

调理食谱 西红柿苦瓜排骨汤

●原料：西红柿90克，苦瓜200克，排骨300克，姜片少许

●调料：鸡粉2克，盐2克，料酒4毫升

●制作：

①将苦瓜洗净去籽切粒；西红柿洗净切小块。

②锅中注水烧开，倒入排骨块，煮沸后放入料酒，煮片刻，氽去血水，捞出待用。

③砂锅中注水烧开，倒入排骨、姜片、苦瓜、料酒，用小火煮30分钟，至排骨熟软，放入西红柿，用小火煮15分钟至全部食材熟透，加入盐、鸡粉，搅匀即可。

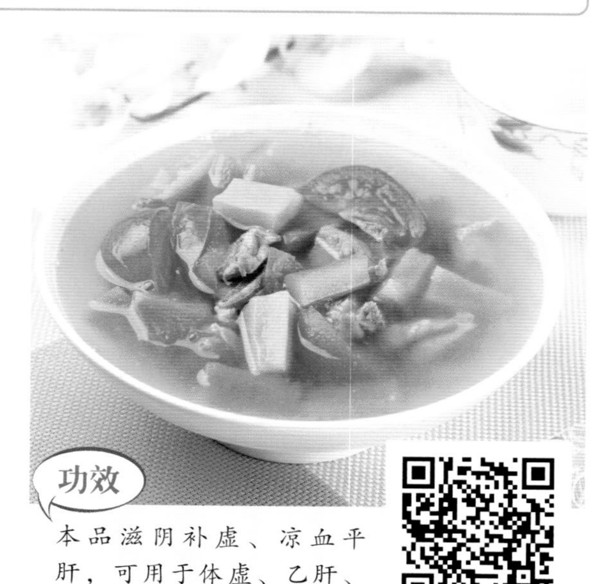

功效

本品滋阴补虚、凉血平肝，可用于体虚、乙肝、肝炎、免疫力低下等症。

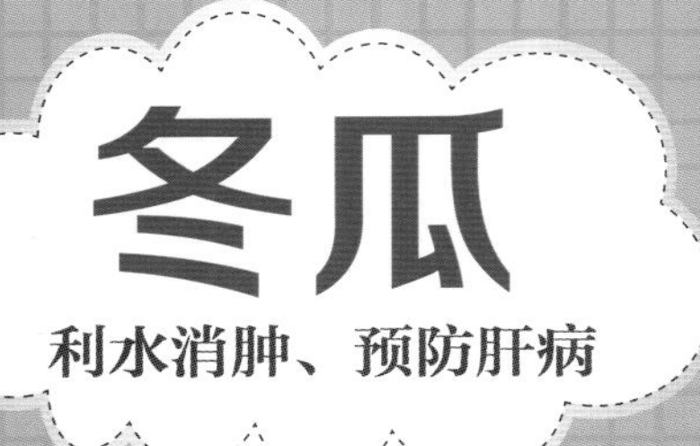

冬瓜

利水消肿、预防肝病

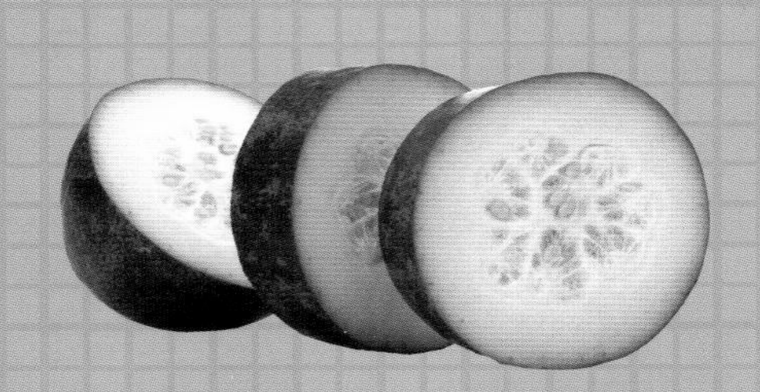

【每日适宜用量】150～250克

【主要营养成分】膳食纤维、维生素C、钾

养肝功效

冬瓜因富含维生素C、膳食纤维、钾等营养物质，具有利水消肿、减肥降脂、保肝护肝的功效，可减轻肝硬化、肝腹水引起的不适症状，还可用于肝炎后期肝硬化、脂肪肝、酒精肝患者的调养。

食用建议

冬瓜有利水功效，若非水肿患者，不可与具有相同功效的食物同时食用，否则易造成身体脱水。脾胃虚寒、肾脏虚寒、阳虚肢冷者不宜食用。选购储藏冬瓜时应注意，挑选时用指甲掐一下，皮较硬、肉质密、种子成熟呈黄褐色的冬瓜口感较好。如果买回来的冬瓜吃不完，可用一块比较大的保鲜膜贴在冬瓜的切面上，用手抹紧贴满，可保鲜3～5天。

黄金搭档

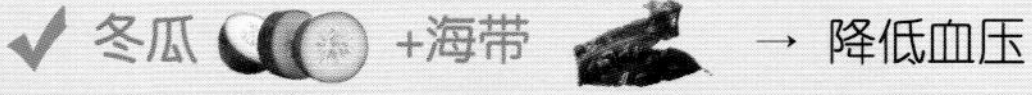
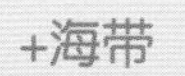
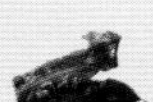

✔ 冬瓜 +海带 → 降低血压

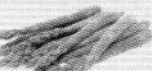

✔ 冬瓜 +芦笋 → 降低血脂

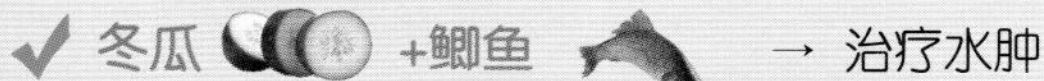
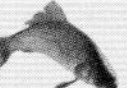

✔ 冬瓜 +鲫鱼 → 治疗水肿

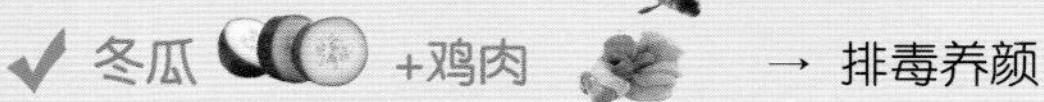
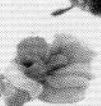

✔ 冬瓜 +鸡肉 → 排毒养颜

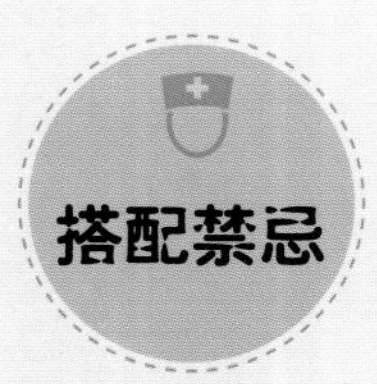

搭配禁忌

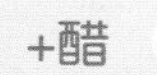
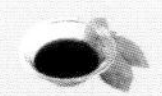

✘ 冬瓜 +醋 → 降低营养价值

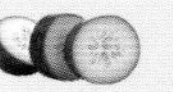

✘ 冬瓜 +酱油 → 不利消化

调理食谱 淡菜冬瓜汤

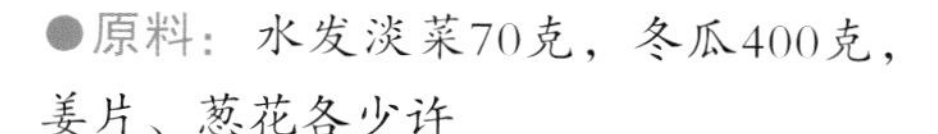

●原料：水发淡菜70克，冬瓜400克，姜片、葱花各少许

●调料：料酒8毫升，盐2克，鸡粉2克，胡椒粉、食用油各适量

●制作：

①将冬瓜洗净去皮切片，备用。

②用油起锅，倒入姜片爆香，放入淡菜，翻炒片刻；倒入冬瓜，炒匀，淋入料酒，炒匀，加入清水，煮沸，放入盐、鸡粉、胡椒粉，拌匀至食材入味。

③关火后盛出煮好的汤料，装入碗中，撒上葱花即可。

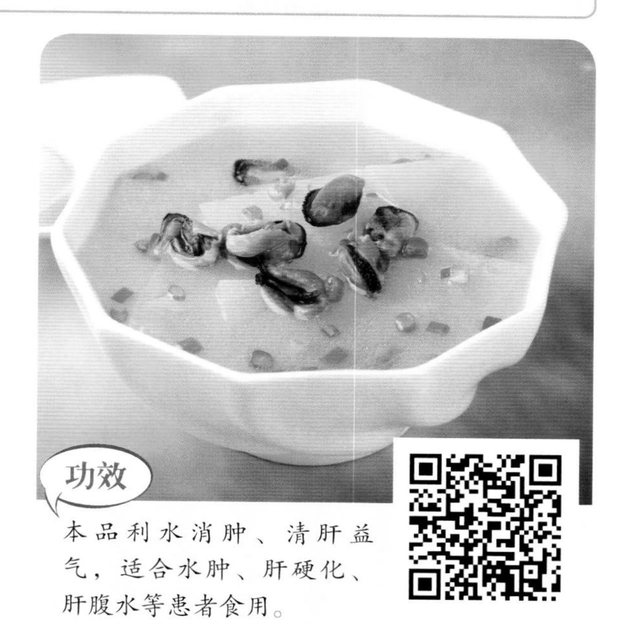

功效

本品利水消肿、清肝益气，适合水肿、肝硬化、肝腹水等患者食用。

调理食谱 冬瓜烧香菇

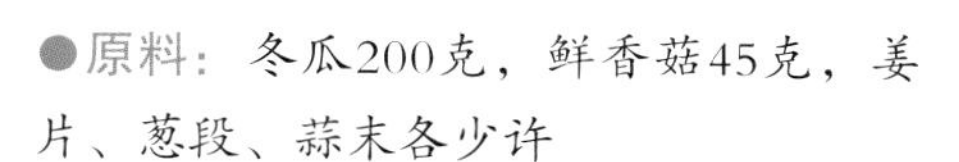

●原料：冬瓜200克，鲜香菇45克，姜片、葱段、蒜末各少许

●调料：盐2克，鸡粉2克，蚝油5克，食用油适量

●制作：

①将冬瓜洗净切丁；香菇洗净切小块。

②锅中注水烧开，加入食用油、盐、冬瓜，搅拌片刻，煮约1分钟，倒入香菇，搅散，煮约半分钟，捞出备用。

③炒锅注油烧热，放入姜片、葱段、蒜末，爆香，倒入焯过水的食材，炒匀，注入清水，炒匀，加入盐、鸡粉、蚝油，翻炒片刻，用中火煮至食材入味，转大火收汁，倒入水淀粉，炒匀使食材更入味即可。

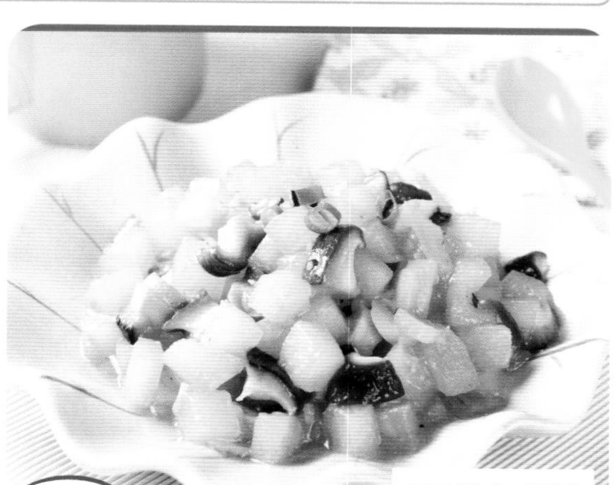

功效

本品润肺生津、化痰止咳、清肝益气，可用于咳嗽、咽干、肝炎等症。

西红柿

清肝泻火、补充维生素

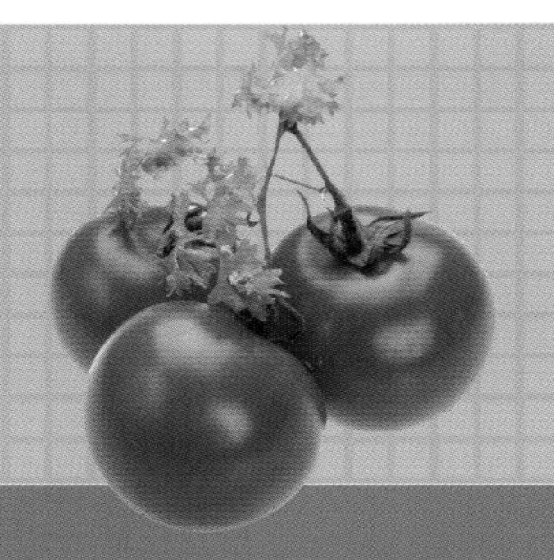

【每日适宜用量】100～200克

【主要营养成分】维生素A、维生素C、番茄红素、膳食纤维

西红柿含有大量膳食纤维、维生素A、维生素C，有利于排出各种毒素，从而减轻肝脏排毒代谢的负担。西红柿中的番茄红素是很强的抗氧化剂，具有防癌、抗癌作用，还可以助消化、利尿，对于乙型肝炎患者食欲不振和急性期出现的巩膜、皮肤黄疸有良好的食疗功效。

西红柿不能空腹食用，因为西红柿中的某种化合物质能与胃酸结合形成不溶于水的块状物，很容易导致腹痛、肠胃不适等，严重者还会导致结石，对人体健康造成威胁。选购西红柿以个大、饱满、色红成熟、紧实者为佳。急性肠炎、菌痢者及溃疡活动期患者不宜食用。

✔ 西红柿 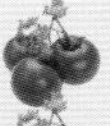 +蜂蜜 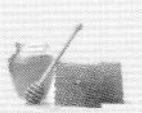 → 补血养颜

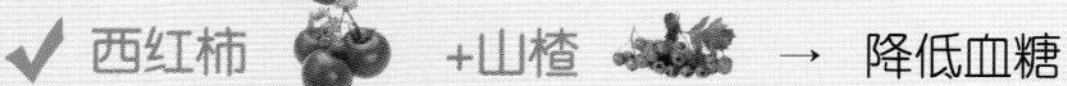
✔ 西红柿 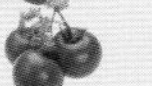 +山楂 → 降低血糖

✔ 西红柿 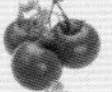 +芹菜 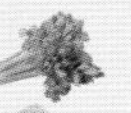 → 防治便秘

✔ 西红柿 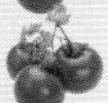 +豆腐  → 健胃生津

✘ 西红柿 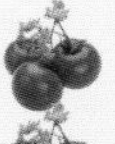 +榴莲 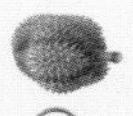 → 引起肠胃不适

✘ 西红柿 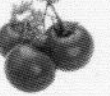 +红薯 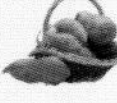 → 容易引起呕吐、腹泻、腹痛

调理食谱 茄汁豆角焖鸡丁

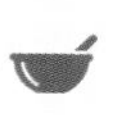

●原料：鸡胸肉270克，豆角180克，西红柿50克，蒜末、葱段各少许

●调料：盐3克，鸡粉1克，白糖3克，番茄酱7克，水淀粉、食用油各适量

●制作：

①将豆角洗净切段；西红柿洗净切丁；鸡脯肉洗净切丁。

②鸡肉丁装碗中，加盐、鸡粉、水淀粉、食用油，腌渍入味；锅中注水烧开，加食用油、盐、豆角，焯煮至断生，捞出备用。

③用油起锅，倒入鸡肉丁，炒至变色，放入蒜末、葱段，炒匀，倒入豆角、西红柿丁、番茄酱、白糖、盐、水淀粉，炒入味即可。

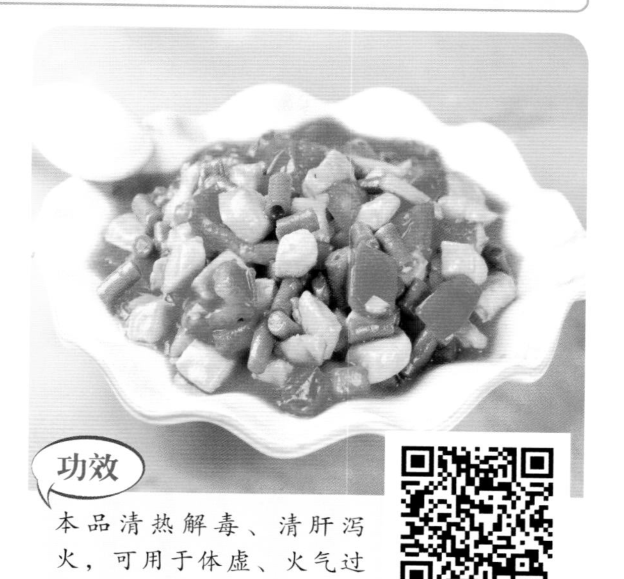

功效

本品清热解毒、清肝泻火，可用于体虚、火气过大、肝病等症。

调理食谱 西红柿煮口蘑

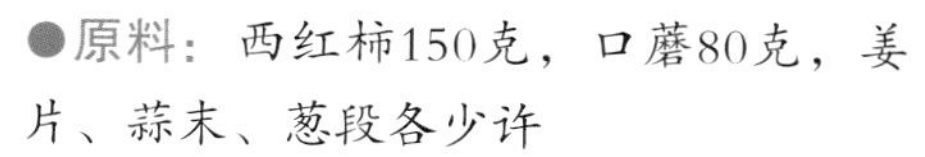

●原料：西红柿150克，口蘑80克，姜片、蒜末、葱段各少许

●调料：料酒3毫升，鸡粉2克，盐、食用油各适量

●制作：

①将口蘑洗净切成片；西红柿洗净去蒂切小块。

②锅中注水烧开，加盐、口蘑，煮1分钟至断生，捞出备用。

③用油起锅，放入姜片、蒜末，爆香，倒入口蘑、拌匀，放入料酒、西红柿，炒匀，加入清水，煮约1分钟至熟，放入葱段、盐、鸡粉，拌匀调味即成。

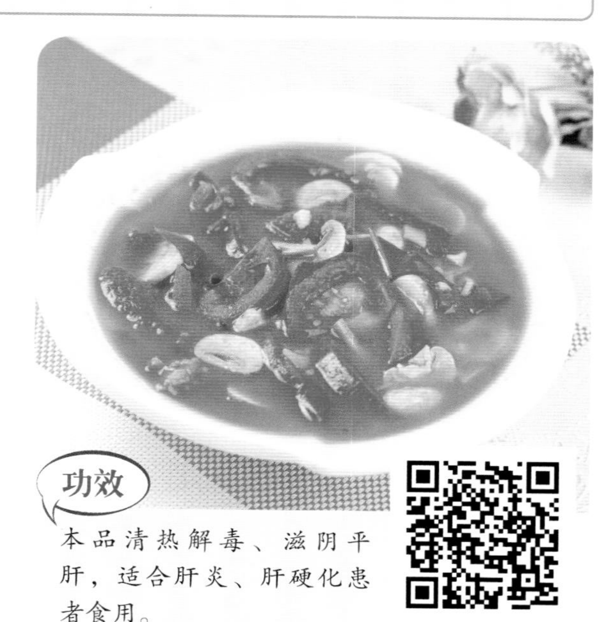

功效

本品清热解毒、滋阴平肝，适合肝炎、肝硬化患者食用。

西蓝花

防癌抗癌，提高免疫力

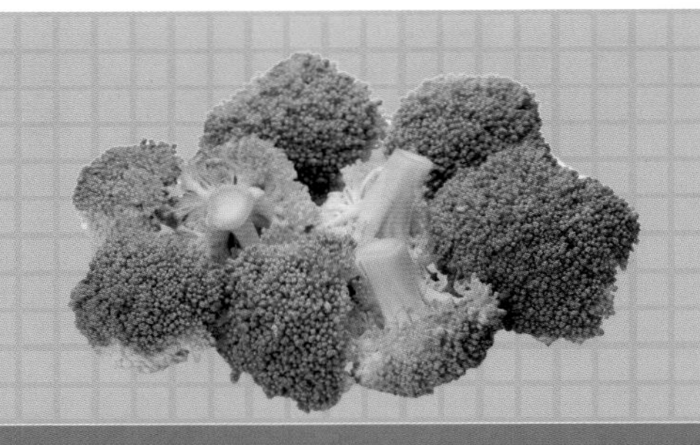

【每日适宜用量】100～200克

【主要营养成分】维生素C、胡萝卜素、膳食纤维、钾、磷等

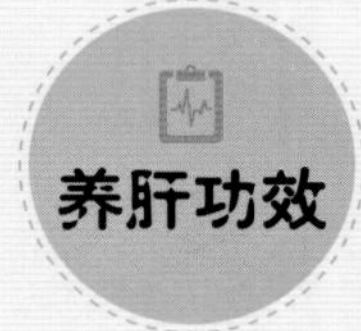

养肝功效

西蓝花含有萝卜硫素，可以刺激身体产生抗癌蛋白酵素；西蓝花含有丰富的抗坏血酸，能增强肝脏的解毒能力，提高机体免疫力；西蓝花被誉为“防癌新秀”，能有效对抗乳腺癌、大肠癌和肝癌，对肝脏有很好的保护功效。

食用建议

西蓝花焯水后凉拌或者快炒食用比较好，焯水后，应放入凉开水内过凉，捞出沥干水再用；烧煮和加盐时间也不宜过长，以防止丧失和破坏其中抗癌的营养成分；不能过度烹饪，否则会让蔬菜带有强烈的硫黄味且损失营养，最好通过蒸或微波炉来加热；将不同蔬菜混在一起食用，有利于其中的营养元素的吸收。

黄金搭档

✔ 西蓝花 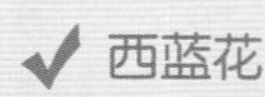 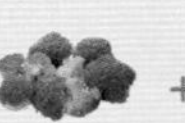 +枸杞 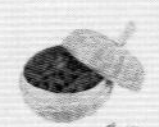 → 有利营养吸收

✔ 西蓝花 +胡萝卜 → 预防消化系统疾病

✔ 西蓝花 +西红柿 → 防癌抗癌

✔ 西蓝花 +猪肉 → 消除疲劳，提高免疫力

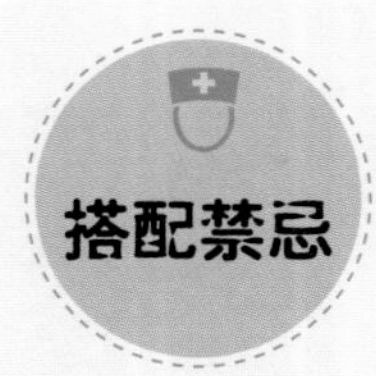

搭配禁忌

✘ 西蓝花 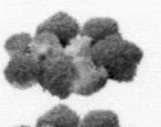 +牛奶 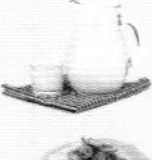 → 影响钙质吸收

✘ 西蓝花 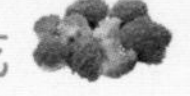 +豆腐 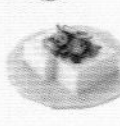 → 不利消化

调理食谱 西蓝花炒双耳

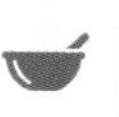

●原料：胡萝卜片20克，西蓝花100克，水发银耳100克，水发木耳35克，姜片、蒜末、葱段各少许

●调料：盐3克，鸡粉4克，料酒10毫升，蚝油10克，水淀粉4毫升，食用油适量

●制作：

①将西蓝花洗净切块；银耳洗净切去黄色根部切成小块；木耳切块。

②锅中注水烧开，加入盐、鸡粉、食用油、木耳，煮沸，放入银耳，煮沸，倒入西蓝花，焯煮片刻，捞出备用。

③用油起锅，放入姜片、蒜末、葱段、胡萝卜，爆香，倒入食材，炒匀，淋入料酒、蚝油、盐、鸡粉、水淀粉，炒匀即可。

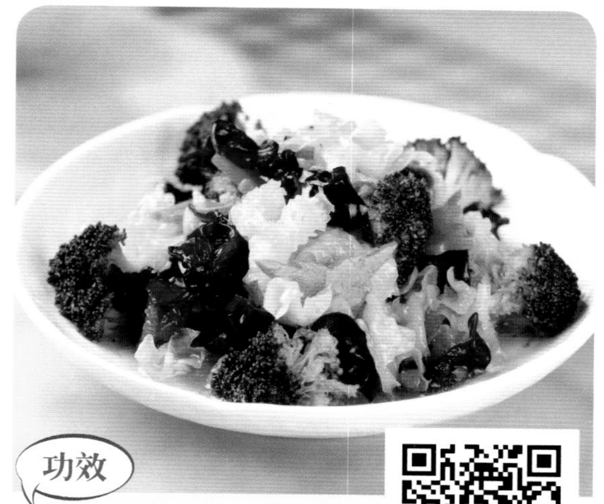

功效

本品清热解毒、滋阴润肠，可用于便秘、营养不良、肝癌等症。

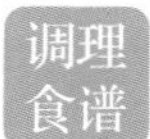

调理食谱 西蓝花鸡片汤

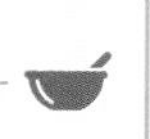

●原料：西蓝花200克，鸡胸肉190克，姜片、枸杞各少许

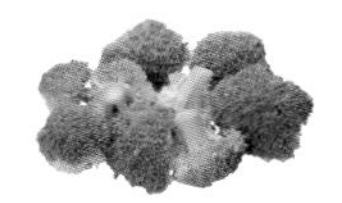

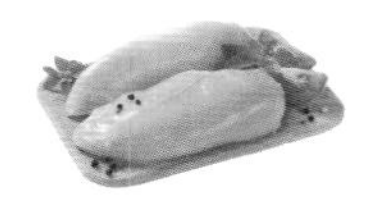

●调料：盐、鸡粉、水淀粉、食用油各适量

●制作：

①将鸡胸肉洗净切片；西蓝花洗净切块。

②鸡肉片装碗中，放入盐、鸡粉、水淀粉、食用油，腌渍入味。

③锅中注水烧开，放食用油、盐、鸡粉、西蓝花、姜片，拌匀，煮约2分钟，倒入鸡肉片，煮沸，放入枸杞，搅匀，捞去浮沫，略煮片刻即可。

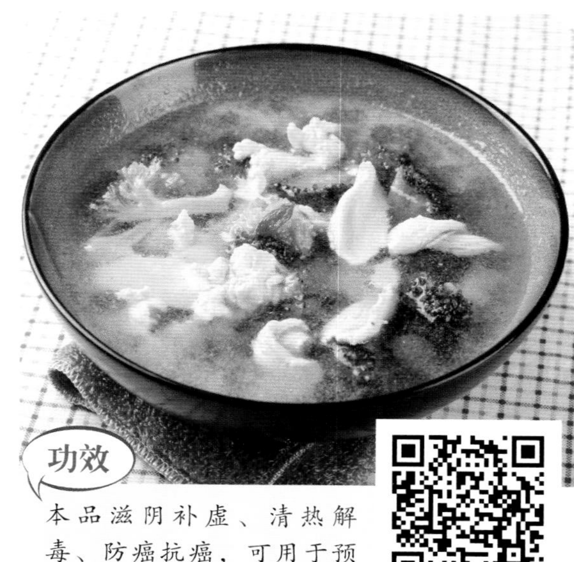

功效

本品滋阴补虚、清热解毒、防癌抗癌，可用于预防肝癌、乳腺癌等病症。

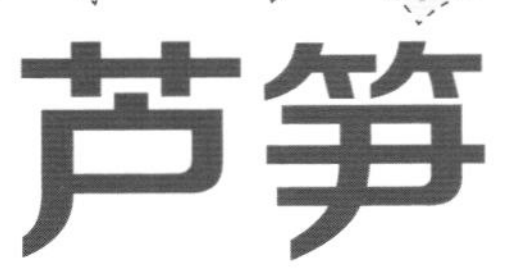

芦笋

清热泻火，清肝安神

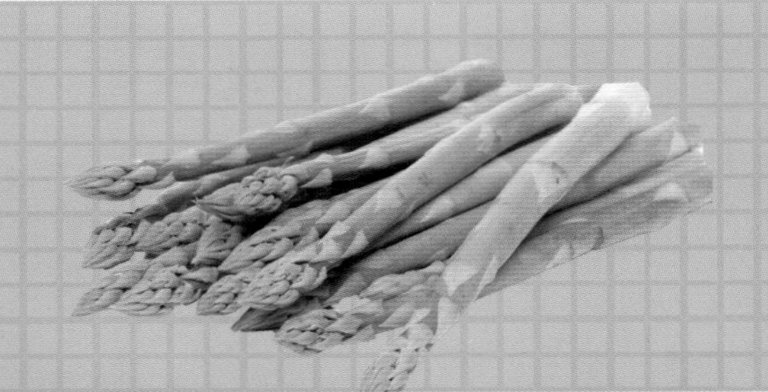

【每日适宜用量】100克左右

【主要营养成分】维生素E、膳食纤维、硒、钼、镁、锰等微量元素

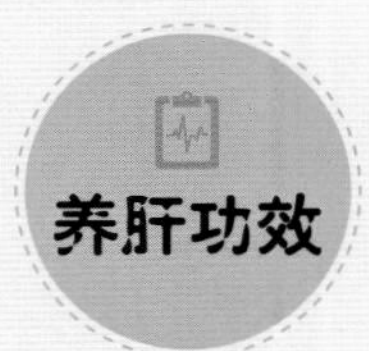

养肝功效

芦笋性凉，能够清热祛火；芦笋含有非常丰富的硒，硒能加速人体内的氧化物分解，抑制恶性肿瘤，有效预防肝癌的发生。芦笋所含维生素E可抗氧化，能够修复受损肝细胞，增强人体的免疫力。经常食用芦笋对于全身疲倦、急性肝炎、慢性肝炎、肝硬化等患者具有一定的辅助治疗作用。

食用建议

选购芦笋时应选择全株形状正直、笋尖花苞（鳞片）紧密、未长腋芽、表皮鲜亮、细嫩粗大者为佳。买回的芦笋应该趁鲜食用，不宜久藏。如果不能马上食用，应以报纸包住，放在冰箱冷藏室，可以保存两三天。患有痛风者及尿酸偏高者不宜多食芦笋。

黄金搭档

✔ 芦笋 +黄花菜 → 养血、止血、除烦

✔ 芦笋 +冬瓜 → 降压降脂

✔ 芦笋 +百合 → 清热除烦，安神

✔ 芦笋 +鳗鱼 → 养阴润肺、祛湿化痰

搭配禁忌

✘ 芦笋 +羊肉 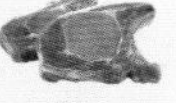 → 导致腹痛

✘ 芦笋 +羊肝 → 降低营养价值

调理食谱 芦笋煨冬瓜

●原料：冬瓜230克，芦笋130克，蒜末、葱花各少许

●调料：盐1克，鸡粉1克，水淀粉、芝麻油、食用油各适量

●制作：

①将芦笋洗净用斜刀切段；冬瓜洗净去瓤切块。

②锅中注水烧开，倒入冬瓜块、食用油，煮约半分钟，倒入芦笋段，煮至食材断生，捞出待用。

③用油起锅，放入蒜末，爆香，倒入材料、盐、鸡粉、清水，煨煮至食材熟软，倒入水淀粉、芝麻油，炒匀至食材入味即可。

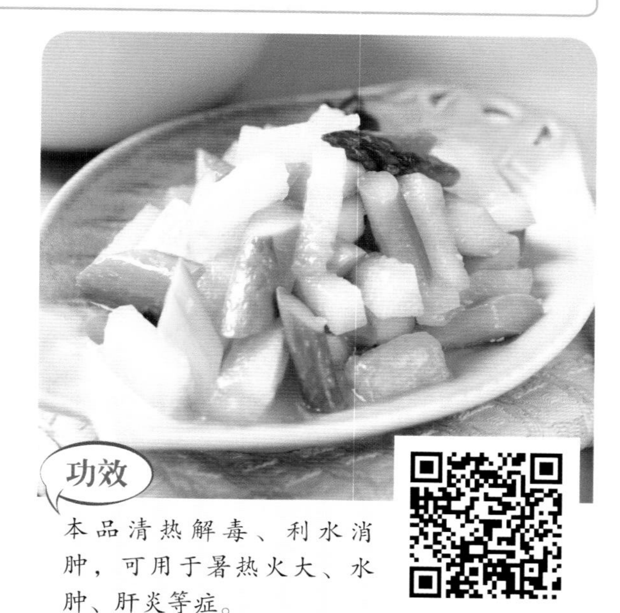

功效

本品清热解毒、利水消肿，可用于暑热火大、水肿、肝炎等症。

调理食谱 芦笋鲜蘑菇炒肉丝

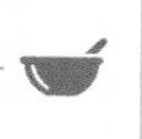

●原料：芦笋75克，口蘑60克，猪肉110克，蒜末少许

●调料：盐2克，鸡粉2克，料酒5毫升，水淀粉、食用油各适量

●制作：

①将口蘑洗净切条形；芦笋洗净切条形；猪肉洗净切细丝。

②肉丝装碗中，加入盐、鸡粉、水淀、食用油，腌渍10分钟；锅中注水烧开，加盐、口蘑、食用油，略煮片刻，倒入芦笋，煮至断生，捞出；热锅注油烧热，倒入肉丝，滑油至变色，捞出备用。

③锅底留油烧热，倒蒜末，翻香，倒猪肉丝、料酒、盐、鸡粉、水淀粉，炒匀，续炒片刻至食材入味即可。

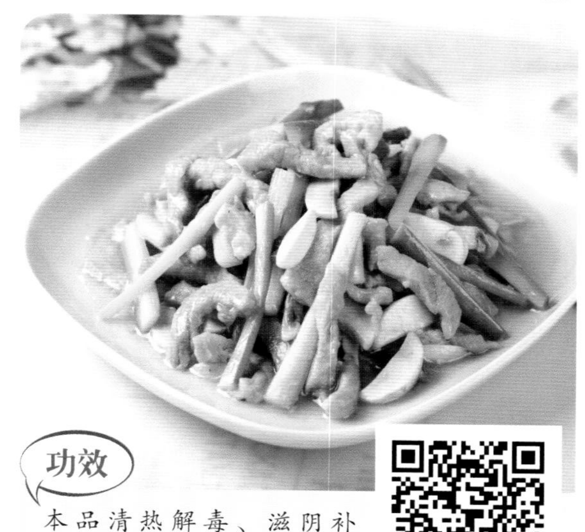

功效

本品清热解毒、滋阴补肝，可用于体虚、暑热口渴、肝脏不好等症。

胡萝卜

补血补肝、提高免疫力

【每日适宜用量】150～500克

【主要营养成分】膳食纤维、胡萝卜素、B族维生素、维生素C

胡萝卜富含胡萝卜素和挥发油，有助于提高肝病患者的维生素A水平，间接预防癌变的发生。胡萝卜中的维生素C有助于肠道对铁的吸收，可提高肝脏对铁的利用率，帮助治疗缺铁性贫血，起到补血补肝的作用。

胡萝卜可炒、烧、做汤或作配菜食用，也可以生吃，口感和营养也相当不错。胡萝卜素是一种脂溶性物质，消化吸收率极差，烹调时应用食油烹制。胡萝卜食用过多会使皮肤黄染。胡萝卜不宜做下酒菜，因为酒与胡萝卜素能在肝脏内产生一种毒素。

✓ 胡萝卜 +菠菜 → 活血通络

✓ 胡萝卜 +马蹄 → 健脾、养胃、润肺

✓ 胡萝卜 +黄豆 → 有利于骨骼发育

✓ 胡萝卜 +猪肝 → 养肝、明目、补血

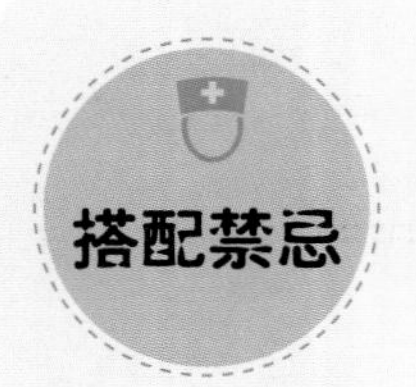

✗ 胡萝卜 +山楂 → 破坏维生素C

✗ 胡萝卜 +柑橘 → 降低营养价值

调理食谱 胡萝卜丝烧豆腐 

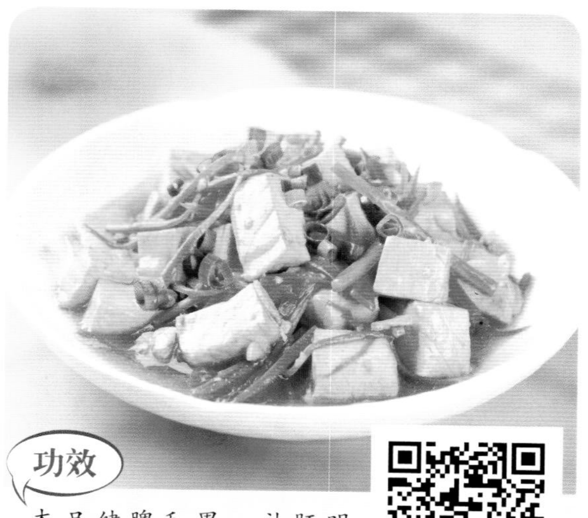

●原料：胡萝卜85克，豆腐200克，蒜末、葱花各少许

●调料：盐3克，鸡粉2克，生抽5毫升，老抽2毫升，水淀粉5毫升，食用油适量

●制作：

①将豆腐切块；胡萝卜洗净去皮切细丝。

②锅中注水烧开，加盐、豆腐块，略煮片刻，放入胡萝卜丝，煮至食材七成熟，捞出待用。

③用油起锅，放入蒜末，爆香，倒入豆腐和胡萝卜丝，炒匀，放入清水、盐、鸡粉、生抽、老抽，续至食材入味，倒入水淀粉，翻炒至食材熟软、汤汁收浓盛出，撒上葱花即成。

功效

本品健脾和胃、补肝明目，可用于脾胃虚弱、肝脏排毒差等症。

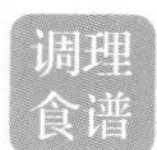

调理食谱 爽口胡萝卜芹菜汁 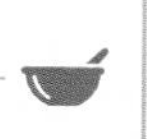

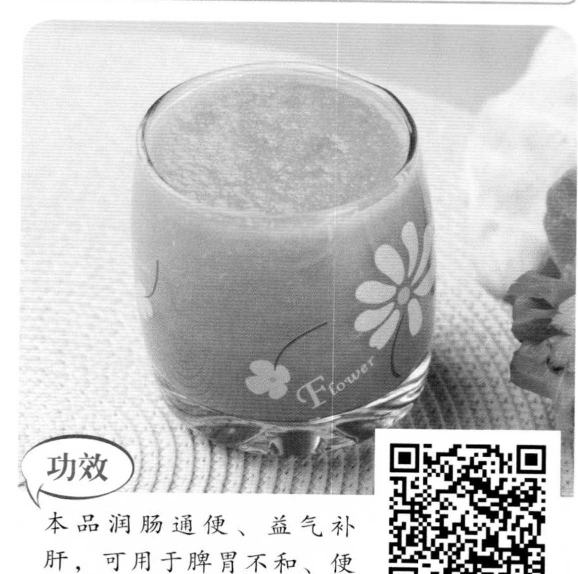

●原料：胡萝卜120克，包菜100克，芹菜80克，柠檬80克

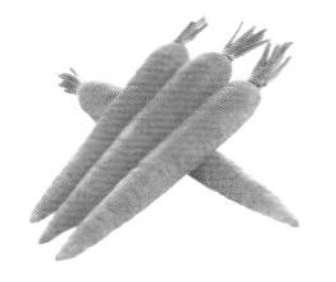

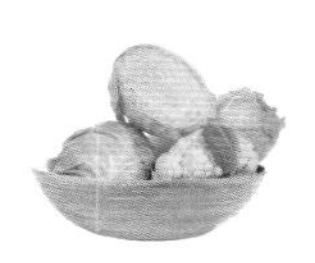

●制作：

①将包菜洗净切成小块；芹菜洗净切粒；胡萝卜洗净去皮切丁。

②锅中注水烧开，倒入包菜，搅拌匀，煮半分钟至软捞出。

③取榨汁机，选择搅拌刀座组合，倒入包菜、胡萝卜、芹菜、矿泉水，选择“榨汁”功能，榨取蔬菜汁，倒入杯中，挤入柠檬汁，搅拌均匀即可。

功效

本品润肠通便、益气补肝，可用于脾胃不和、便秘、肝炎、肝硬化等症。

南瓜

帮助肝脏恢复功能

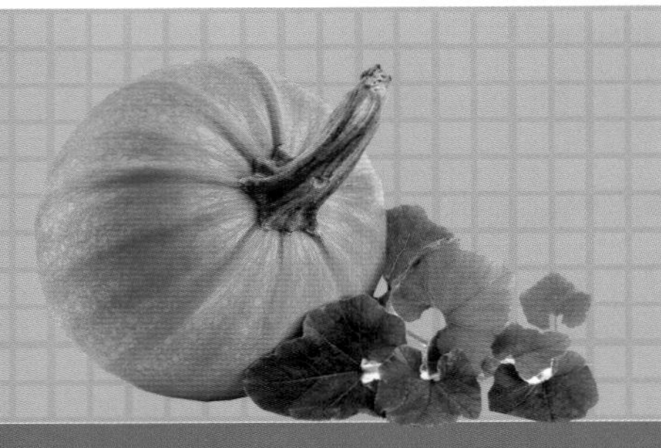

【每日适宜用量】100～120克

【主要营养成分】碳水化合物、胡萝卜素、维生素、膳食纤维

南瓜能够生肝气、益肝血，并且具有补中益气、消炎止痛、化痰排脓、解毒杀虫的功能。南瓜含有丰富的膳食纤维，可以辅助排便，并降低血液中胆固醇及葡萄糖的吸收；其含有的碳水化合物又可为机体补充能量，能帮助肝脏恢复功能，促进肝细胞的修复和再生，对肝病患者有益。

南瓜的皮含有丰富的胡萝卜素和维生素，所以最好连皮一起食用，如果皮较硬，就用刀将硬的部分削去再食用。南瓜性温且性偏壅滞，有脚气、黄疸、时病疳症、下痢胀满、产后痧痘、胃热、气滞湿阻患者不宜食用。

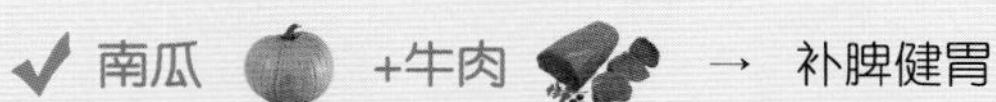
✓ 南瓜 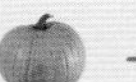 +牛肉 → 补脾健胃

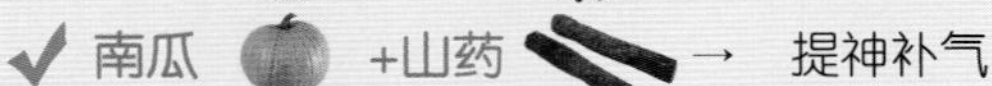
✓ 南瓜 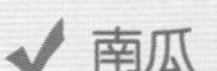 +山药 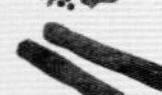 → 提神补气

✓ 南瓜 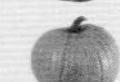 +猪肉  → 增加营养、降血糖

✓ 南瓜 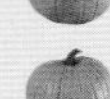 +绿豆 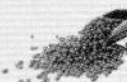 → 补中益气、清热生津

✗ 南瓜 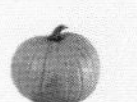 +西红柿 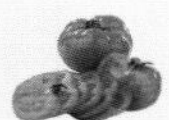 → 破坏维生素C

✗ 南瓜  +菠菜 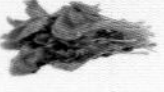 → 降低营养价值

调理食谱 红豆南瓜粥

●原料：水发红豆85克，水发大米100克，南瓜120克

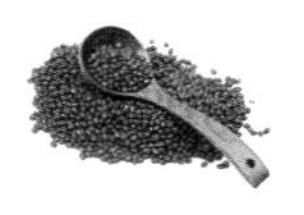
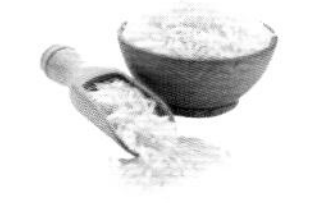

●制作：

①将南瓜洗净去皮切成丁，备用。

②砂锅中注水烧开，倒入大米，搅匀，加入红豆，搅拌匀，用小火煮30分钟，至食材软烂，倒入南瓜丁，搅拌匀，用小火续煮5分钟，至全部食材熟透，搅拌片刻。

③将煮好的红豆南瓜粥盛出，装入汤碗中即可。

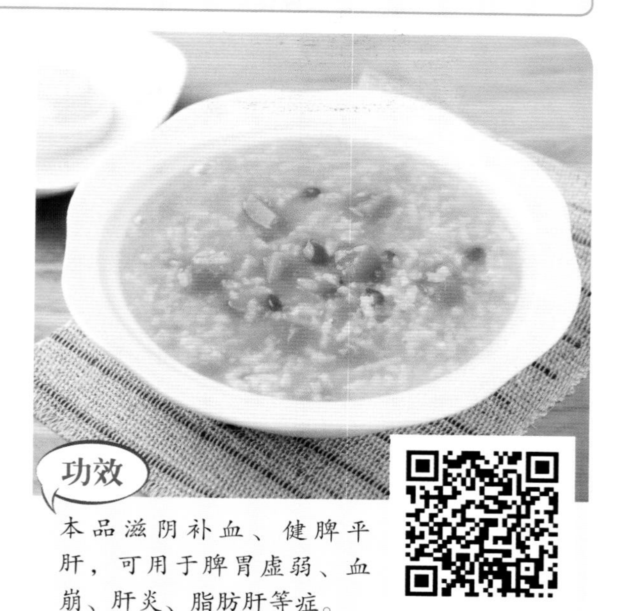

功效

本品滋阴补血、健脾平肝，可用于脾胃虚弱、血崩、肝炎、脂肪肝等症。

调理食谱 肉末南瓜土豆泥

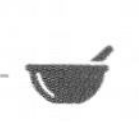

●原料：南瓜300克，土豆300克，肉末120克，葱花少许

●调料：料酒8毫升，生抽5毫升，盐4克，鸡粉2克，芝麻油3毫升，食用油适量

●制作：

①将南瓜洗净去皮切片；土豆洗净去皮切片，备用。

②热锅注油烧热，倒入肉末，炒至变色，放料酒、生抽、盐、鸡粉，盛出待用；把土豆、南瓜放入烧开的蒸锅中，用中火蒸15分钟至食材熟透取出。

③把土豆和南瓜压烂，剁成泥状，装入碗中，放入肉末、葱花、盐、芝麻油，拌匀至其入味盛出，装入碗中即可。

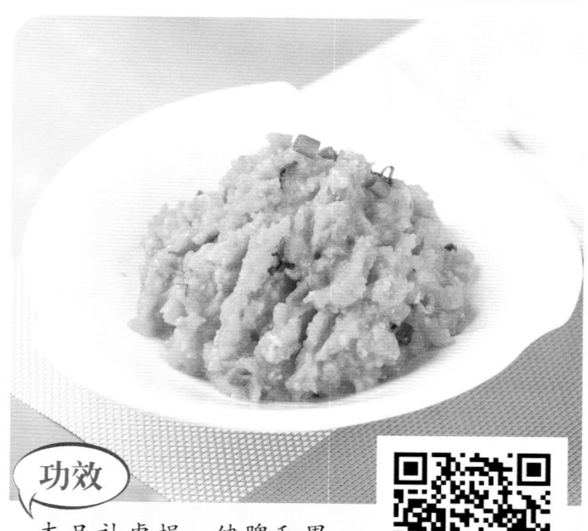

功效

本品补虚损、健脾和胃、润肠通便，可用于便秘、脾胃虚弱等症。

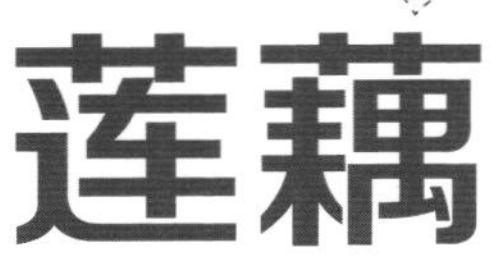

莲藕

疏肝健脾、养气益血

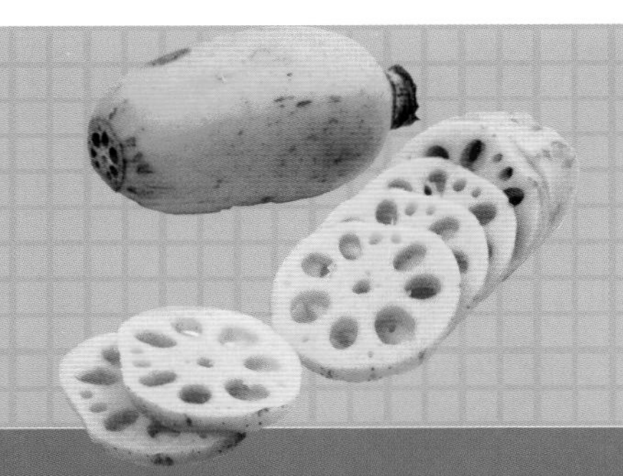

【每日适宜用量】80～100克

【主要营养成分】碳水化合物、膳食纤维、钙、铁

养肝功效

莲藕含有人体所需的微量元素，对于调节人体功能、疏肝健脾、养气血效果极佳。莲藕还含有鞣质，能够增进食欲、促进消化、开胃健中，经常食用有益于胃纳不佳、食欲不振的肝病患者早日恢复健康。

食用建议

把莲藕放入非铁质容器内，加满清水，每周换一次水，可存放1~2个月。莲藕性寒，脾胃消化功能低下、大便溏泄者及产妇不宜食用。产妇不宜过早食用莲藕，最好满月后再食用，有治血祛瘀的作用。烹饪藕时忌用铁器，以免引起食物发黑。

黄金搭档

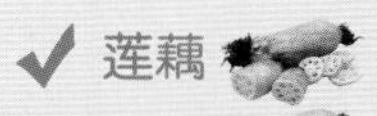
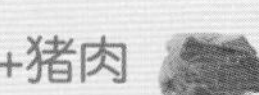

✔ 莲藕 +猪肉 → 滋阴养血、健脾和胃

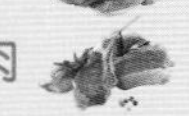

✔ 莲藕 +羊肉 → 润肺止咳、益气补血

✔ 莲藕 +糯米 → 补中益气、养血和血

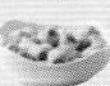

✔ 莲藕 +莲子 → 补肺益气、除烦止血

搭配禁忌

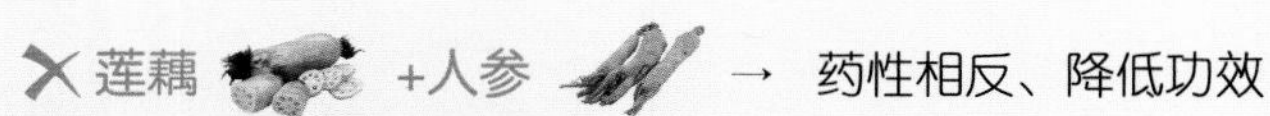
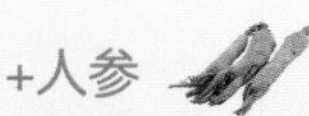

✘ 莲藕 +人参 → 药性相反、降低功效

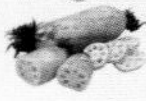
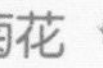
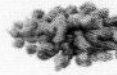

✘ 莲藕 +菊花 → 容易引起腹泻

调理食谱 芦笋炒莲藕

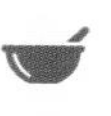

●原料：芦笋100克，莲藕160克，胡萝卜45克，蒜末、葱段各少许

●调料：盐3克，鸡粉2克，水淀粉3毫升，食用油适量

●制作：

①将芦笋洗净切成段；莲藕洗净去皮切丁；胡萝卜洗净去皮切丁。

②锅中注水烧开，加盐、藕丁、胡萝卜，煮至八成熟，捞出待用。

③用油起锅，放入蒜末、葱段，爆香，放入芦笋、藕丁、胡萝卜丁拌匀，加入盐、鸡粉、水淀粉，快速拌炒均匀即可。

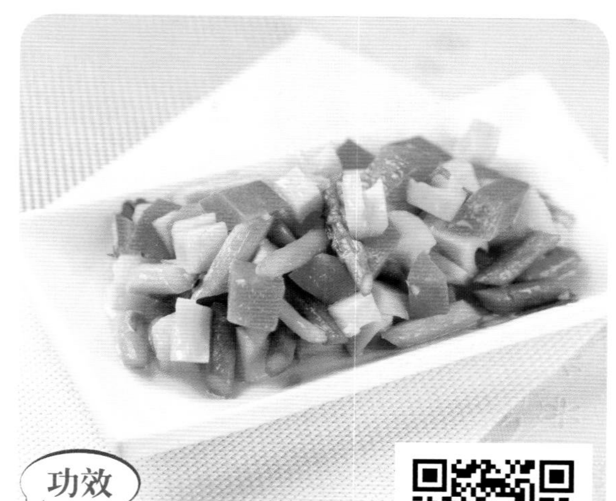

功效

本品疏肝健脾、养气益血，可用于肝炎、乙肝、脾胃虚弱等症。

调理食谱 莲藕萝卜排骨汤

●原料：排骨段270克，白萝卜160克，莲藕200克，白菜叶60克，姜片少许

●调料：盐少许

●制作：

①将莲藕洗净去皮切滚刀块；白菜叶洗净切段；白萝卜洗净切小方块。

②锅中注水烧开，倒入排骨段，搅拌片刻，汆去血水，捞出待用。

③砂锅中注水烧开，放入姜片、排骨，搅拌片刻，烧开后用小火煮约40分钟至排骨熟软，倒入莲藕、白萝卜，搅匀，用中火煮约30分钟，放入白菜、盐，搅匀，用中火煮约10分钟至食材入味即可。

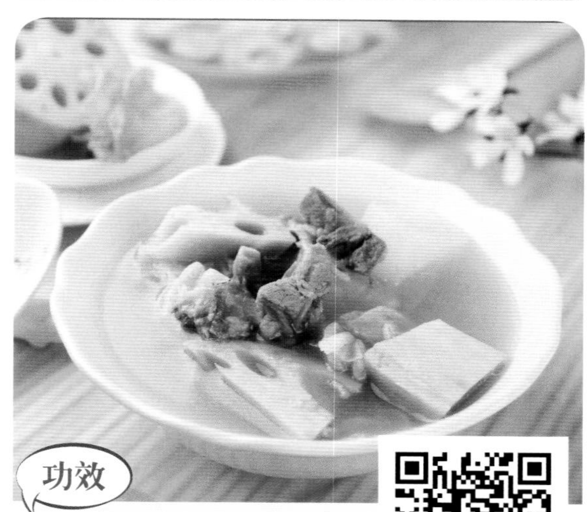

功效

本品滋阴凉血、清肝润肺，可用于食欲不振、肝炎、肝硬化等症。

黑木耳

补血补肝、增强免疫力

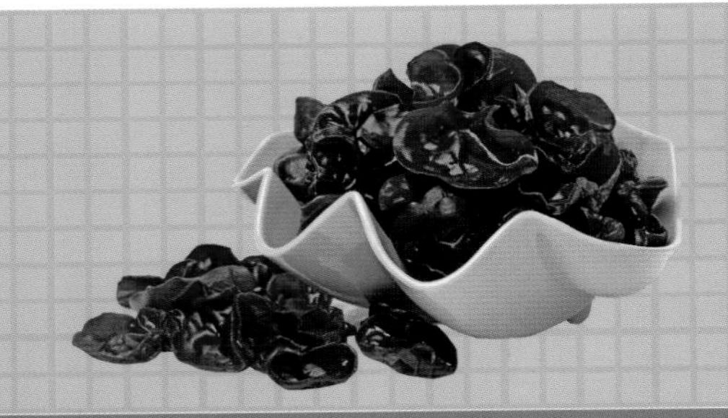

【每日适宜用量】15～20克（干）

【主要营养成分】膳食纤维、钙、铁、维生素B_1、维生素B_2

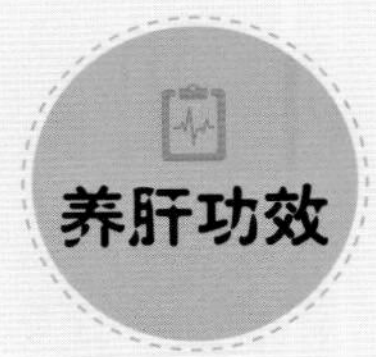

养肝功效

黑木耳能够帮助肠胃消化纤维类的物质，从而缓解肝脏的压力。黑木耳含有抗肿瘤的活性物质，能增强机体免疫力，肝病患者经常食用还可起到防肝癌和补血养血的功效。黑木耳中的胶质可以把残留在人体消化系统内的灰尘和杂质吸附集中起来排出体外，从而帮助肝脏排毒。

食用建议

食用前干木耳要用水浸泡，这会将剩余的毒素溶于水，但要注意浸泡干木耳时最好换2~3遍水，才能最大限度除掉有害物质。黑木耳有活血抗凝和滑肠的作用，有出血性疾病、孕妇、慢性肠炎患者不宜多食用。

黄金搭档

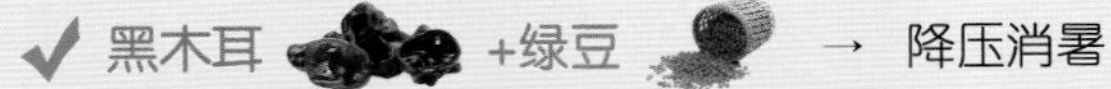

✔ 黑木耳 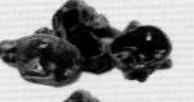 +绿豆 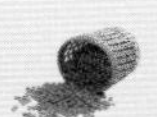 → 降压消暑

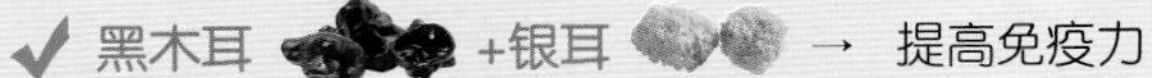

✔ 黑木耳 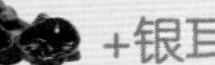 +银耳 → 提高免疫力

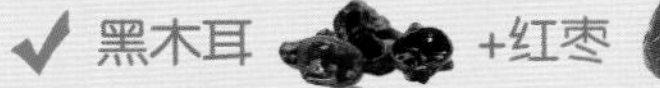

✔ 黑木耳 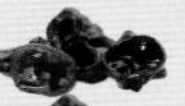 +红枣 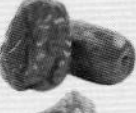 → 补血养血

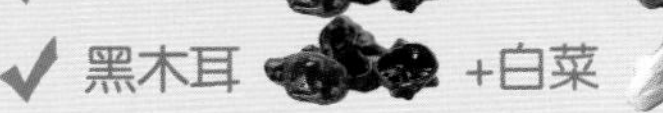

✔ 黑木耳 +白菜 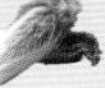 → 润喉止咳

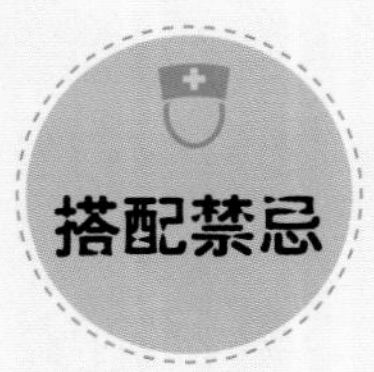

搭配禁忌

✘ 黑木耳 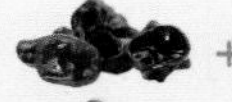 +茶 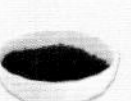 → 不利于铁的吸收

✘ 黑木耳 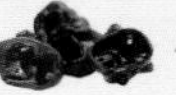 +田螺 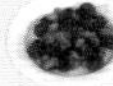 → 引起肠胃不适

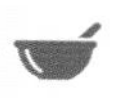

调理食谱 木耳炒鱼片

●原料：草鱼肉120克，水发木耳50克，彩椒40克，姜片、葱段、蒜末各少许

●调料：盐3克，鸡粉2克，生抽3毫升，料酒5毫升，水淀粉、食用油各适量

●制作：

①将木耳洗净切块；彩椒洗净切块；草鱼肉洗净切片放碗中，加入鸡粉、盐、水淀粉、食用油，腌渍约10分钟至入味。

②热锅注油，烧至四成热，放入滤勺，倒入鱼肉，晃动至鱼肉断生，捞出待用。

③锅底留油，放入姜片、蒜末、葱段，爆香，倒入彩椒块、木耳，炒匀，倒入草鱼片、料酒、鸡粉、盐、生抽、水淀粉，翻炒片刻至食材熟透即成。

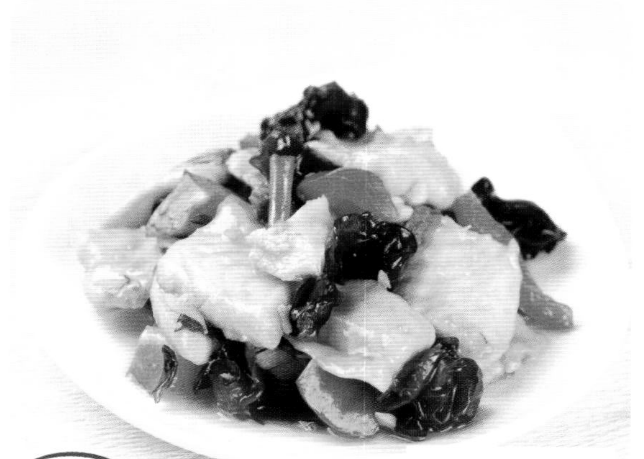

功效

本品清热解毒、滋阴补虚、补血补肝，可用于免疫力低下、肝病等症。

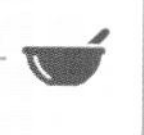

调理食谱 丝瓜马蹄炒木耳

●原料：丝瓜100克，马蹄肉90克，彩椒50克，水发木耳40克，蒜末、葱段各少许

●调料：盐3克，鸡粉2克，蚝油6克，水淀粉、食用油各适量

●制作：

①将马蹄肉洗净切成片；木耳洗净切成小块；丝瓜洗净切小块；彩椒洗净切小块。

②锅中注水烧开，加入盐，略煮片刻，倒入木耳、食用油，煮约半分钟，倒入丝瓜块、彩椒块、马蹄片，煮约半分钟至食材断生后捞出待用。

③用油起锅，放入蒜末、葱段，爆香，倒入食材，炒匀，加入蚝油、盐、鸡粉、水淀粉，翻炒至食材熟透即成。

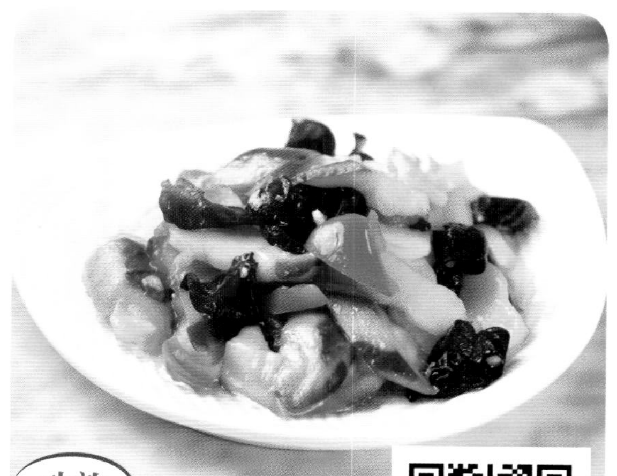

功效

本品补血益气、滋补肝肾，可用于肝炎、脂肪肝、便秘等症。

梨

滋补肝阴、帮助消化

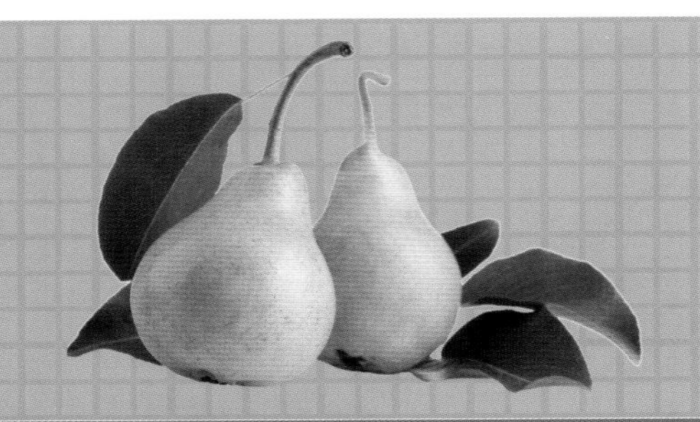

【每日适宜用量】1个

【主要营养成分】镁、硒、钾、钙、磷、铁、维生素、果糖、膳食纤维

养肝功效

梨有止咳化痰、清热降火、养血生津、润肺去燥、润五脏、镇静安神等多种功效。梨含有钙、磷、铁等矿物质，还含有丰富的糖类、膳食纤维和多种维生素，具有保肝护肝和帮助消化的作用。对于肝炎、肝硬化患者来说，作为辅助食疗食品，经常食用梨有滋阴补肝的作用。

食用建议

梨性寒凉，一次不宜吃得过多；胃寒者及慢性肠炎患者忌食生梨。选购以果粒完整、无虫害、无压伤、坚实为佳。置于室内阴凉角落处即可，如需冷藏，可装在纸袋中放入冰箱保存2~3天。熬大米粥时加点梨，具有滋阴润肺的功效。

黄金搭档

✓ 梨 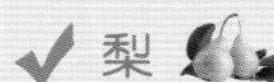 +猪肺 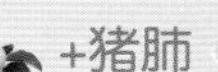 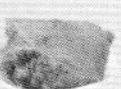 → 清热润肺、助消化

✓ 梨 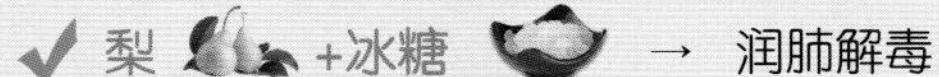 +冰糖 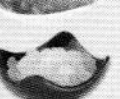 → 润肺解毒

✓ 梨 +蜂蜜 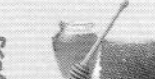 → 清热化痰、止咳

✓ 梨 +核桃 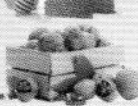 → 清热解毒、止咳化痰

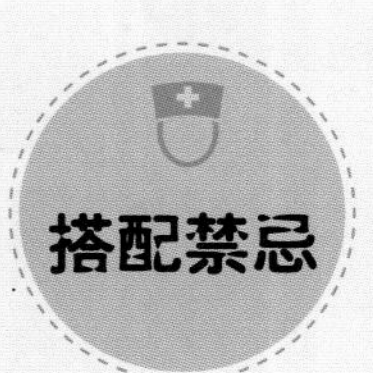

搭配禁忌

✗ 梨 +胡萝卜 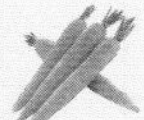 → 破坏营养、引起腹泻

✗ 梨 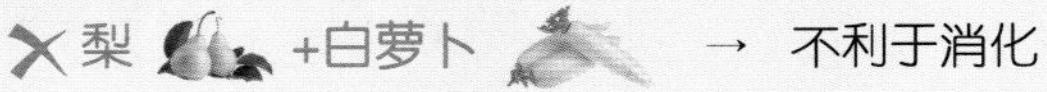 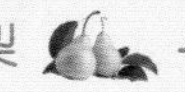 +白萝卜  → 不利于消化

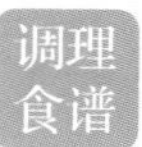

绿豆雪梨粥

●原料：水发绿豆100克，水发大米120克，雪梨100克

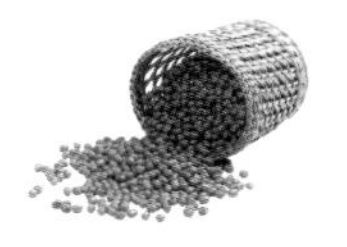
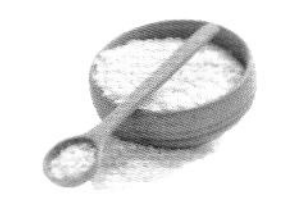

●调料：冰糖20克

●制作：

①将雪梨洗净切成丁，备用。

②砂锅中注水烧开，放入洗净的绿豆、大米，搅拌匀，烧开后用小火煮30分钟，至食材熟软，倒入雪梨、冰糖，搅匀，煮至溶化，搅拌片刻使食材味道均匀。

③关火后盛出煮好的粥，装入碗中即可。

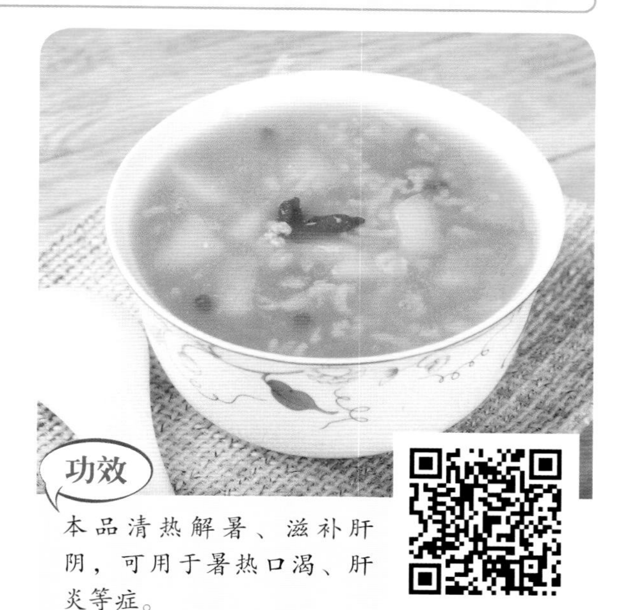

功效

本品清热解暑、滋补肝阴，可用于暑热口渴、肝炎等症。

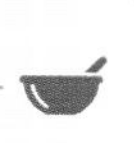

雪梨莲藕汁

●原料：雪梨100克，莲藕100克

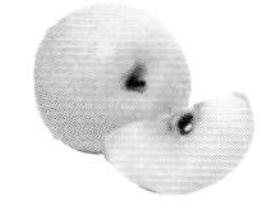
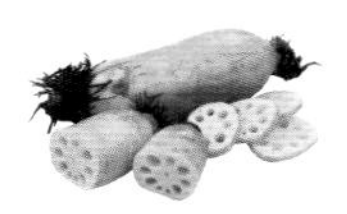

●调料：蜂蜜10毫升

●制作：

①将莲藕洗净去皮切成小块；雪梨洗净去皮去核切丁，备用。

②取榨汁机，选择搅拌刀座组合，放入切好的材料，注入矿泉水，通电后选择“榨汁”功能，搅拌至材料榨出汁水。

③断电后揭开盖，放入蜂蜜，通电后再次选择“榨汁”功能，搅拌片刻，至蜂蜜溶入汁水中，倒出莲藕汁，装入杯中即成。

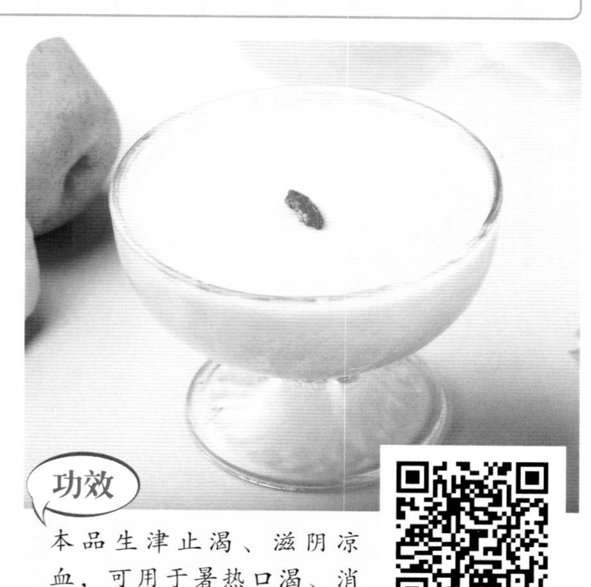

功效

本品生津止渴、滋阴凉血，可用于暑热口渴、消化不良、肝硬化等症。

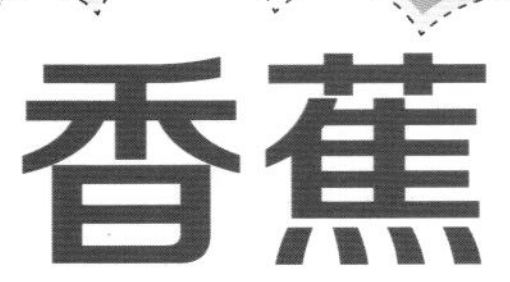

香蕉

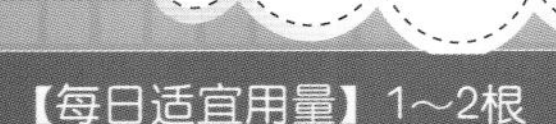

清肝泻火、清热解毒

【每日适宜用量】1～2根

【主要营养成分】碳水化合物、钾、维生素C、膳食纤维

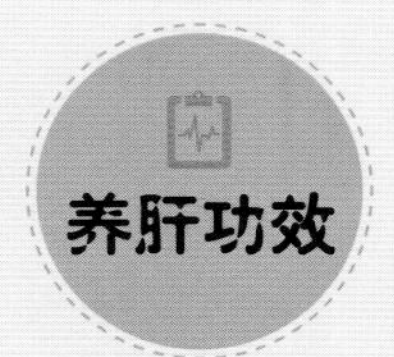

养肝功效

香蕉含有的碳水化合物可为肝病患者提供能量，从而减轻肝脏分解蛋白质和脂肪而产生的肝脏负担；维生素可增强肝脏解毒能力。香蕉中的膳食纤维，可增强肝硬化患者的肠道动力，还可预防肠道出血。不过肝硬化患者在接受完肝硬化手术后，食用香蕉要适量。

食用建议

香蕉既可直接吃，也可制成干品食用。香蕉不宜在冰箱里存放，最好现买现吃。香蕉性偏寒，慢性肠炎、虚寒腹泻、大便溏薄者，急性肾炎、慢性肾炎、风寒感冒咳嗽、糖尿病患者，胃酸过多、关节炎或肌肉疼痛、痛经者不宜食用。

黄金搭档

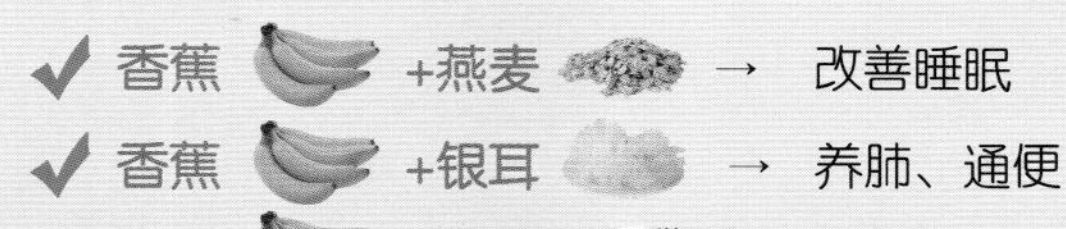

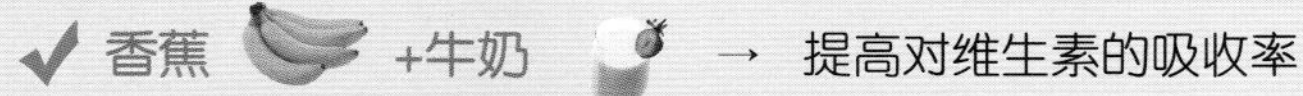

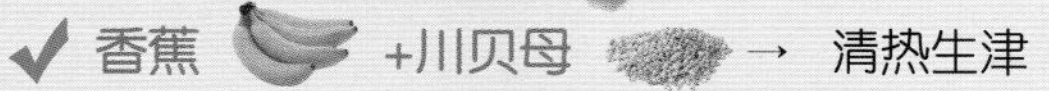

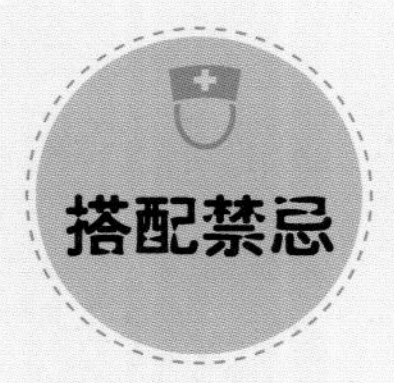

搭配禁忌

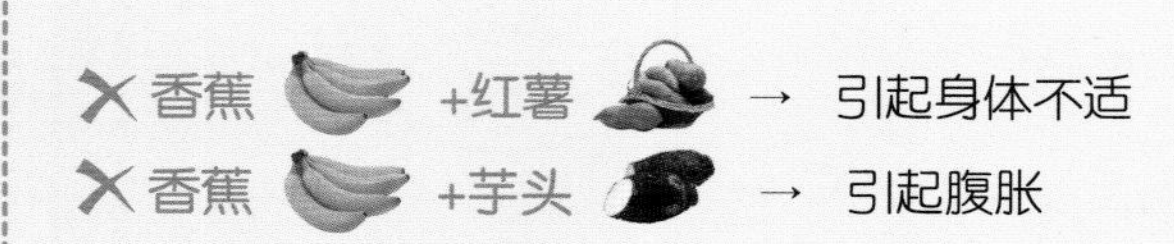

调理食谱 香蕉猕猴桃汁

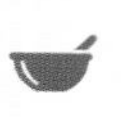

●原料：香蕉120克，猕猴桃90克，柠檬30克

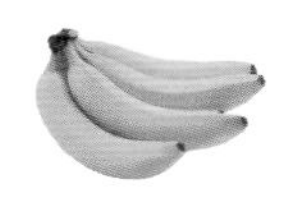
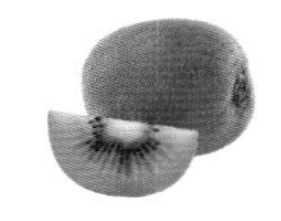

●制作：

①将香蕉去皮，果肉切成小块；柠檬洗净切成小块；猕猴桃洗净去皮，果肉切块，备用。

②取榨汁机，选择“搅拌”刀座组合，倒入切好的水果，加入适量纯净水，选择“榨汁”功能，榨取果汁。

③将榨好的果汁倒入杯中即可。

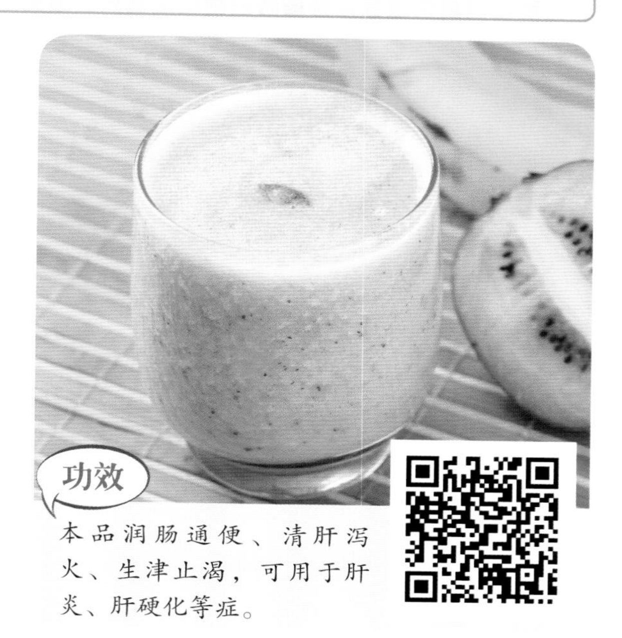

功效

本品润肠通便、清肝泻火、生津止渴，可用于肝炎、肝硬化等症。

调理食谱 香蕉燕麦粥

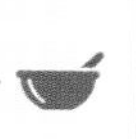

●原料：水发燕麦160克，香蕉120克，枸杞少许

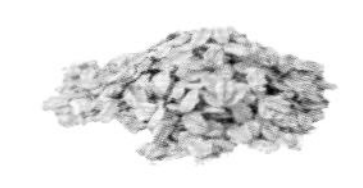
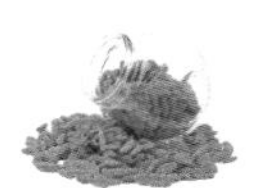

●制作：

①将洗净的香蕉剥去果皮，果肉切成丁，备用。

②砂锅中注入适量清水烧热，倒入洗好的燕麦，烧开后用小火煮30分钟至燕麦熟透，倒入香蕉，放入枸杞，搅拌匀，用中火煮5分钟。

③关火后盛出煮好的燕麦粥即可。

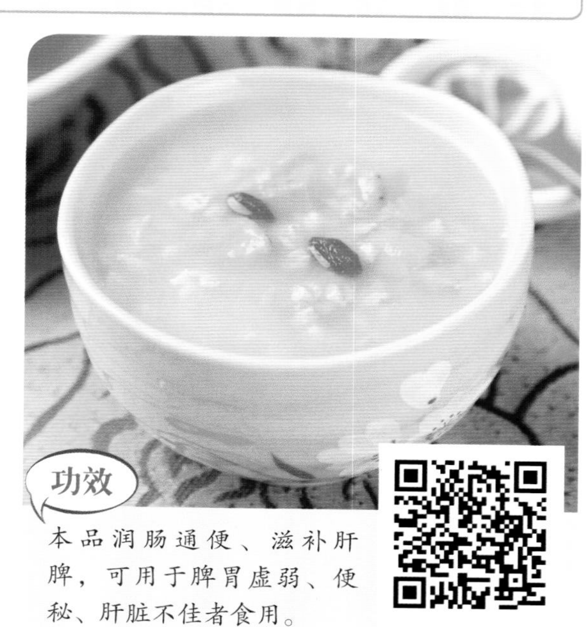

功效

本品润肠通便、滋补肝脾，可用于脾胃虚弱、便秘、肝脏不佳者食用。

猕猴桃

清热消炎、清肝泻火

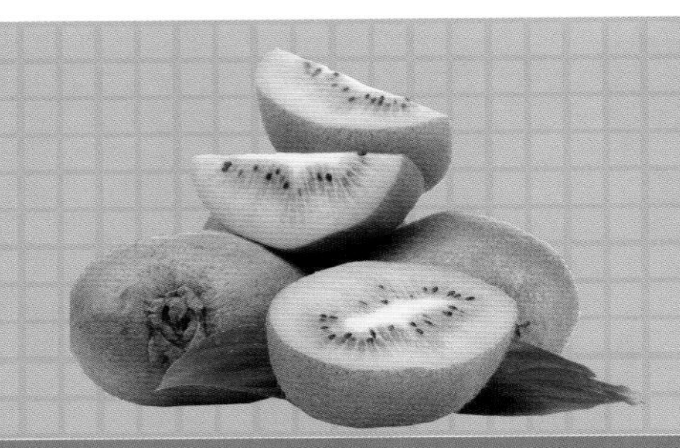

【每日适宜用量】1～2个

【主要营养成分】维生素C、维生素E、果胶、钾、磷、铁、镁

养肝功效

猕猴桃富含维生素C、维生素E、膳食纤维、胡萝卜素等，可强化免疫系统，起到清热消炎、解毒杀菌、缓解疲劳、清肝泻火的作用，对修复肝病患者受损的肝细胞，增强抵抗力是非常有好处的。猕猴桃中的果胶有润滑肠道、吸收有毒物质并帮助排出的功效，可减轻肝脏负担，肝病患者可适量食用。

食用建议

优质猕猴桃果形规则，每颗80～140克，呈椭圆形，表面光滑无皱，果脐小而圆并向内收缩，果皮呈均匀的黄褐色，果毛细而不易脱落。食用奶制品后不宜马上吃猕猴桃，以免出现腹胀、腹痛、腹泻等消化系统不适。猕猴桃性寒，脾胃虚寒者应慎食，先兆性流产和妊娠的妇女应忌食。

黄金搭档

✓ 猕猴桃 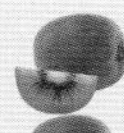 +蜂蜜 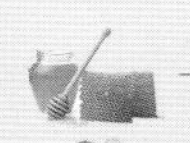 → 清热生津、润燥止渴

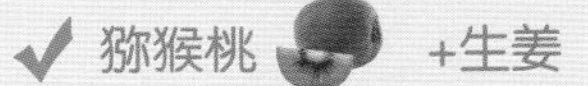

✓ 猕猴桃 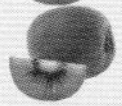 +生姜 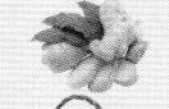 → 清热和胃

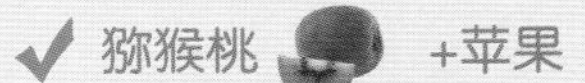

✓ 猕猴桃 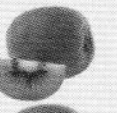 +苹果 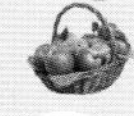 → 促进肠道健康

✓ 猕猴桃 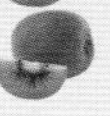 +薏米 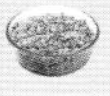 → 抑制癌细胞

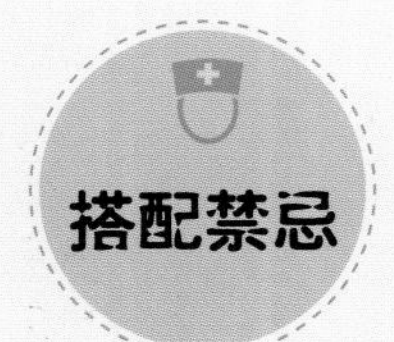

搭配禁忌

✕ 猕猴桃 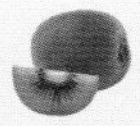 +胡萝卜 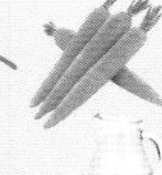 → 破坏维生素

✕ 猕猴桃 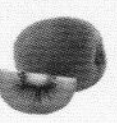 +牛奶 → 引起腹胀、腹痛、腹泻

调理食谱 猕猴桃炒虾球

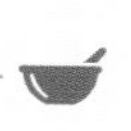

●原料：猕猴桃60克，鸡蛋1个，胡萝卜70克，虾仁75克

●调料：盐4克，水淀粉、食用油各适量

●制作：

①将猕猴桃洗净去皮切块；胡萝卜洗净去皮切丁；虾仁去虾线装碗中，加盐、水淀粉，腌渍入味。

②将鸡蛋打入碗中，放入盐、水淀粉，调匀；锅中倒水烧开，放盐，倒入胡萝卜，煮至断生，捞出；热锅注油烧热，倒入虾仁，炸至转色捞出；锅底留油，倒入蛋液炒熟，盛出待用。

③用油起锅，倒入胡萝卜、虾仁、鸡蛋、盐、猕猴桃、水淀粉，炒入味即可。

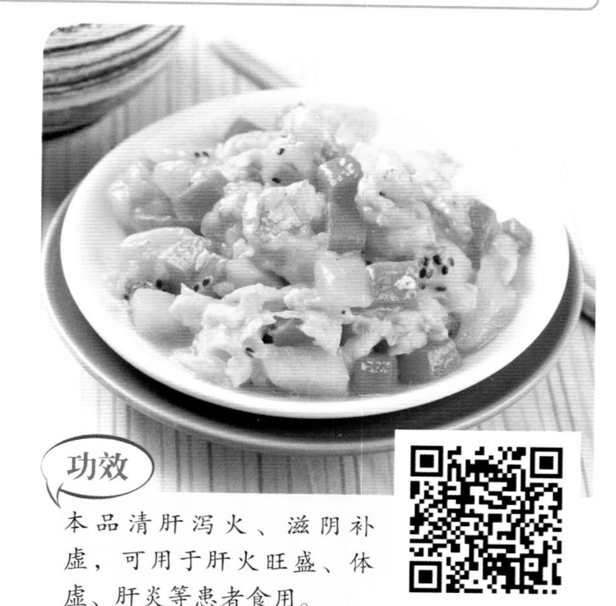

功效

本品清肝泻火、滋阴补虚，可用于肝火旺盛、体虚、肝炎等患者食用。

调理食谱 猕猴桃香蕉汁

●原料：猕猴桃100克，香蕉100克

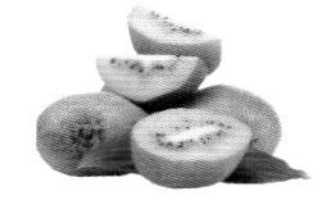
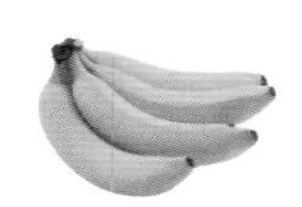

●调料：蜂蜜15毫升

●制作：

①将香蕉果肉切小块；猕猴桃洗净去皮，去除硬芯，切小块，备用。

②取榨汁机，选择搅拌刀座组合，倒入切好的猕猴桃、香蕉，加入适量矿泉水，选择“榨汁”功能，榨取果汁，加入适量蜂蜜，再次选择“榨汁”功能，搅拌均匀。

③揭盖，把搅拌好的果汁倒入杯中即可。

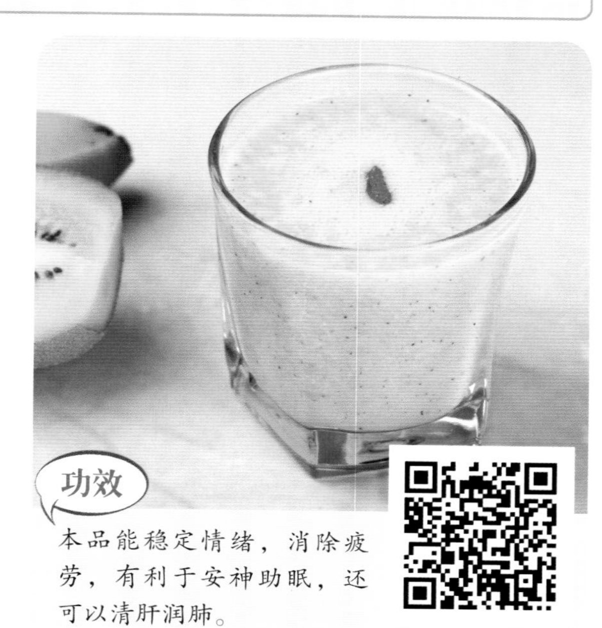

功效

本品能稳定情绪，消除疲劳，有利于安神助眠，还可以清肝润肺。

红枣

保护肝脏、增强免疫

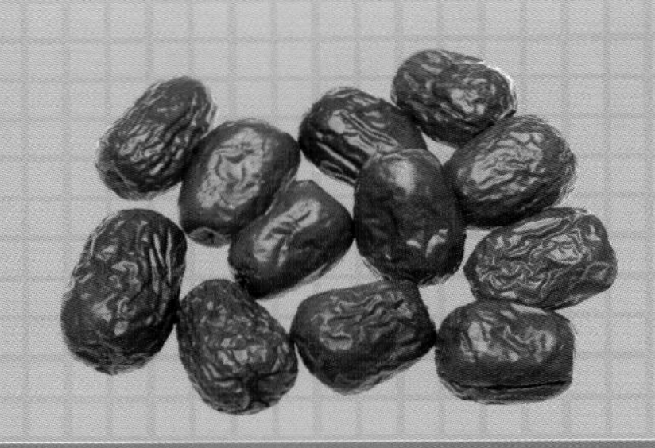

【每日适宜用量】30～50克

【主要营养成分】氨基酸、有机酸、维生素C、铁

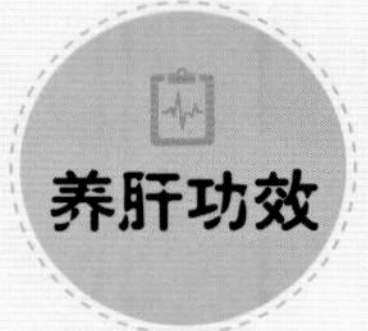

养肝功效

红枣具有益气补血、健脾和胃、祛风的功效。红枣含多种氨基酸、多种维生素等，具有减轻毒性物质对肝脏损害的功能，有保护肝脏、增强免疫力的作用，对急性肝炎、慢性肝炎、肝硬化、贫血、过敏性紫癜等症有较好的疗效。

食用建议

红枣虽好，但吃多了会引发胀气，生鲜红枣进食过多易产生腹泻并伤脾胃，应注意控制食量。枣皮含有丰富的营养素，炖汤时应连皮一起炖。红枣泡茶，有补气护嗓的功效；红枣熬汤，有止咳润肺的功效；红枣泡酒，有血管通畅的功效。湿热内盛、小儿疳积和寄生虫患儿，齿病疼痛、痰湿偏盛及腹部胀满、舌苔厚腻、糖尿病患者忌食。

黄金搭档

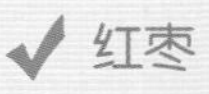红枣 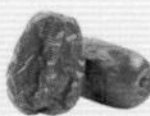 +桂圆 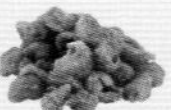 → 补血养血、安神

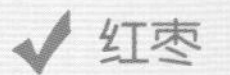红枣 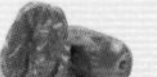 +南瓜 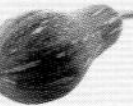 → 补中益气、收敛肺气

✔ 红枣 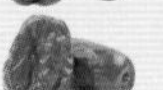 +糯米 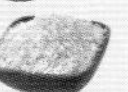 → 健脾养胃

✔ 红枣 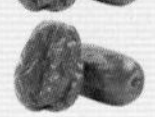 +板栗 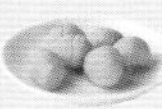 → 健脾益气

搭配禁忌

✘ 红枣 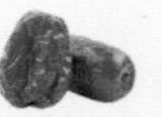 +蒜 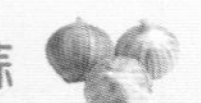 → 可能导致消化不良

✘ 红枣 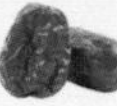 +虾米 → 可能引起身体不适

调理食谱 红枣桂圆麦粥

●原料：红枣30克，桂圆肉25克，燕麦40克，枸杞8克，水发荞麦60克，水发糙米70克，水发大米150克

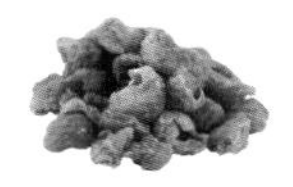
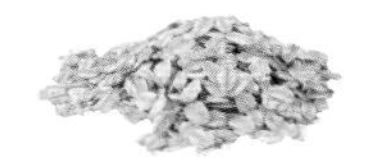

●制作：

①砂锅中注入适量清水烧开，倒入洗好的大米、糙米、荞麦，搅拌均匀，放入备好的红枣、桂圆肉、燕麦、枸杞，搅拌匀，用小火煮约40分钟，搅拌匀，略煮片刻。

②关火后盛出煮好的粥，装入碗中即可。

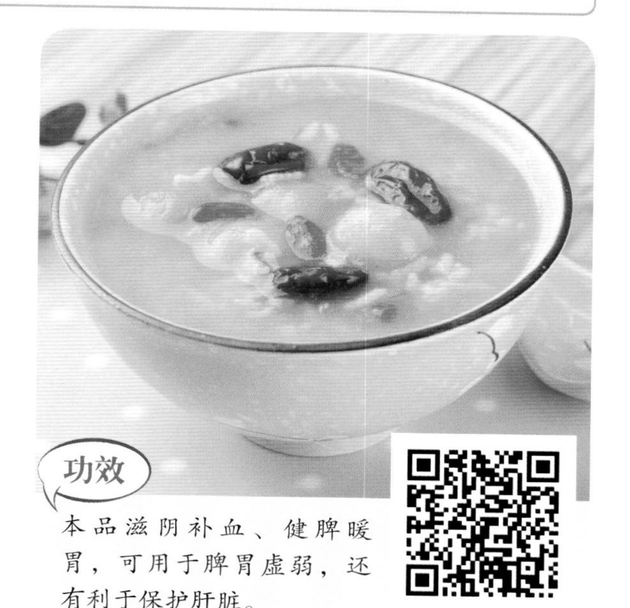

功效

本品滋阴补血、健脾暖胃，可用于脾胃虚弱，还有利于保护肝脏。

调理食谱 红花红枣粥

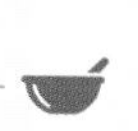

●原料：水发大米100克，红枣15克，红花3克

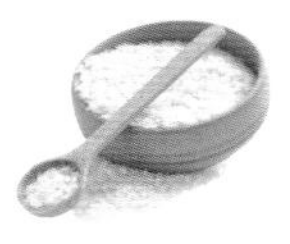
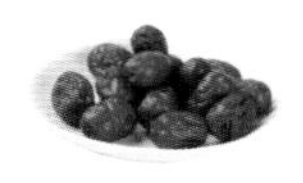

●调料：红糖10克

●制作：

①砂锅中注入适量清水烧热，倒入备好的红花、红枣，拌匀，用大火煮沸，倒入洗净的大米，搅拌均匀，盖上盖，烧开后用小火煮约30分钟至食材熟透。

②揭开盖，倒入红糖，拌匀，煮至溶化。

③关火后盛出煮好的粥即可。

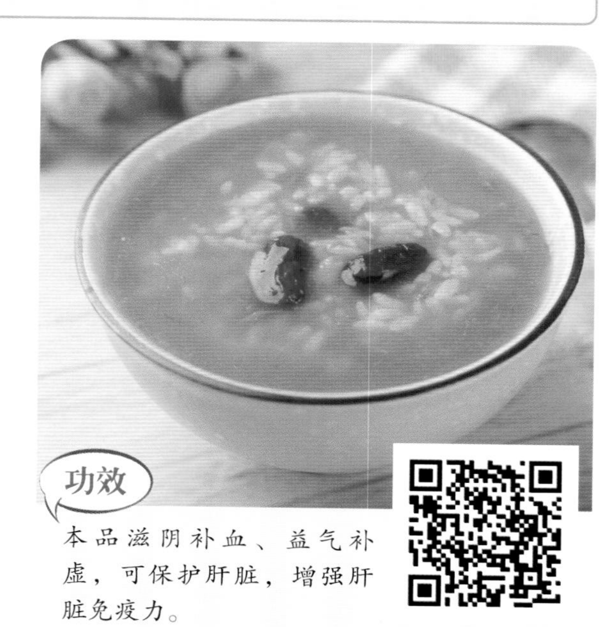

功效

本品滋阴补血、益气补虚，可保护肝脏，增强肝脏免疫力。

巴旦木仁

清肝润肠、预防肝癌

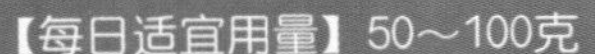
【每日适宜用量】50～100克

【主要营养成分】蛋白质、膳食纤维、维生素、胡萝卜素

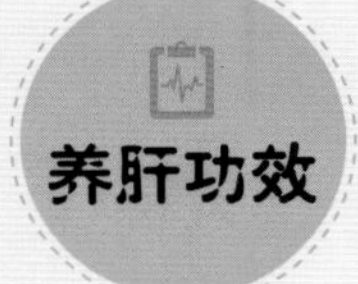

养肝功效

巴旦木仁中蛋白质、维生素含量高，可促进肝脏修复及再生；其中的大量纤维可以让人减少饥饿感，既有助于肝脏排毒，又可以遏制脂肪肝的发展；胡萝卜素及维生素B_{17}具有很好的防癌抗癌效果，可预防肝癌的发生。

食用建议

巴旦木仁选表皮颜色浅、外形大、颗粒饱满的，如果有一种“哈喇”味，或口感不香，不清新，一般是存放时间过长，尽量不要购买。巴旦木仁是维吾尔人传统的健身滋补品，有人每日睡觉前细嚼十余粒，开水冲下，长期食用，夜间能通宵熟睡无梦，身体抵抗力显著增强，保持身强体壮。

黄金搭档

✔巴旦木仁 +牛奶 → 美容润肤

✔巴旦木仁 +菊花 → 清热解毒

✔巴旦木仁 +百合 → 祛痰利湿

✔巴旦木仁 +杏仁 → 预防呼吸道疾病

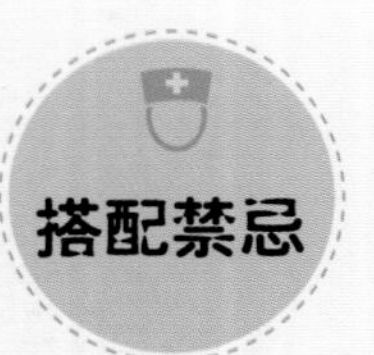

搭配禁忌

✘巴旦木仁 +猪肉  → 有可能引起腹胀、腹痛、腹泻等不适症状，还会导致消化不良，影响肠胃健康

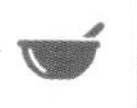

调理食谱 果仁酸奶

●原料：巴旦木仁35克，腰果、核桃仁各40克，葡萄干35克

●调料：酸奶300毫升

●制作：

①把果仁放入榨汁机干磨杯中，套上干磨刀座，再拧在榨汁机上，选择“干磨”功能，把果仁磨成粉末状，倒出待用。

②砂锅中注入少许清水，放入葡萄干，倒入牛奶，搅拌匀，煮至沸，放入果仁粉末，拌匀，略煮片刻。

③关火后将煮好的果仁酸奶盛出，装入碗中即可。

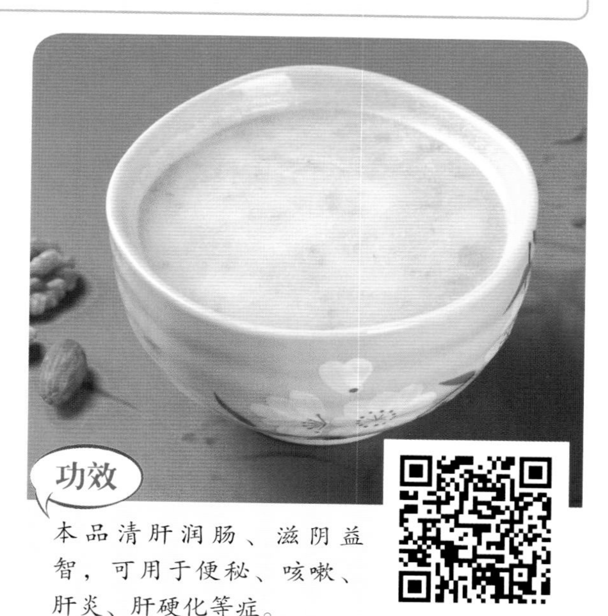

功效

本品清肝润肠、滋阴益智，可用于便秘、咳嗽、肝炎、肝硬化等症。

调理食谱 巴旦木仁炒西芹

●原料：巴旦木仁50克，西芹50克，彩椒60克，蒜片、姜丝各少许

●调料：盐2克，水淀粉4毫升，橄榄油适量

●制作：

①将洗净的西芹、彩椒切成段。

②锅中注水烧开，放入少许橄榄油、盐，倒入西芹、彩椒稍煮后捞出。

③锅中倒入适量橄榄油，放蒜片、姜丝爆香，倒入焯过水的食材，翻炒均匀；加适量盐调味，倒入巴旦木仁，翻炒均匀；盛出装入盘中即可。

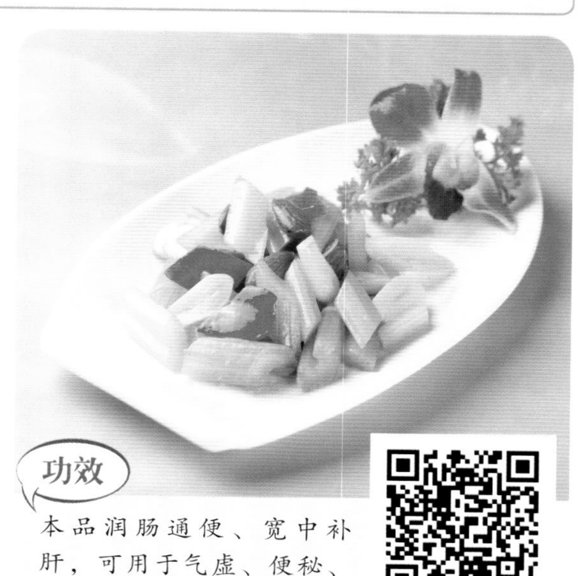

功效

本品润肠通便、宽中补肝，可用于气虚、便秘、肝炎、乙肝等症。

猪瘦肉

滋阴润燥、滋补肝阴

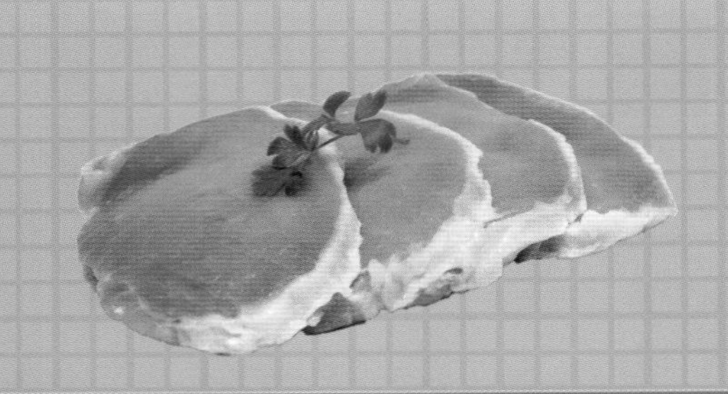

【每日适宜用量】80～100克

【主要营养成分】蛋白质、钙、磷、锌、铁、维生素B_1、维生素B_2、烟酸

猪瘦肉不仅含有丰富的蛋白质，还含有钙、磷、锌等微量元素，不仅可以补充人体所需的营养，还有滋阴润燥、补虚强身的作用，是蛋白质与脂肪的主要来源。肝病患者逐渐增加蛋白质的摄入可以满足肝细胞再生的需要，同时也应适当增加脂肪的摄入量，以提供较多的热量。

猪瘦肉烹调前莫用热水清洗，因猪肉中含有一种肌溶蛋白，在15℃以上的水中易溶解，若用热水浸泡就会失去很多营养物质，同时口味也欠佳；猪瘦肉应煮熟，因为猪瘦肉中有时会有寄生虫，如果生吃或烹调不彻底时，可能会在肝脏或脑部寄生有钩绦虫。猪肉含有维生素B_1，如果吃肉时再拌一点大蒜，可以延长维生素B_1在人体内停留的时间，这对促进血液循环以及尽快消除身体疲劳、增强体质都有重要的作用。

✔ 猪瘦肉 +芋头 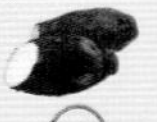 → 滋阴润燥、养胃益气

✔ 猪瘦肉 +红薯 → 降低胆固醇

✔ 猪瘦肉 +山楂 → 祛斑、消瘀

✔ 猪瘦肉 +竹笋 → 清热化痰、解渴益气

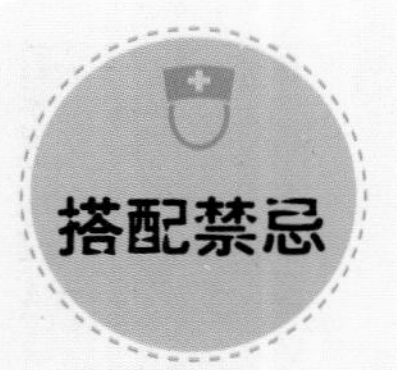

✘ 猪瘦肉 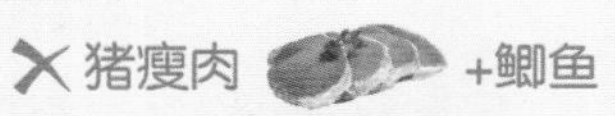 +鲫鱼 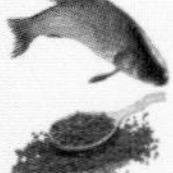 → 产生不良反应

✘ 猪瘦肉 +荞麦 → 不利消化

调理食谱 佛手瓜炒肉片

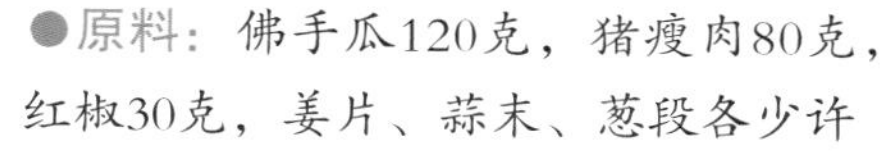

●原料：佛手瓜120克，猪瘦肉80克，红椒30克，姜片、蒜末、葱段各少许

●调料：盐3克，鸡粉2克，食粉少许，生粉7克，生抽3毫升，水淀粉、食用油各适量

●制作：

①将佛手瓜洗净去皮去核切片；猪瘦肉洗净切片；红椒洗净去籽切块。

②肉片加盐、食粉、生粉、食用油，腌渍入味；肉片炒松散，盛出备用。

③用油起锅，放入姜片、蒜末、葱段，爆香，倒入佛手瓜，炒软，加入盐、鸡粉、清水，翻炒至其熟软，倒入肉片、红椒块，炒至断生，用水淀粉勾芡，盛出即成。

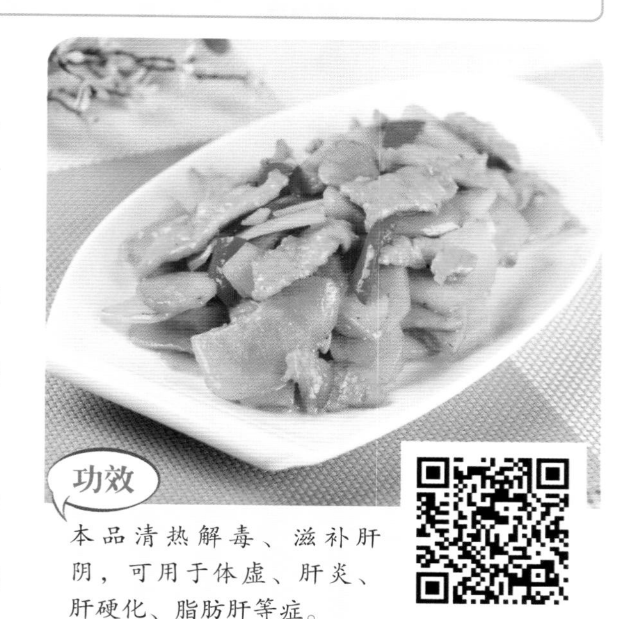

功效

本品清热解毒、滋补肝阴，可用于体虚、肝炎、肝硬化、脂肪肝等症。

调理食谱 丹参瘦肉粥

●原料：水发大米95克，猪瘦肉100克，丹参少许

●调料：盐2克，料酒4毫升，水淀粉适量

●制作：

①将洗净的猪瘦肉切片。

②把肉片装入碗中，加入盐、料酒，淋入水淀粉，拌匀，腌渍约10分钟至其入味，备用。

③砂锅中注入适量清水烧热，放入备好的丹参、大米，搅散，盖上盖，烧开后用小火煮约30分钟至大米熟软，揭开盖，倒入腌好的肉片，拌匀，加入盐，拌匀，煮至入味即可。

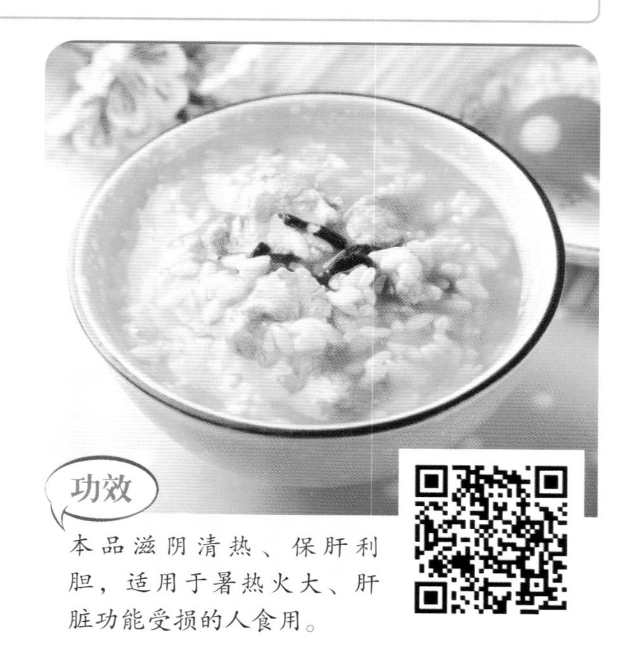

功效

本品滋阴清热、保肝利胆，适用于暑热火大、肝脏功能受损的人食用。

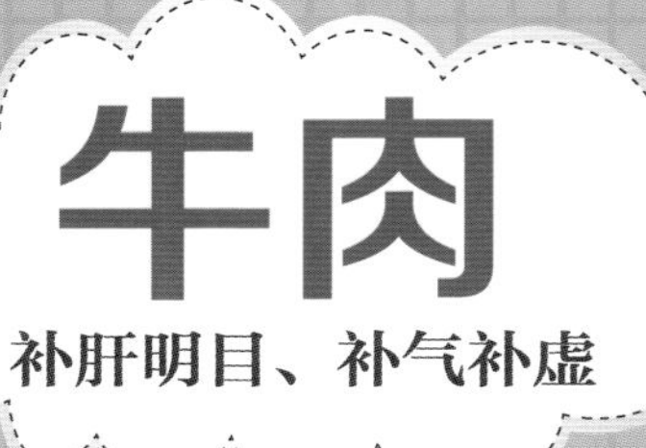

牛肉

补肝明目、补气补虚

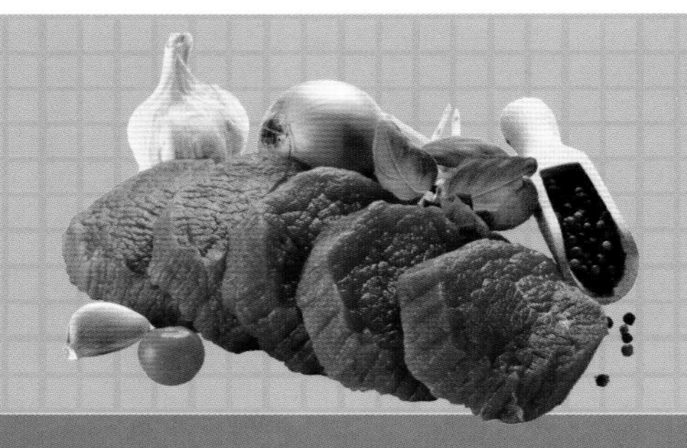

【每日适宜用量】80～100克

【主要营养成分】蛋白质、脂肪、维生素B_1、维生素B_2、钙、磷、铁

养肝功效

牛肉含蛋白质、脂肪、维生素B_1、维生素B_2、钙、磷、铁等，能补脾胃、益气血、强筋骨。还含有多种特殊的成分，如肌醇、黄嘌呤、牛磺酸、氨基酸等，不仅可保护肝细胞，促进肝细胞的修复与再生，还能及时补充机体所缺的微量元素。

食用建议

烹饪牛肉时不易熟烂，可以烹饪前用木棒锤几下或者在烹饪的时候放入几颗山楂。烹调可口美味牛肉的主要秘诀，在于对不同部位的牛肉选择适当的烹饪方式，肉质较嫩的牛肉应该烧、烤、煎、炒，肉质较坚韧的牛肉部位则适宜炖、蒸、煮。内热者、皮肤病、肾病患者不宜食用。

黄金搭档

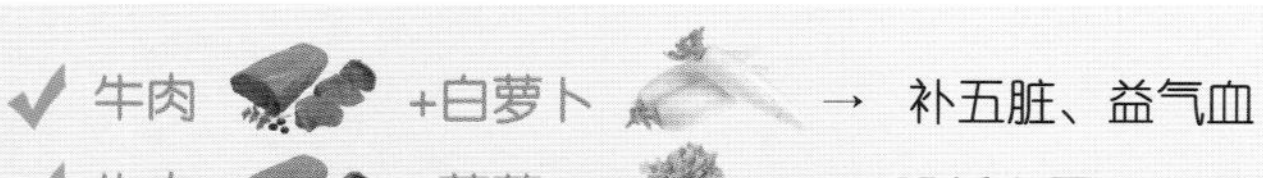

✓ 牛肉 +白萝卜 → 补五脏、益气血

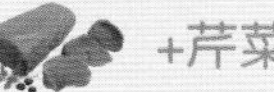

✓ 牛肉 +芹菜 → 降低血压

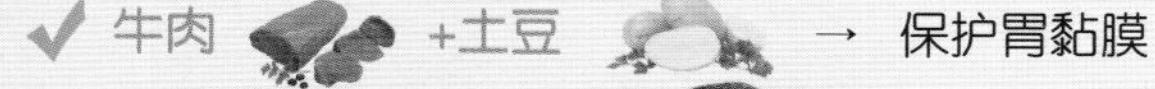

✓ 牛肉 +土豆 → 保护胃黏膜

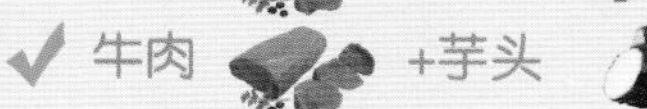

✓ 牛肉 +芋头 → 补中益气、通便

搭配禁忌

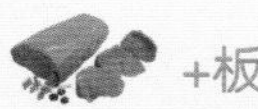
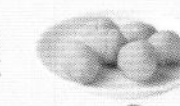

× 牛肉 +板栗 → 降低营养价值

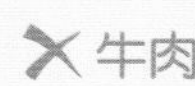
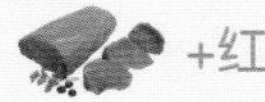
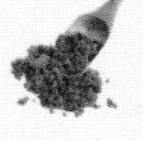

× 牛肉 +红糖 → 容易引起腹胀

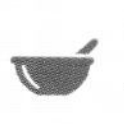

调理食谱 罐焖牛肉

●原料：牛肉150克，土豆180克，胡萝卜70克，口蘑40克，洋葱30克，红枣10克，蒜苗20克，芹菜20克，香叶、姜末、蒜末、葱段少许

●调料：盐、鸡粉、水淀粉、料酒、番茄汁、食用油各适量

●制作：

①将芹菜、蒜苗洗净切段；口蘑、洋葱、牛肉洗净切块；土豆、胡萝卜挖球，牛肉汆水，盛出备用。

②锅中倒水烧开，放牛肉、盐、鸡粉、料酒、香叶、姜末搅拌，小火焖煮40分钟，放土豆、红枣、口蘑、洋葱，焖煮15分钟，夹去香叶，放芹菜、蒜苗、番茄汁、蒜末、水淀粉、葱段，拌匀即可。

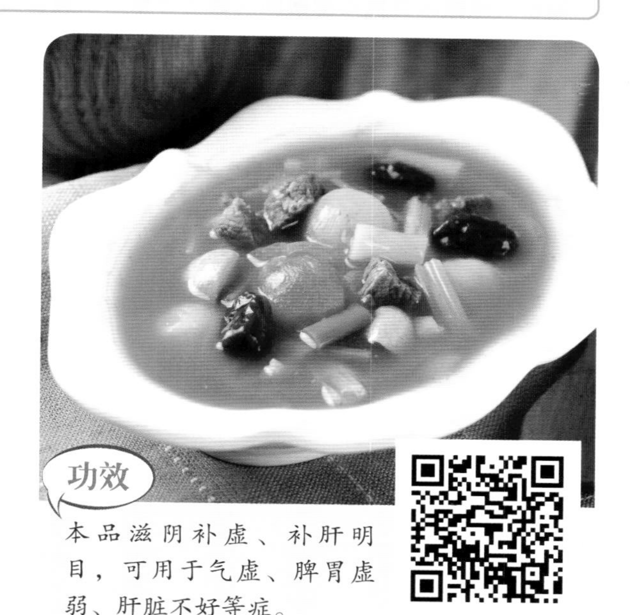

功效

本品滋阴补虚、补肝明目，可用于气虚、脾胃虚弱、肝脏不好等症。

调理食谱 酱牛肉

●原料：牛肉300克，姜片15克，葱结20克，桂皮、丁香、八角、红曲米、甘草、陈皮各少许

●调料：盐2克，鸡粉2克，白糖5克，生抽6毫升，老抽4毫升，五香粉3克，料酒5毫升，食用油适量

●制作：

①锅中注水，放入牛肉、料酒，用中火煮约10分钟，捞出待用。

②用油起锅，放入洗净的姜片、葱结、桂皮、丁香、八角、陈皮、甘草，爆香，加白糖、水、红曲米、盐、生抽、鸡粉、五香粉、老抽、牛肉，烧开后转小火煮约40分钟至熟，捞出待用。

③牛肉切片摆盘，浇上汤汁即可。

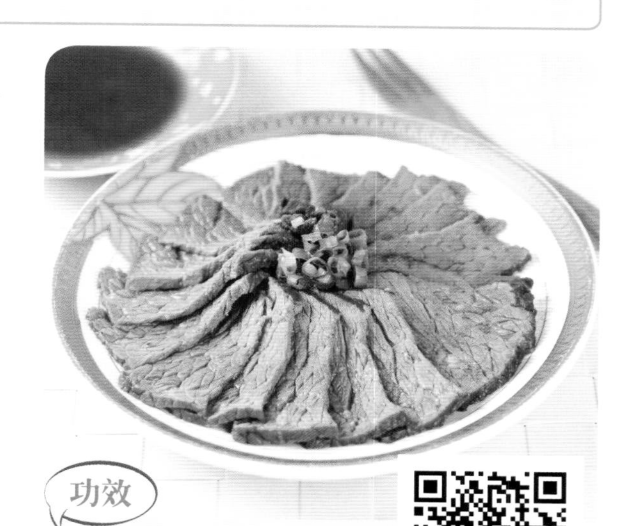

功效

本品补气补血、补肝明目，可用于体虚、营养不良、肝病等症。

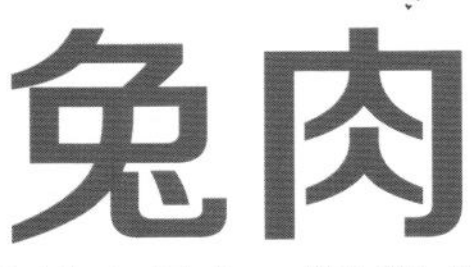

兔肉

滋补肝阳、提供营养

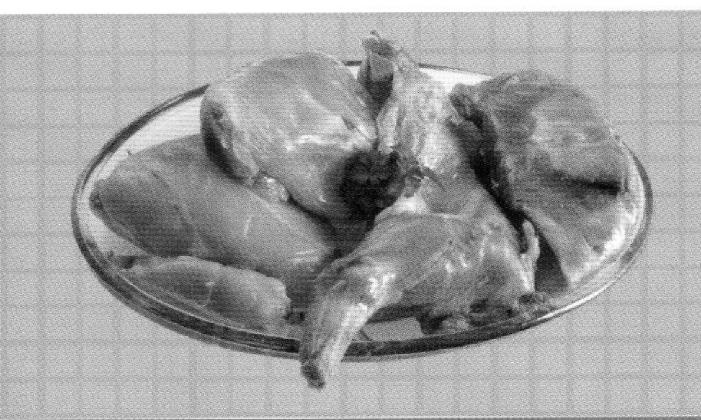

【每日适宜用量】80～100克

【主要营养成分】蛋白质、维生素B_1、铁

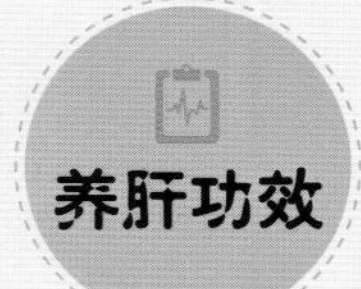

兔肉属于高蛋白质、低脂肪、少胆固醇的肉类，兔肉含蛋白质高达70%，比一般肉类都高，但脂肪和胆固醇含量却低于所有的肉类，适合肝病患者“高蛋白、低脂肪 ”的健康饮食原则，还可以有效提高受损肝组织及肝细胞的修复，起到滋补肝阳的功效，非常适合肝病患者食用。

孕妇及经期女性、有明显阳虚症状的女性、脾胃虚寒者不宜食用兔肉。好的兔肉呈均匀的红色，具有光泽，脂肪洁白或呈乳黄色的为新鲜肉。肌肉色泽稍转暗，切面尚有光泽，但脂肪无光泽的为次鲜肉。兔肉需要冷冻储存。

✔ 兔肉 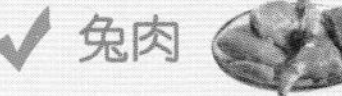 +大葱 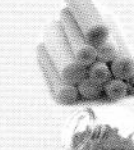 → 活血化瘀

✔ 兔肉 +枸杞 → 缓解头晕、耳鸣等症状

✔ 兔肉 +山药 → 健脾和胃

✔ 兔肉 +红枣 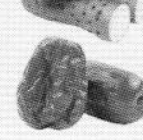 → 补益气血

✘ 兔肉 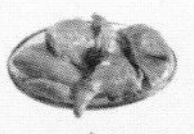 +芥菜 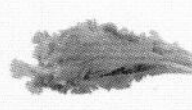 → 不利消化

✘ 兔肉 +鸡蛋 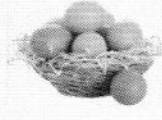 → 引起腹痛腹泻

兔肉萝卜煲

●原料：兔肉500克，白萝卜500克，香叶、八角、草果、姜片、葱段各少许

●调料：盐2克，料酒10毫升，生抽10毫升

●制作：

①将白萝卜洗净去皮切块；兔肉汆水。

②用油起锅，放入姜片、葱段，爆香，倒入兔肉，炒匀，放入香叶、八角、草果、料酒，炒香，倒入生抽，略炒片刻，加入清水，煮沸，放入白萝卜，炒匀，用小火焖15分钟，至食材熟透。

③将锅中的食材转到砂锅中，置于旺火上，放入盐，搅匀入味，用大火加热，熄火，放入葱段即可。

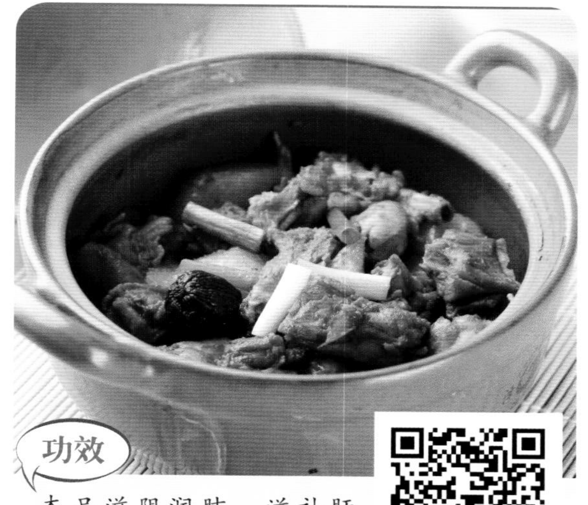

功效

本品滋阴润肺、滋补肝阳，可以有效提高受损肝组织及肝细胞的修复。

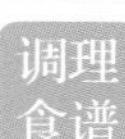

胡萝卜马蹄兔骨汤

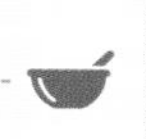

●原料：兔骨块150克，猪骨块80克，马蹄60克，水发黄豆 40克，胡萝卜50克，姜片少许

●调料：料酒8毫升，盐、鸡粉、胡椒粉各2克

●制作：

①将胡萝卜洗净去皮切滚刀块；马蹄洗净去皮切小块，备用。

②锅中注水烧开，倒入猪骨、兔骨、料酒，煮约1分钟，汆去血水，捞出待用。

③砂锅中注水烧开，倒入黄豆、胡萝卜、马蹄、汆过水的食材、姜片、料酒拌匀，烧开后用小火煮约1小时，搅拌均匀，加入盐、鸡粉、胡椒粉，拌匀，略煮片刻，至食材入味即可。

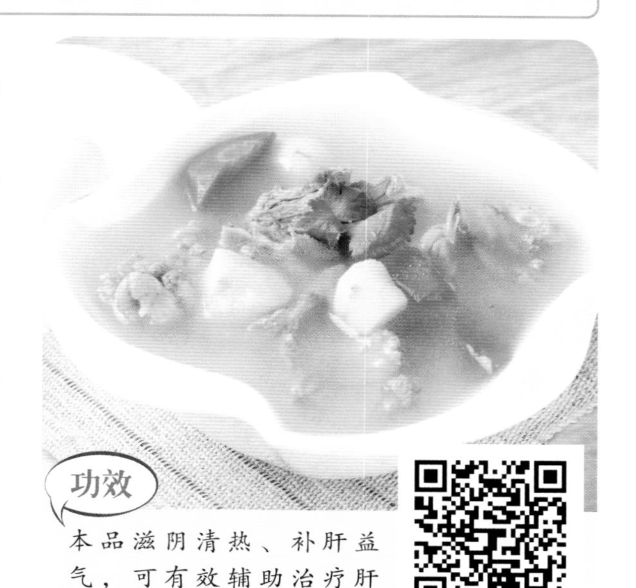

功效

本品滋阴清热、补肝益气，可有效辅助治疗肝炎、肝硬化等肝病。

鸭肉

滋补肝阴，改善肝功能

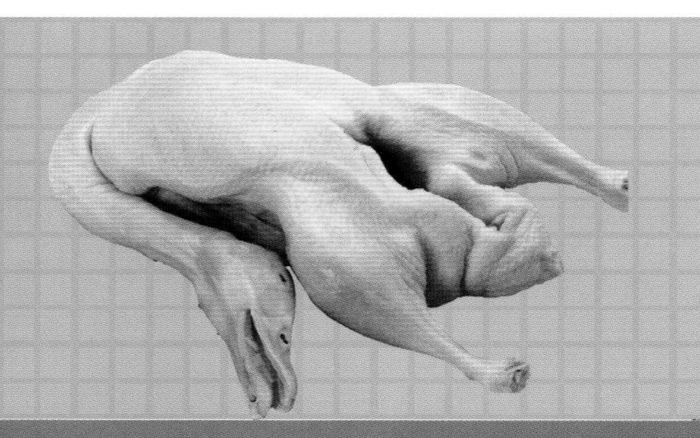

【每日适宜用量】80～100克

【主要营养成分】蛋白质、烟酸、不饱和脂肪酸

鸭肉富含烟酸，它是构成人体内两种重要辅酶的成分之一。其饱和脂肪酸、单不饱和脂肪酸、多不饱和脂肪酸的比例接近理想值，适合急性、慢性肝病患者食用。鸭肉还富含蛋白质，能够修复肝病患者受损的肝细胞，滋补肝阴，有利于改善肝功能。

烹调鸭肉时加入少量盐，肉汤会更鲜美。公鸭肉性微寒，母鸭肉性微温。用老而肥大之鸭同海参炖食，具有很强的滋补功效，炖出的鸭汁，善补五脏之阴和虚痨之热。保存鸭肉的方法很多，常用熏、腊、风、腌等方法保存。阳虚脾弱、外感未清、便泻肠风者不宜食用鸭肉。

- ✔ 鸭肉 +白菜 → 促进血液中胆固醇的代谢
- ✔ 鸭肉 +豆豉 → 降低人体内的脂肪
- ✔ 鸭肉 +海带 → 排除毒素
- ✔ 鸭肉 +竹笋 → 润肠通便

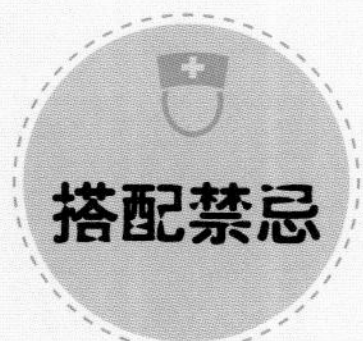

- ✘ 鸭肉 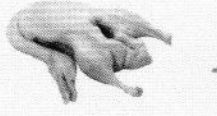 +鳖肉 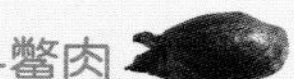 → 导致水肿泄泻
- ✘ 鸭肉 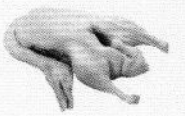 +板栗 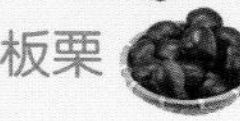 → 引起肠胃不适

调理食谱 彩椒黄瓜炒鸭肉

●原料：鸭肉180克，黄瓜90克，彩椒30克，姜片、葱段各少许

●调料：生抽5毫升，盐2克，鸡粉2克，水淀粉8毫升，食用油适量

●制作：

①将彩椒洗净去籽切块；黄瓜洗净去瓤切块；处理干净的鸭肉切丁。

②将鸭肉装入碗中，淋入生抽、水淀粉，腌渍入味，备用。

③用油起锅，放入姜片、葱段，爆香，倒入鸭肉，翻炒变色，放入彩椒，炒匀，倒入黄瓜、盐、鸡粉、生抽、水淀粉，炒至食材入味即可。

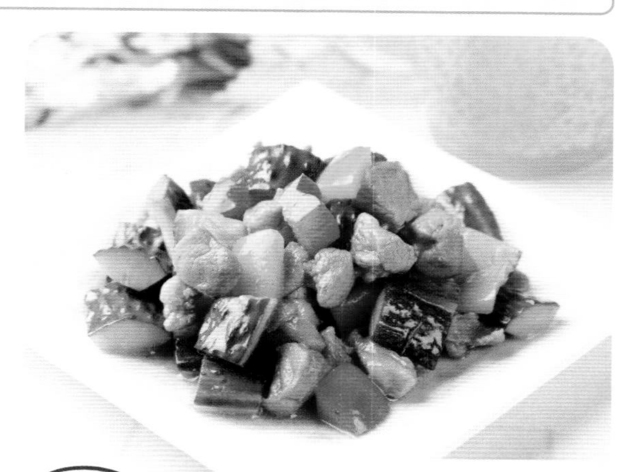

功效

本品清热解毒、滋补肝阴，可用于营养不良、免疫力低下、肝硬化等症。

调理食谱 银耳鸭汤

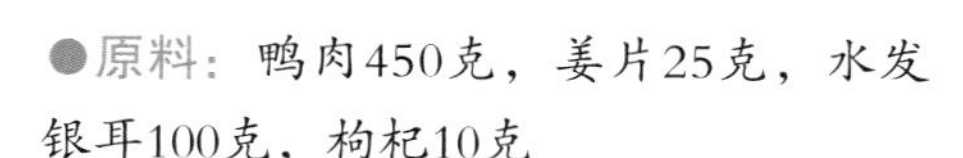

●原料：鸭肉450克，姜片25克，水发银耳100克，枸杞10克

●调料：盐3克，鸡粉2克，料酒适量

●制作：

①将银耳洗净切去黄色根部，切块；鸭肉洗净斩成小块。

②锅中注水烧开，倒入鸭块煮沸，汆去血水，捞出待用。

③用油起锅，放入姜片，爆香，倒入鸭块、料酒、清水，煮沸，捞去浮沫，放入枸杞，将锅中材料转到砂锅中置于旺火上，放入银耳，烧开后，小火炖熟，放入鸡粉、盐，拌匀即可。

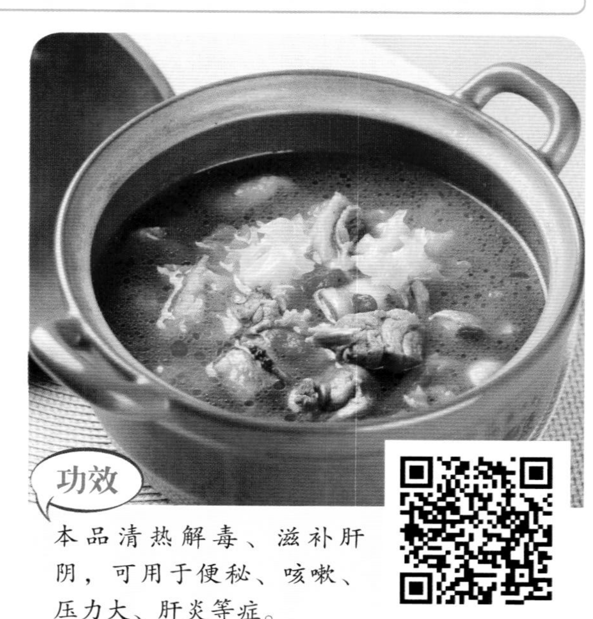

功效

本品清热解毒、滋补肝阴，可用于便秘、咳嗽、压力大、肝炎等症。

鸡蛋清

滋阴清热、滋补肝阴

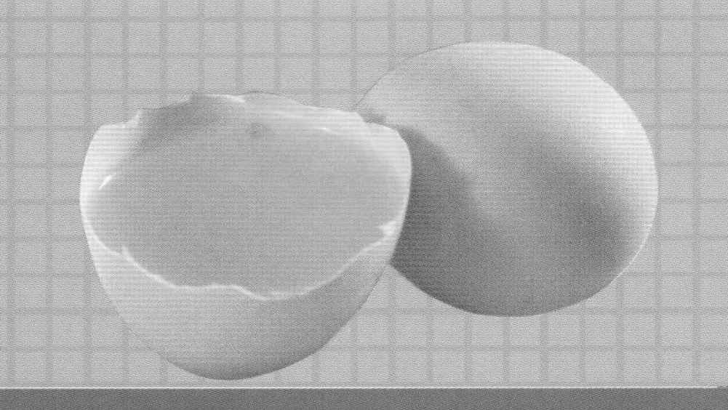

【每日适宜用量】60～80克

【主要营养成分】蛋白质、烟酸、维生素E

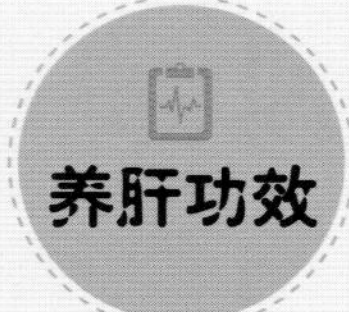

养肝功效

鸡蛋清含有大量矿物质和优质蛋白质，对肝脏组织损伤有修复作用，不仅可以促进肝细胞的再生，还可以提高人体血浆蛋白量，增强机体的代谢功能和免疫功能，起到滋补肝阴的作用，非常适合肝病患者食用。

食用建议

高热、腹泻、胆石症、皮肤生疮化脓等病症者及肾病患者不宜食用。鸡蛋清煮着吃最有利于吸收营养，烹饪鸡蛋清的时候要注意不要做得太老，以免营养流失；炒鸡蛋清时，顺一个方向搅打，并加入少量水，可以使鸡蛋清更加鲜嫩。

黄金搭档

✓ 鸡蛋清 +豆浆 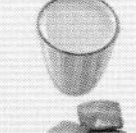 → 清热滋阴

✓ 鸡蛋清 +干贝 → 增强人体免疫力

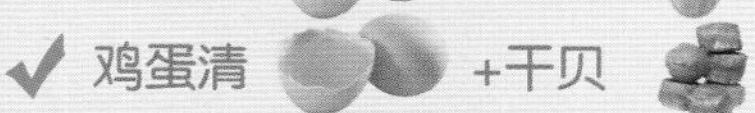

✓ 鸡蛋清 +百合 → 清热解毒、养心安神

✓ 鸡蛋清 +羊肉 → 延缓衰老

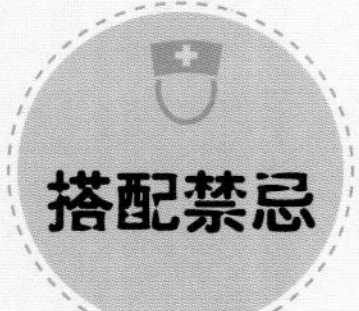

搭配禁忌

✗ 鸡蛋清 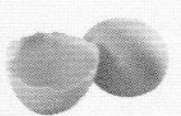 +醋 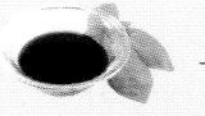 → 降低营养价值

✗ 鸡蛋清 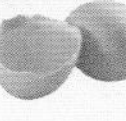 +甲鱼 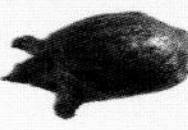 → 对身体不利

调理食谱 芙蓉虾球

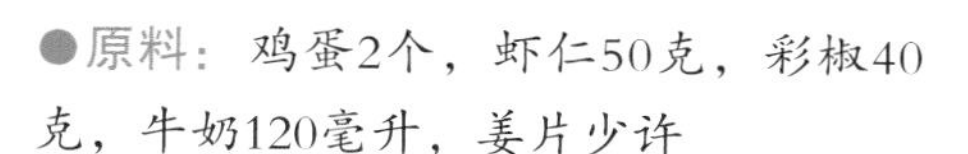

●原料：鸡蛋2个，虾仁50克，彩椒40克，牛奶120毫升，姜片少许

●调料：盐3克，鸡粉少许，料酒3毫升，水淀粉、芝麻油、食用油各适量

●制作：

①将虾仁洗净去虾线；彩椒洗净切块。

②鸡蛋取蛋清装碗中，倒入牛奶、盐、水淀粉，调匀制成蛋液待用；虾仁装碗中，放入料酒、盐、鸡粉、水淀粉、芝麻油，腌渍入味；用油起锅，倒入虾仁、姜片、彩椒块，翻炒至虾仁八成熟，盛出待用。

③另起锅注油烧热，转小火，倒入蛋清，中火翻炒至蛋液七成熟，放入虾仁，炒至食材熟透即成。

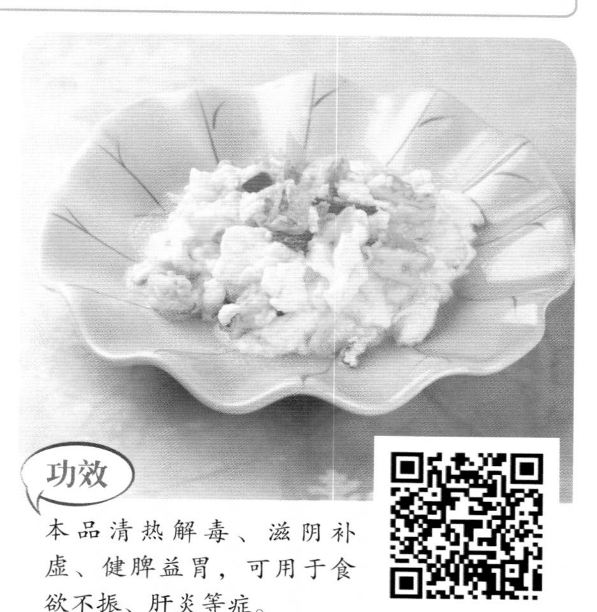

功效

本品清热解毒、滋阴补虚、健脾益胃，可用于食欲不振、肝炎等症。

调理食谱 芙蓉竹荪汤

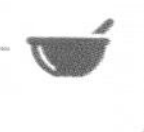

●原料：水发竹荪70克，鸡蛋1个，葱花少许

●调料：盐2克，鸡粉2克，芝麻油2毫升，食用油适量

●制作：

①将发好的竹荪切成段；鸡蛋打入碗中，打散调匀。

②锅中注水烧开，放盐、鸡粉、食用油，放入竹荪，煮2分钟至断生。

③倒入蛋液拌匀，淋入适量芝麻油，搅匀调味。

④盛出锅中食材，装入汤碗中，放入葱花即可。

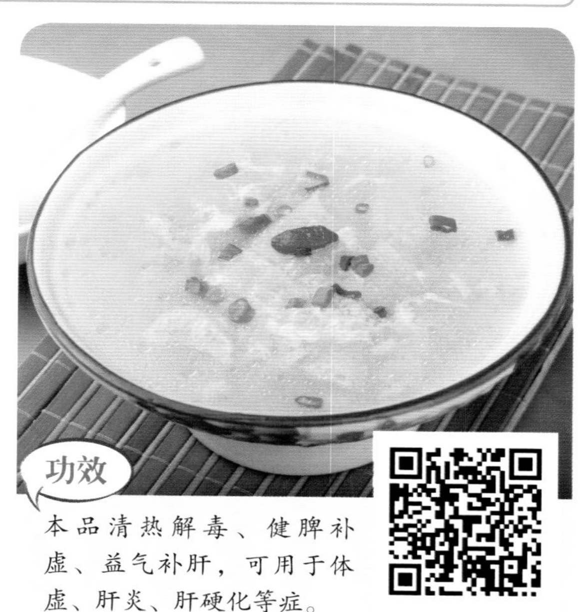

功效

本品清热解毒、健脾补虚、益气补肝，可用于体虚、肝炎、肝硬化等症。

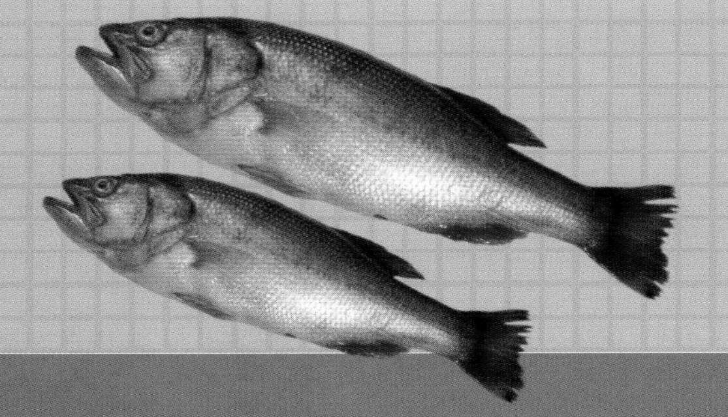

【每日适宜用量】80～100克

【主要营养成分】蛋白质、二十二碳五烯酸（简称EPA）

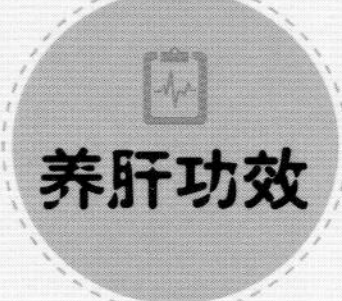

养肝功效

鲈鱼具有补肝肾、益脾胃、化痰止咳之效，对肝肾不足的人有很好的补益作用。鲈鱼含有丰富的EPA，它能与血中胆固醇结合形成胆固醇脂，促进胆固醇的代谢和排泄，从而降低血中胆固醇含量，对脂肪肝有很好的防治作用。

食用建议

皮肤病、疮肿患者忌食。颜色以鱼身偏青色、鱼鳞有光泽、透亮为好，翻开鳃呈鲜红者、表皮及鱼鳞无脱落才是新鲜的，鱼眼要清澈透明不浑浊，无损伤痕迹；用手指按一下鱼身，富有弹性就表示鱼体较新鲜；不要买尾巴呈红色的鲈鱼，因为这表明鱼体有损伤，买回家后很快就会死掉。

黄金搭档

✔ 鲈鱼+姜 → 补虚养身、健脾开胃

✔ 鲈鱼+胡萝卜 → 延缓衰老

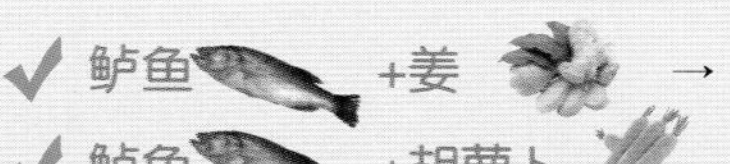

✔ 鲈鱼+南瓜 → 有助于预防感冒

✔ 鲈鱼+人参 → 增强记忆力

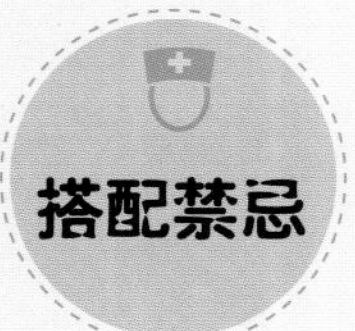

搭配禁忌

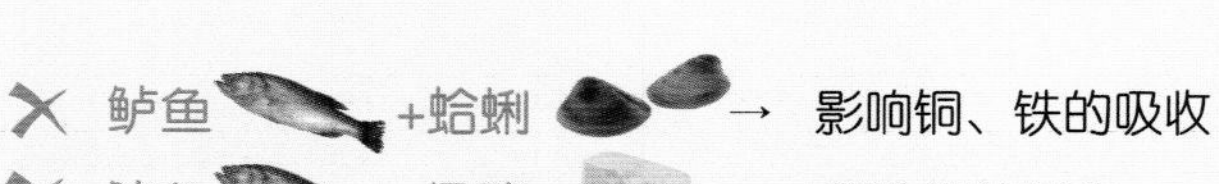

✘ 鲈鱼+蛤蜊 → 影响铜、铁的吸收

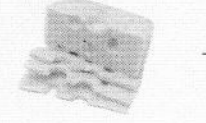

✘ 鲈鱼+奶酪 → 影响钙的吸收

调理食谱 浇汁鲈鱼

●原料：鲈鱼270克，豌豆90克，胡萝卜60克，玉米粒45克，姜丝、葱段、蒜末各少许

●调料：盐2克，番茄酱、水淀粉各适量，食用油少许

●制作：

①将鲈鱼洗净放碗中，加盐、姜丝、葱段，腌渍约15分钟；胡萝卜洗净切丁；鲈鱼洗净切开，去鱼骨，鱼肉两侧切条，放入蒸盘中，待用。

②胡萝卜、豌豆、玉米粒焯水；蒸锅上火烧开，放入蒸盘，中火蒸15分钟。

③用油起锅，倒入蒜末、食材、番茄酱、清水，煮沸，倒入水淀粉，调成菜汁盛出，浇在鱼身上即可。

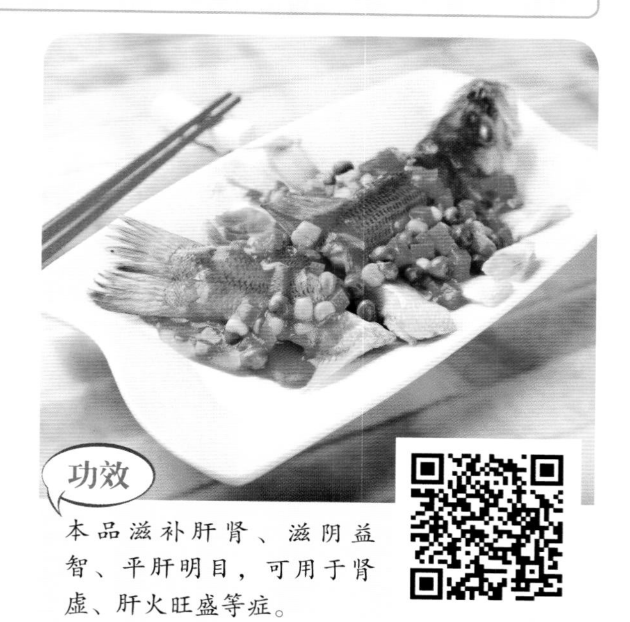

功效

本品滋补肝肾、滋阴益智、平肝明目，可用于肾虚、肝火旺盛等症。

调理食谱 苦瓜鱼片汤

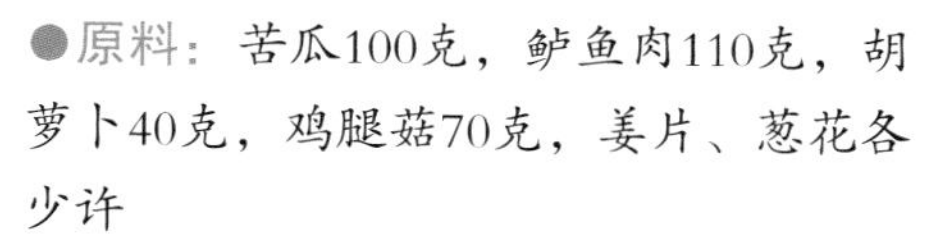

●原料：苦瓜100克，鲈鱼肉110克，胡萝卜40克，鸡腿菇70克，姜片、葱花各少许

●调料：盐3克，鸡粉2克，胡椒粉少许，水淀粉、食用油各适量

●制作：

①将鸡腿菇洗净切片；胡萝卜洗净切片；苦瓜洗净去籽切片；鱼肉洗净切片。

②鱼片装碗中，放入盐、鸡粉、胡椒粉、水淀粉、食用油，腌渍入味。

③用油起锅，放入姜片、苦瓜片、胡萝卜、鸡腿菇、清水，大火烧开，煮熟，放入盐、鸡粉、鱼片，煮至鱼片熟透盛出，放入葱花即可。

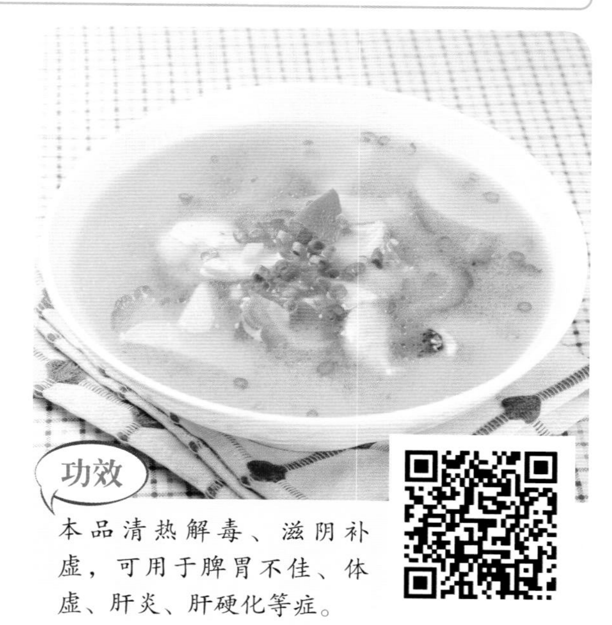

功效

本品清热解毒、滋阴补虚，可用于脾胃不佳、体虚、肝炎、肝硬化等症。

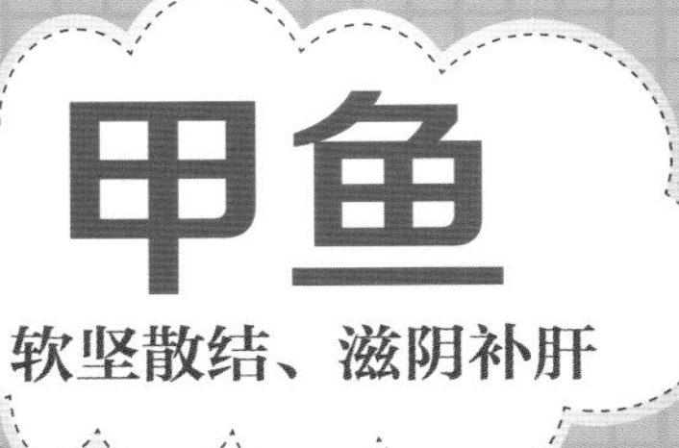

甲鱼

软坚散结、滋阴补肝

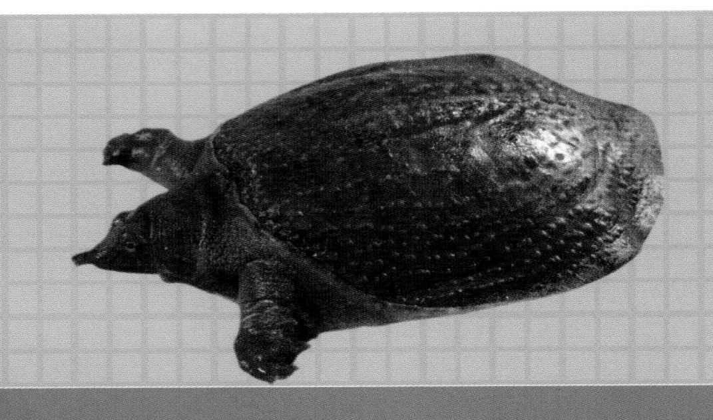

【每日适宜用量】50～60克

【主要营养成分】蛋白质、维生素A、维生素B_1、维生素B_2

养肝功效

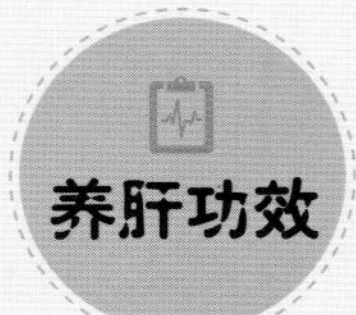

甲鱼具有益气补虚、滋阴壮阳、益肾健体、净血散结等多种功效。甲鱼富含蛋白质、维生素A、维生素B_1、维生素B_2等物质，因其有较好的净血作用，又可软坚散结，多用于肝硬化、肝癌患者的辅助治疗，适合肝病患者食用。

食用建议

烹制甲鱼一定要选用鲜活的，不要用死甲鱼。甲鱼要选背部呈橄榄色，上有黑斑，腹部为乳白色的。可以将甲鱼养在冰箱冷藏室的果盘盒内，既可以防止蚊子叮咬，又可延长甲鱼的存活时间。孕妇、产后泄泻、脾胃阳虚、失眠者，肠胃炎、胃溃疡、胆囊炎等消化系统疾病患者慎食。

黄金搭档

甲鱼 +乌鸡 → 促进营养素吸收
甲鱼 +山药 → 补脾胃、滋肝肾
甲鱼 +冬瓜 → 润肺、明目、利湿
甲鱼 +生姜 → 滋阴补肾、填精补髓

搭配禁忌

甲鱼 +橘子 → 影响蛋白质吸收
甲鱼 +芹菜 → 引起肠胃不适

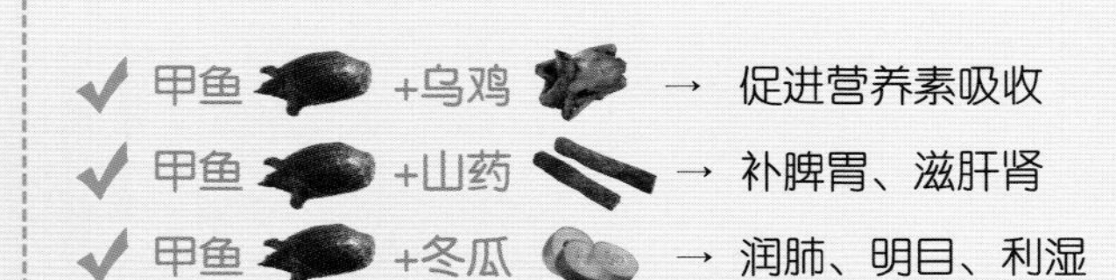

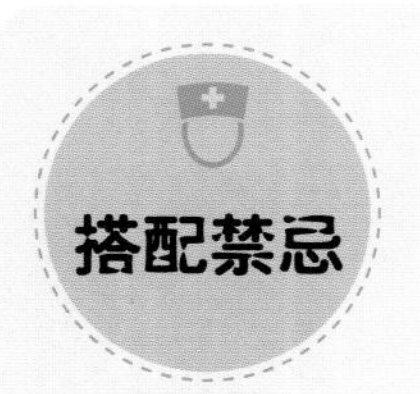

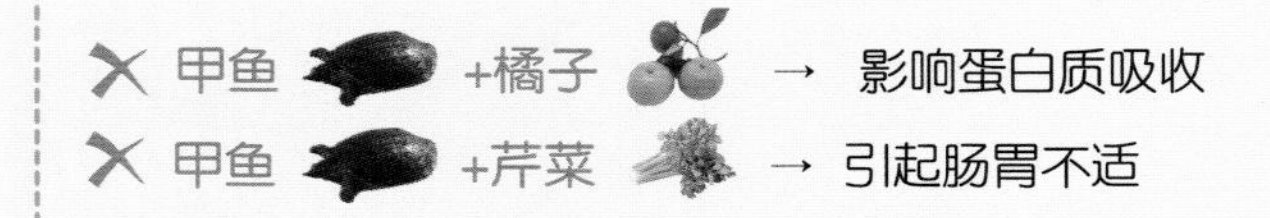

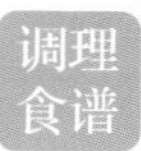

山药甲鱼汤

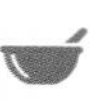

●原料：甲鱼块700克，山药130克，姜片45克，枸杞20克

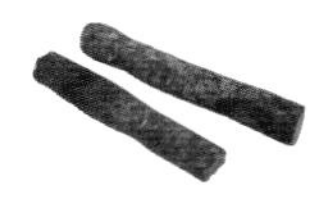

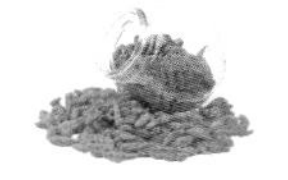

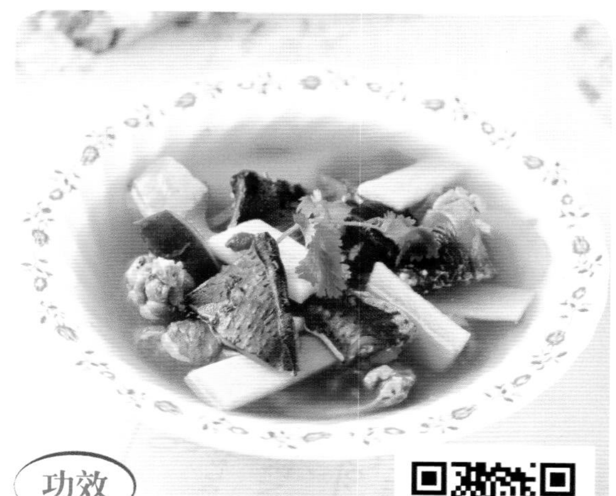

●调料：料酒20毫升，盐2克，鸡粉2克

●制作：

①将山药洗净去皮切片。

②锅中注水烧开，倒入甲鱼块、料酒，煮沸，汆去血水，捞出沥干。

③砂锅注水烧开，放入枸杞、姜片、甲鱼块、料酒，拌匀，烧开后小火炖20分钟，放入山药，搅拌片刻，小火炖熟，放盐、鸡粉，拌匀调味，盛出即可。

功效

本品清热解毒、滋补肝肾，可用于肾虚、火气过大、肝脏不好等症。

枸杞青蒿甲鱼汤

●原料：甲鱼块600克，枸杞10克，青蒿8克，地骨皮10克，姜片少许

●调料：鸡汁10毫升，料酒16毫升，盐2克，鸡粉2克

●制作：

①锅中注水烧开，倒入甲鱼块、料酒，煮沸，汆去血水，捞出待用。

②砂锅中注水烧开，放入青蒿、地骨皮、姜片、枸杞、甲鱼块、鸡汁、料酒，搅拌匀，烧开后用小火煮30分钟，至食材熟透，放入少许盐、鸡粉，拌匀调味。

③关火后盛出煮好的汤料，装入汤碗中即可。

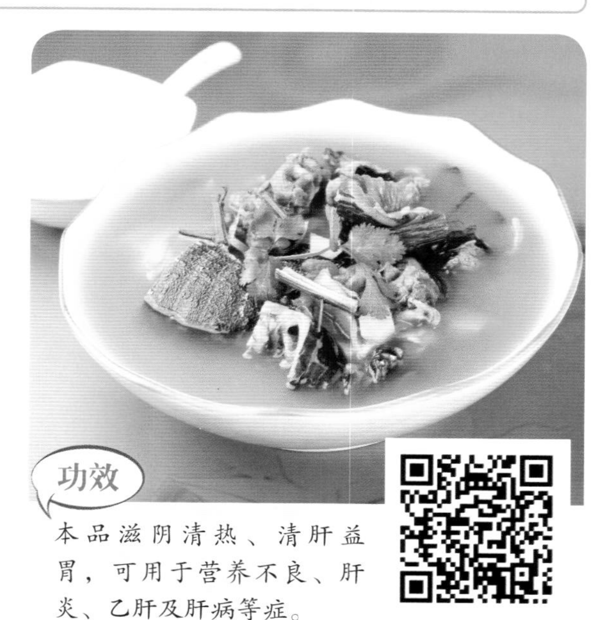

功效

本品滋阴清热、清肝益胃，可用于营养不良、肝炎、乙肝及肝病等症。

虾
补肾壮阳、清热补肝

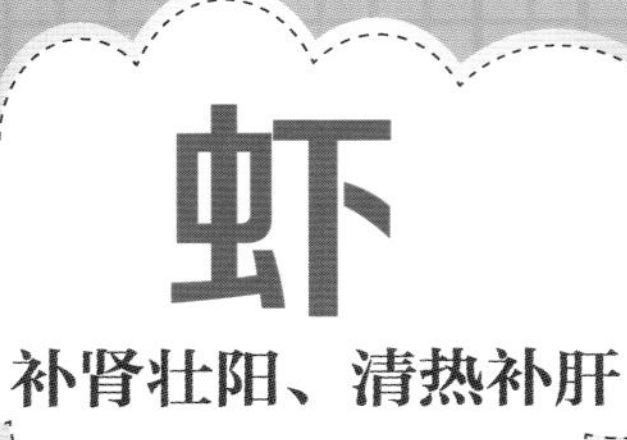

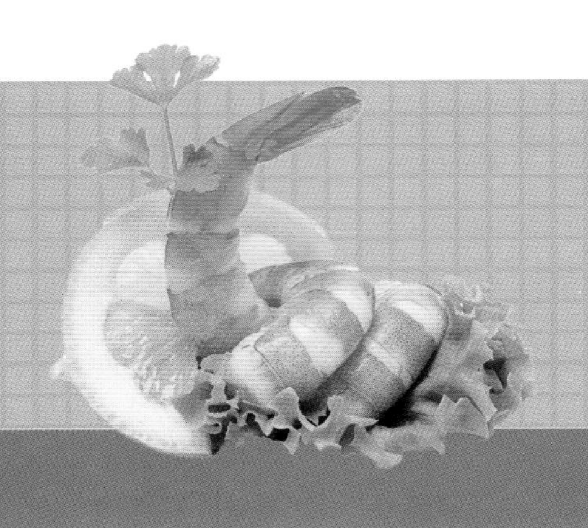

【每日适宜用量】30～50克

【主要营养成分】蛋白质、烟酸、镁、钙、硒

养肝功效

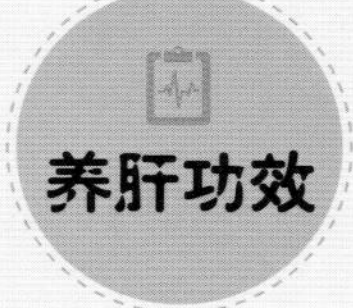

虾具有补肾、壮阳、通乳等功效。虾富含蛋白质，有利于肝细胞的修复与再生；虾含有丰富的镁，可减少血液中胆固醇含量，降低脂肪含量，有助于防治脂肪肝，适合肝病患者食用。

食用建议

烹调虾之前，先用泡桂皮的沸水把虾冲烫一下，味道会更鲜美；煮虾的时候滴少许醋，可让煮熟的虾壳鲜红亮丽，吃的时候，壳和肉也容易分离。虾的头和肠中有害物质较多，应处理干净再烹饪。过敏体质、气喘、皮肤病患者不宜吃虾。

黄金搭档

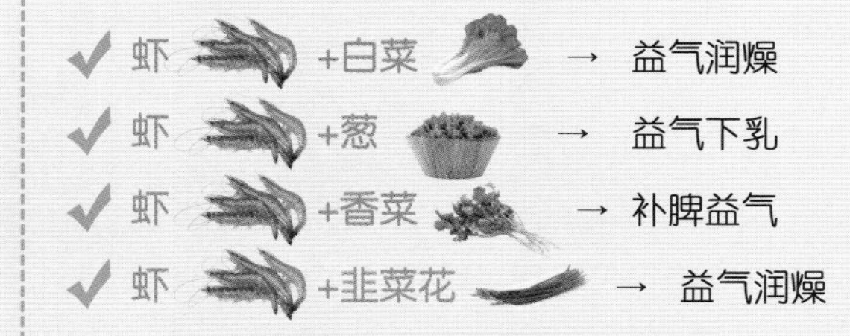

搭配禁忌

虾 +黄豆 → 引起消化不良
虾 +木瓜 → 引起肠胃不适

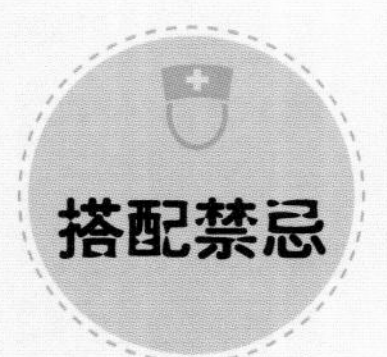

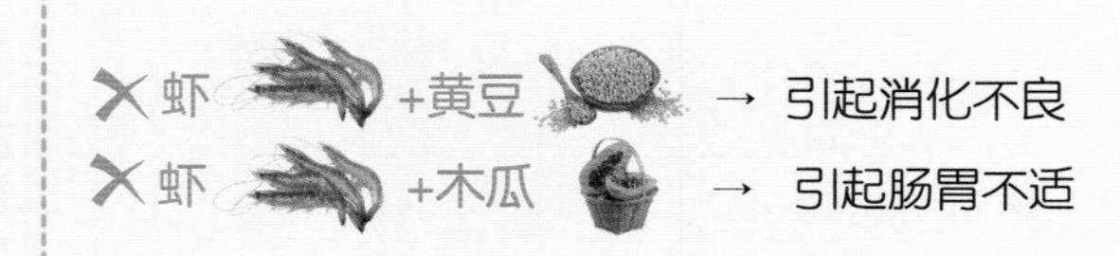

调理食谱 鲜虾炒白菜

●原料：虾仁50克，大白菜160克，红椒25克，姜片、蒜末、葱段各少许

●调料：盐3克，鸡粉3克，料酒3毫升，水淀粉、食用油各适量

●制作：

①将大白菜洗净切块；红椒洗净去籽切块；虾仁洗净去虾线。

②虾仁装碗中，放入盐、鸡粉、水淀粉、食用油，腌渍入味；锅中注水烧开，放食用油、盐、大白菜，煮半分钟至其断生，捞出待用。

③用油起锅，放入姜片、蒜末、葱段，爆香，倒入虾仁、料酒、大白菜、红椒、鸡粉、盐，炒匀，倒入水淀粉勾芡即可。

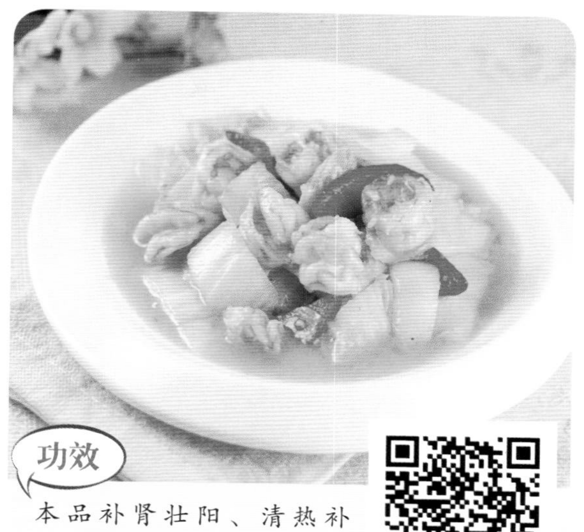

功效

本品补肾壮阳、清热补肝、润肠通便，可用于便秘、肾虚、肝炎等症。

调理食谱 白玉百花脯

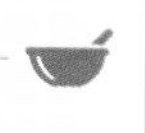

●原料：冬瓜350克，虾胶90克，上海青叶少许

●调料：盐、鸡粉各3克，生粉6克，生抽4毫升，水淀粉、食用油各适量

●制作：

①用模具在洗净的冬瓜上压出数个棋子块，挖出小窝，焯水。

②蒸盘中摆冬瓜块，撒生粉，把虾胶逐一塞入到冬瓜块的小窝中，抹平，盖上菜叶，制成冬瓜脯生坯；蒸锅上火烧开，放入蒸盘，大火蒸熟取出待用。

③炒锅注油烧热，倒入清水、盐、鸡粉、生抽，煮沸，倒水淀粉，拌匀制成味汁，浇在冬瓜脯上即可。

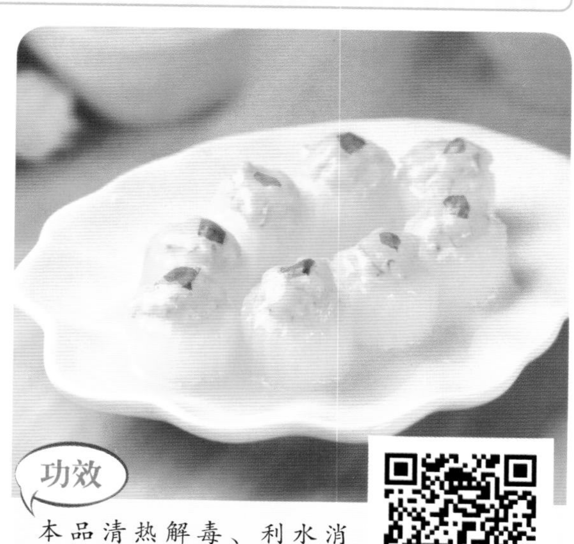

功效

本品清热解毒、利水消肿、滋补肝脾，可用于水肿、肝炎、肝硬化等症。

紫菜

通利水道、保护肝脏

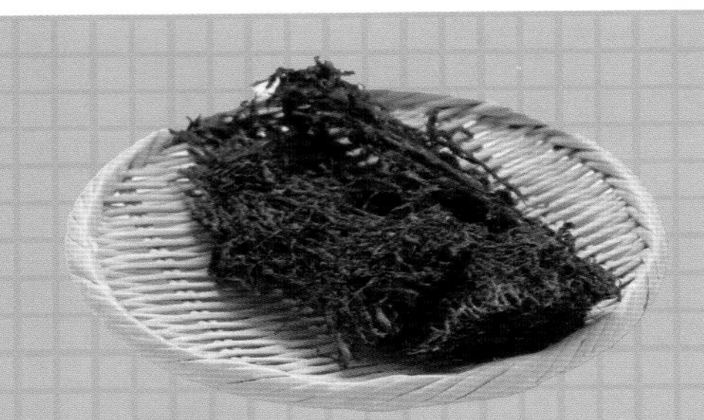

【每日适宜用量】15～30克

【主要营养成分】碘、钙、铁、锌、甘露醇、多糖

养肝功效

紫菜含有丰富的微量元素，素有“微量元素的宝库”之称，其中的甘露醇是一种很强的利尿剂，有消水肿的作用，有利于保护肝脏。紫菜所含的多糖具有明显增强细胞免疫和体液免疫功能的功效，可促进淋巴细胞转化，提高机体的免疫力，增强抗病能力。

食用建议

紫菜性寒，故脾胃虚寒、腹痛便溏之人忌食；身体虚弱的人食用时最好加些肉类来减低寒性。每次不能食用太多，以免引起腹胀、腹痛。若紫菜在凉水浸泡后呈蓝紫色，说明在干燥、包装前已被有毒物质污染，这种紫菜对人体有害，不能食用。

黄金搭档

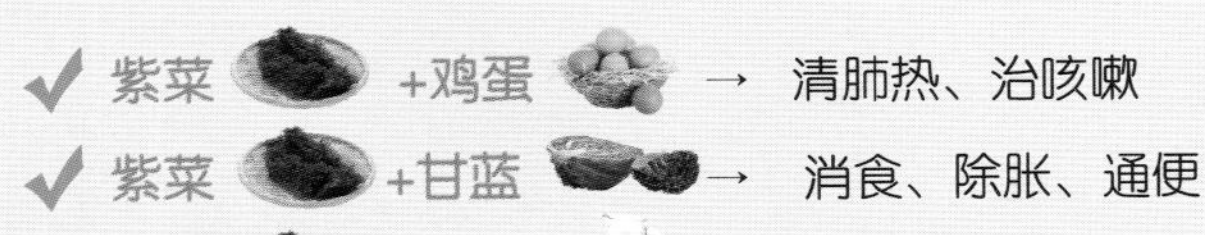

紫菜 +橙子 → 润肠通便

搭配禁忌

紫菜 +柿子 → 影响钙质的吸收
紫菜 +花菜 → 引起消化不良

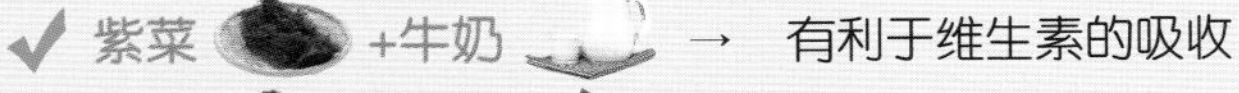

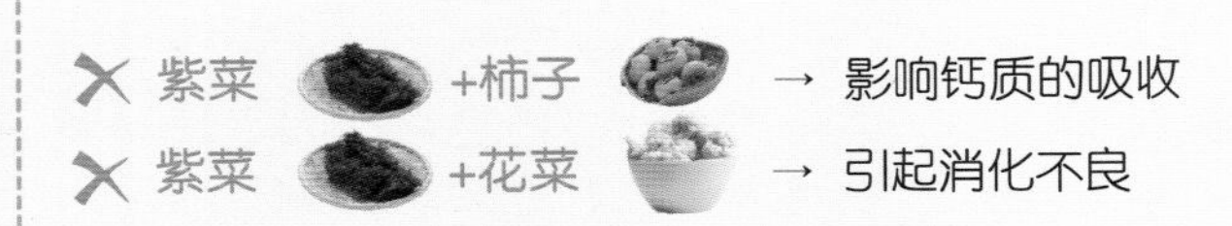

调理食谱 紫菜豆腐羹

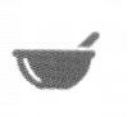

●原料：豆腐260克，西红柿65克，鸡蛋1个，水发紫菜200克，葱花少许

●调料：盐2克，鸡粉2克，芝麻油、水淀粉、食用油各适量

●制作：

①将洗净的西红柿切小丁块；洗好的豆腐切小方块；鸡蛋打入碗中，打散制成蛋液。

②锅中注水烧开，倒少许食用油，放西红柿略煮，倒入豆腐块拌匀，加少许鸡粉、盐，放入洗净的紫菜，用大火煮至食材熟透。

③倒入水淀粉勾芡；倒入蛋液，搅拌至蛋花成形；淋入少许芝麻油，搅拌入味。

④关火后盛出，装入碗中，撒上葱花即可。

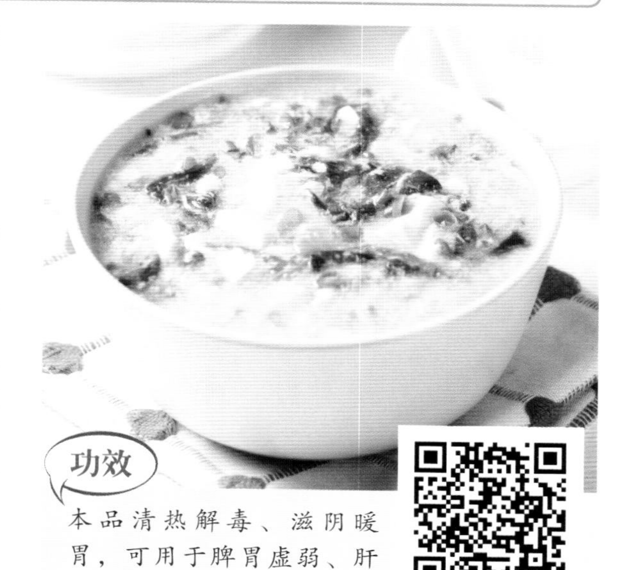

功效

本品清热解毒、滋阴暖胃，可用于脾胃虚弱、肝炎、肝硬化等症。

调理食谱 豆腐紫菜鲫鱼汤

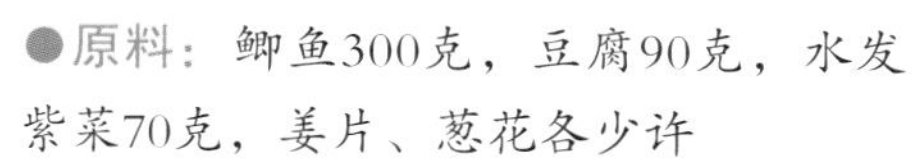

●原料：鲫鱼300克，豆腐90克，水发紫菜70克，姜片、葱花各少许

●调料：盐3克，鸡粉2克，料酒、胡椒粉、食用油各适量

●制作：

①将豆腐洗净切块待用。

②用油起锅，放入姜片爆香，放入处理干净的鲫鱼，煎香，翻面煎至其呈焦黄色；放入料酒、清水、盐、鸡粉，大火烧开煮熟；倒入豆腐、紫菜、胡椒粉，拌匀，煮至食材熟透。

③把鲫鱼盛入碗中，倒入余下的汤，撒上葱花即可。

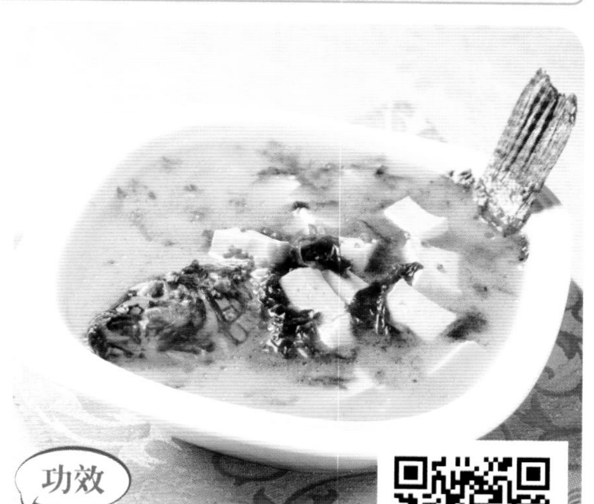

功效

本品滋阴清热、滋补脾胃、营养丰富，可用于脾胃虚弱、肝病等症。

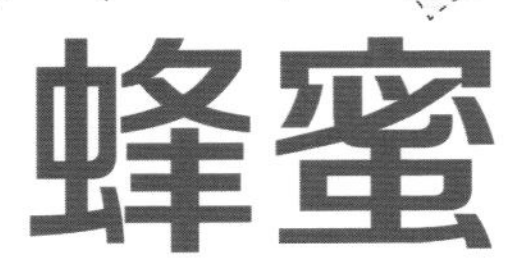

蜂蜜

清肝解毒、润肠通便

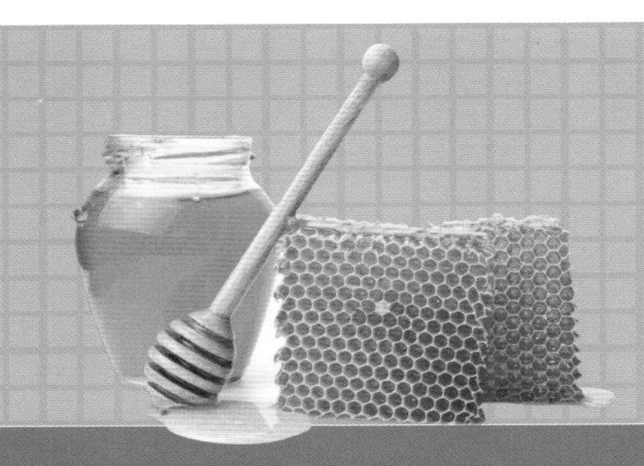

【每日适宜用量】15～20克

【主要营养成分】碳水化合物、有机酸

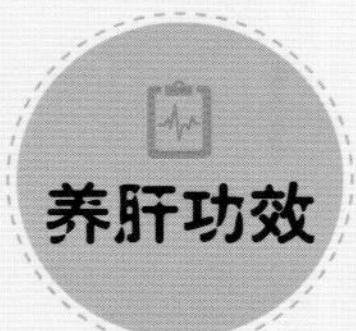

蜂蜜具有清肝解毒、润肠通便、安神助眠的功效。蜂蜜含有的碳水化合物对蛋白质有保护作用，并能促进肝脏对氨基酸的利用，因此可避免肝病患者因碳水化合物摄入量过低，机体摄入过多蛋白质或脂肪来代替热量，从而缓解肝、肾负担。

以色浅、光亮透明、黏稠适度为佳，且有浓厚天然花蜜的香气，尝之清爽、细腻、味甜，喉感清润、余味轻悠；取少许蜂蜜，放在洁净干燥的手心上，用手指搓捻，一般纯正的蜂蜜结晶或凝固结晶都比较黏而细腻，用手指捻后无粗糙感。蜂蜜应该用温开水冲服，不能用热水冲，更不宜煎煮，否则会破坏蜂蜜中的营养成分。

✔ 蜂蜜 +牛奶 → 生津润喉

✔ 蜂蜜 +山药 → 补中益气、提神醒脑

✔ 蜂蜜 +梨 → 滋阴润肺

✔ 蜂蜜 +黄瓜 → 清热解毒

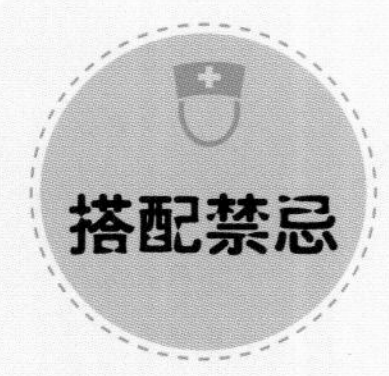

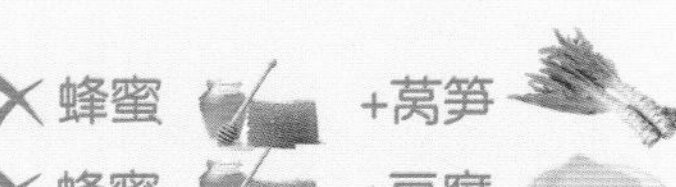

✘ 蜂蜜 +莴笋 → 产生不良反应，损伤机体功能

✘ 蜂蜜 +豆腐 → 不易消化

调理食谱 胡萝卜蜂蜜汁 

●原料：胡萝卜120克

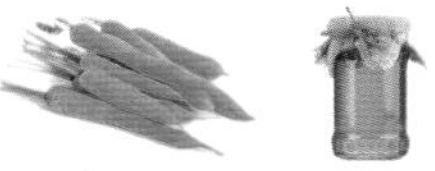

●调料：蜂蜜10毫升

●制作：

①将洗净去皮的胡萝卜切段，再切条，改切成丁，备用。

②取榨汁机，选择搅拌刀座组合，倒入切好的胡萝卜，加入适量矿泉水，盖上盖，选择“榨汁”功能，榨取胡萝卜汁，揭开盖，加入适量蜂蜜，盖上盖，再次选择“榨汁”功能，搅拌均匀。

③揭盖，将搅拌匀的胡萝卜汁倒入杯中即可。

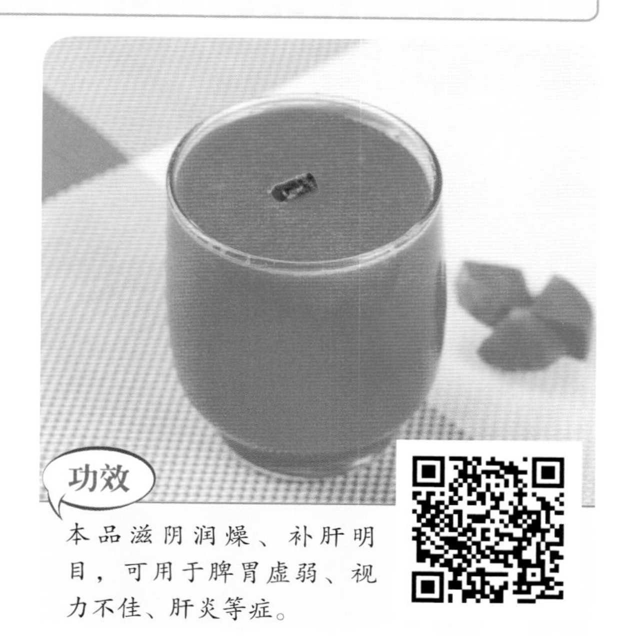

功效

本品滋阴润燥、补肝明目，可用于脾胃虚弱、视力不佳、肝炎等症。

调理食谱 葡萄柚蜂蜜红茶 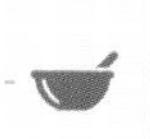

●原料：葡萄柚200克，红茶叶10克

●调料：蜂蜜15毫升

●制作：

①将葡萄柚剥去皮，果肉切成小块；把茶叶装入碗中，加入开水冲泡一会儿，待用。

②取榨汁机，选择搅拌刀座组合，倒入葡萄柚、适量矿泉水，榨取葡萄柚汁。

③将泡好的红茶茶水倒入榨汁机中，加入蜂蜜，搅拌均匀，倒入杯中即可。

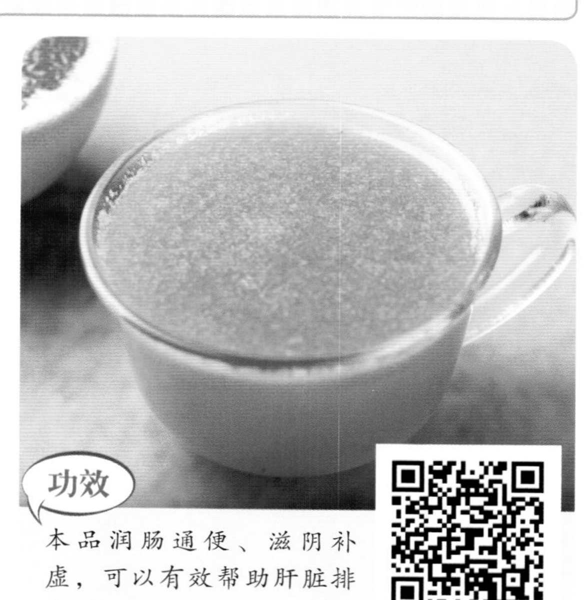

功效

本品润肠通便、滋阴补虚，可以有效帮助肝脏排毒，缓解便秘症状。

脱脂牛奶

生津润肠、补肝益气

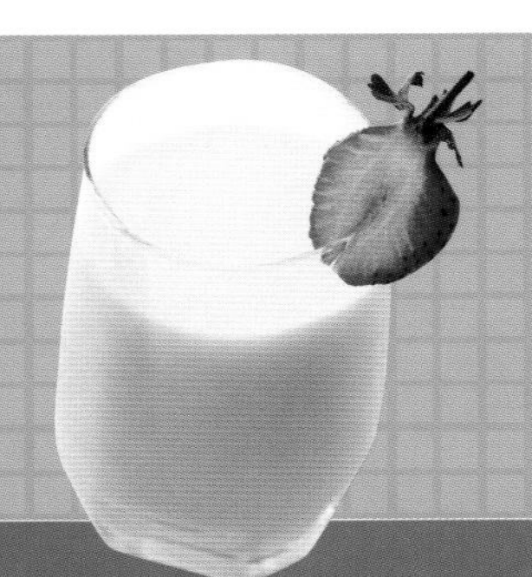

【每日适宜用量】200～300克

【主要营养成分】蛋白质、钙

牛奶富含蛋白质，因肝细胞受损伤，机体免疫力降低等，要求摄入蛋白质进行修复，以利于肝细胞的再生和修复，并提高免疫功效；其含有的钙，既可以缓解肝病患者的凝血问题，又可避免因钙摄入不足导致的骨质疏松。

袋装牛奶不要加热饮用，如果高温加热反而会破坏牛奶中的营养成分，牛奶中添加的维生素也会遭到破坏。新鲜优质牛奶应有鲜美的乳香味，以乳白色、无杂质、质地均匀为宜。胃切除、胆囊炎及胰腺炎、肾衰竭、泌尿系统结石、缺铁性贫血患者不宜饮用。

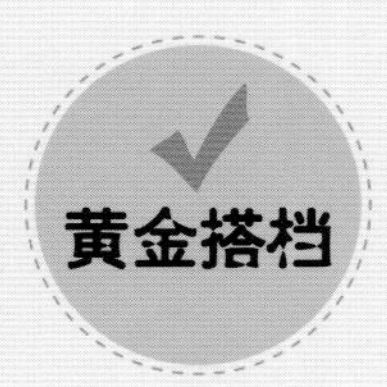

✓ 牛奶 +草莓 → 养心安神

✓ 牛奶 +火龙果 → 解毒

✓ 牛奶 +木瓜 → 美白护肤、通便

✓ 牛奶 +鸡蛋 → 增强免疫力

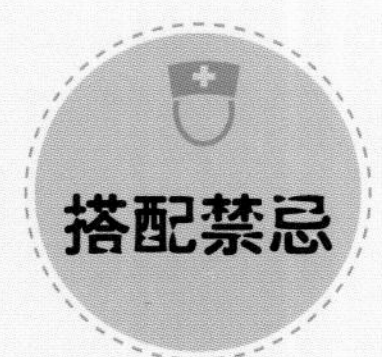

✗ 牛奶 +巧克力 → 影响蛋白质吸收

✗ 牛奶 +橘子 → 容易引起腹泻

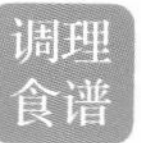

调理食谱 紫薯牛奶豆浆

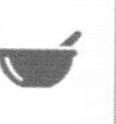

●原料：紫薯30克，牛奶200毫升，水发黄豆50克

●制作：

①将洗净的紫薯切成滚刀块，装入盘中，备用。

②把紫薯放入豆浆机中，倒入牛奶、已浸泡8小时的黄豆，注水至水位线即可，盖上豆浆机机头，选择“五谷”程序，再选择“开始”键，开始打浆，待豆浆机运转约15分钟，即成豆浆。

③将豆浆机断电，取下机头，把豆浆倒入滤网，滤取豆浆倒入碗中，用汤匙捞去浮沫即可。

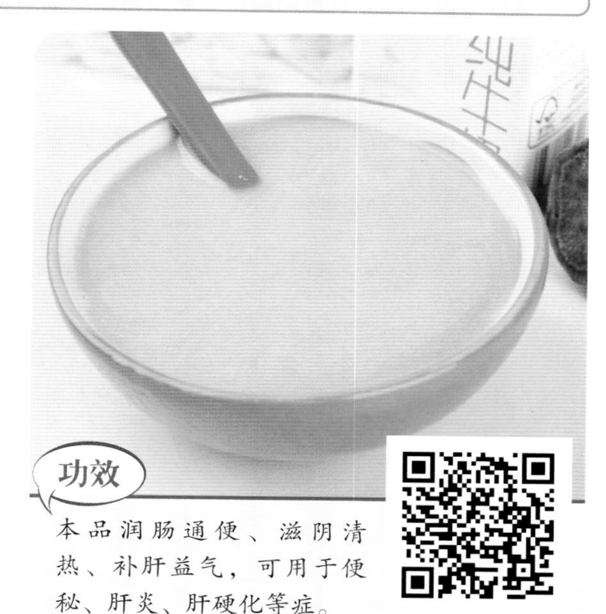

功效

本品润肠通便、滋阴清热、补肝益气，可用于便秘、肝炎、肝硬化等症。

调理食谱 香蕉牛奶鸡蛋羹

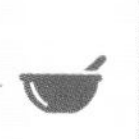

●原料：香蕉1个，鸡蛋2个，牛奶250毫升

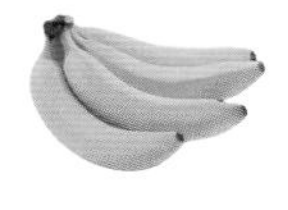
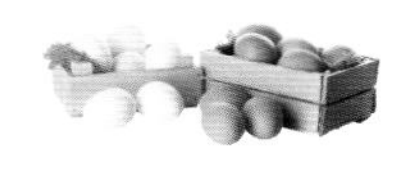

●制作：

①将洗好的香蕉剥皮，把果肉压成泥。

②将鸡蛋打入碗中，打散调匀，倒入香蕉泥，拌匀，放入牛奶，拌匀，制成牛奶鸡蛋液。

③取一个蒸碗，倒入牛奶鸡蛋液，待用，蒸锅上火烧开，放入蒸碗，盖上盖，用中小火蒸10分钟至熟，揭盖，取出蒸碗即可。

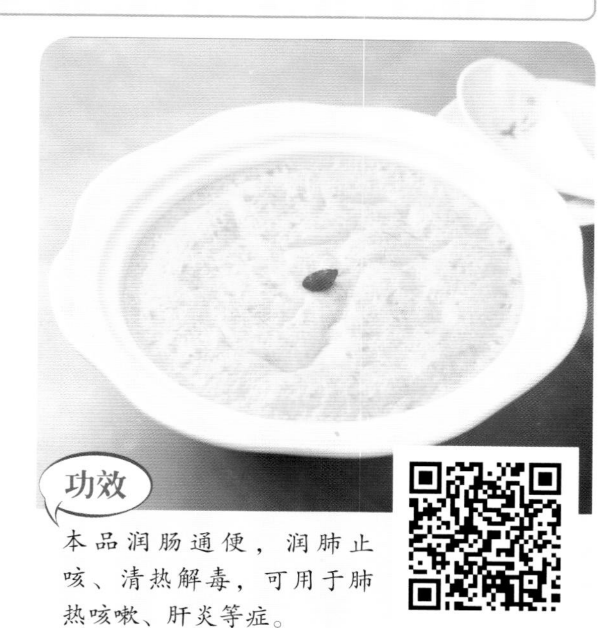

功效

本品润肠通便，润肺止咳、清热解毒，可用于肺热咳嗽、肝炎等症。

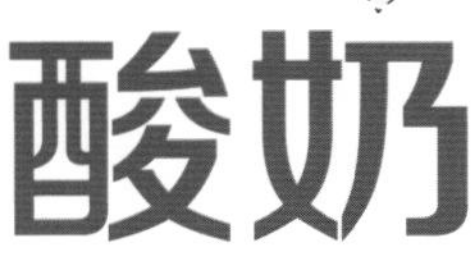

酸奶

减轻肝脏负担

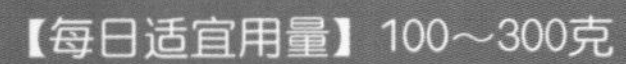

【每日适宜用量】100～300克

【主要营养成分】蛋白质、钙、益生菌

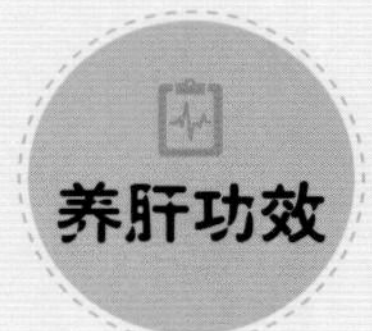

养肝功效

酸奶通过产生大量的短链脂肪酸，能促进肠道蠕动及菌体大量生长，改变渗透压而防止便秘；酸奶含有多种酶，可促进消化吸收；通过抑制细菌在肠道的生长，减少所产生的毒素，使肝脏和大脑免受这些毒素的危害，减轻肝脏负担。

食用建议

酸奶不宜加热，不宜空腹饮用。不要选择不凝固或凝块不紧密、脆弱、乳清分离、稀汤状的酸奶。买低糖酸奶或低脂酸奶也可以；注意不要买蛋白质含量>1.0%的，那不是真正的酸奶。酸奶属于发酵食物，所以胃酸过多的人不宜多吃，胃肠道手术后、肠道疾病患者忌食。

黄金搭档

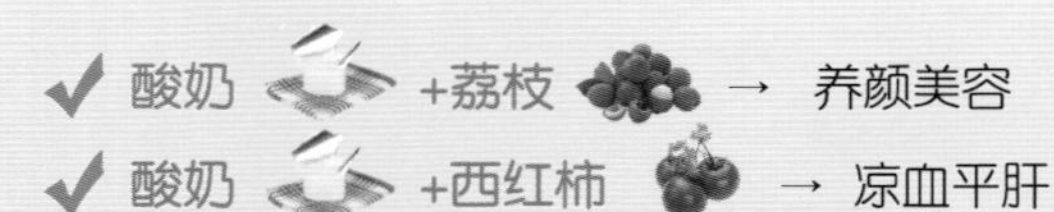

✔ 酸奶 +荔枝 → 养颜美容

✔ 酸奶 +西红柿 → 凉血平肝

✔ 酸奶 +猕猴桃 → 促进肠道健康

✔ 酸奶 +核桃仁 → 滋补肝肾

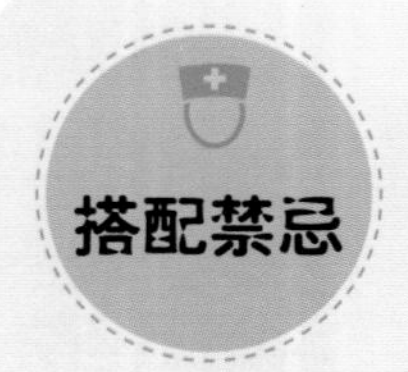

搭配禁忌

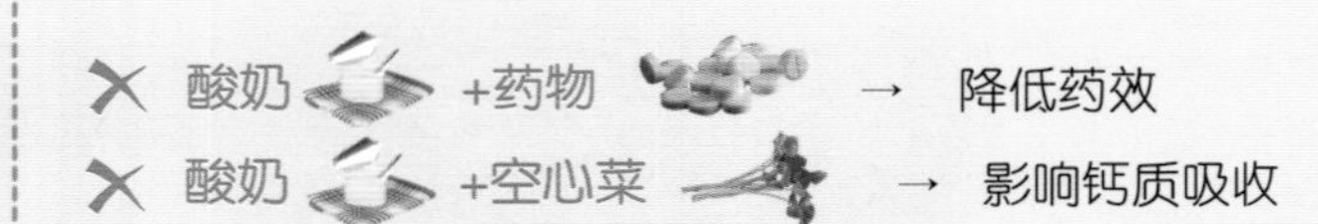

✕ 酸奶 +药物 → 降低药效

✕ 酸奶 +空心菜 → 影响钙质吸收

调理食谱 哈密瓜雪梨酸奶杯

●原料：雪梨130克，哈密瓜160克，酸奶120克

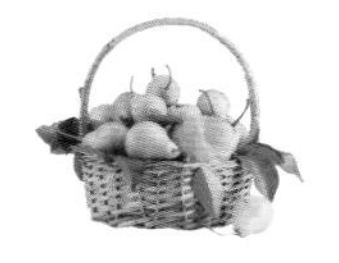
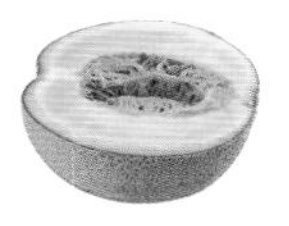

●制作：

①将洗净的哈密瓜去皮，切开，去瓤，将果肉切成块；洗净去皮的雪梨切开，去核，将果肉切车成块，备用。

②将切好的水果装入碗中，摆放好，均匀地淋上适量酸奶即可。

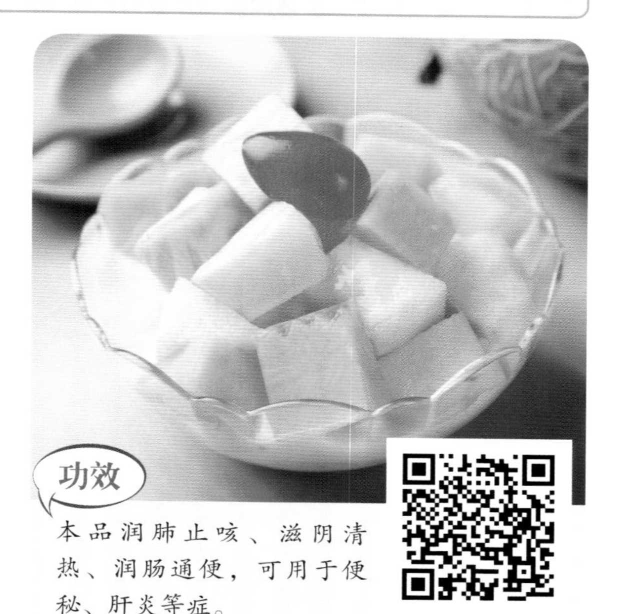

功效

本品润肺止咳、滋阴清热、润肠通便，可用于便秘、肝炎等症。

调理食谱 果味酸奶

●原料：酸奶250毫升，苹果35克，草莓25克

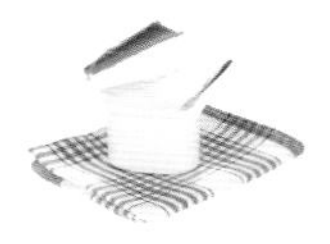
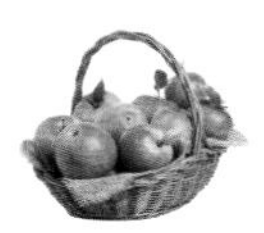

●制作：

①将洗好的草莓切成小瓣，再切成小块；洗净的苹果切开，去核、去皮，切成条形，再切成小块，备用。

②将酸奶倒入碗中，放入切好的草莓、苹果，将材料搅拌均匀。

③把拌好的材料倒入玻璃杯中即可。

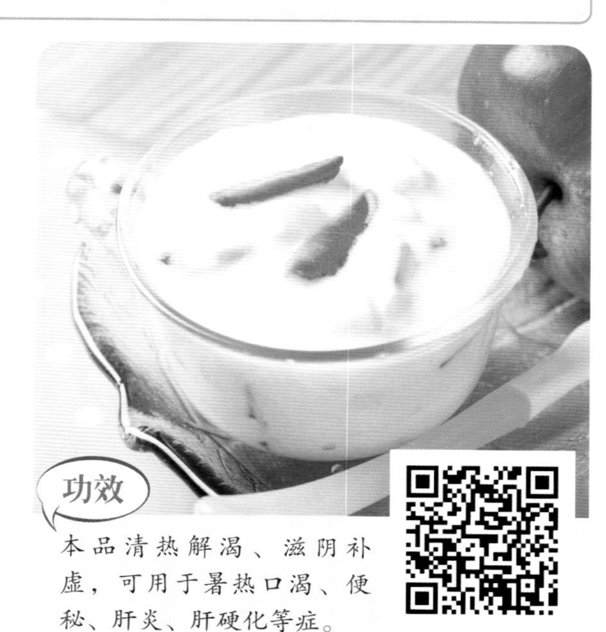

功效

本品清热解渴、滋阴补虚，可用于暑热口渴、便秘、肝炎、肝硬化等症。

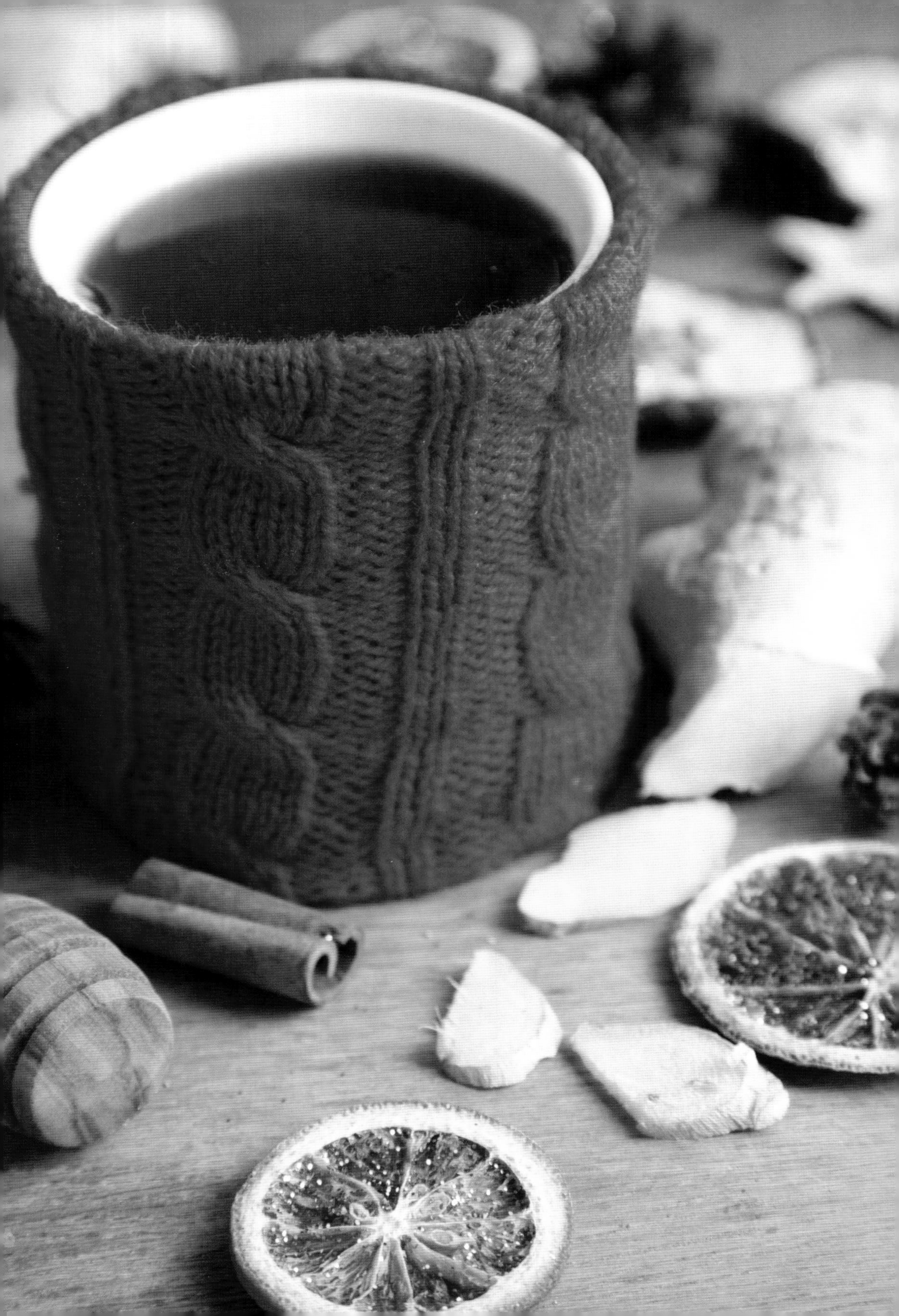

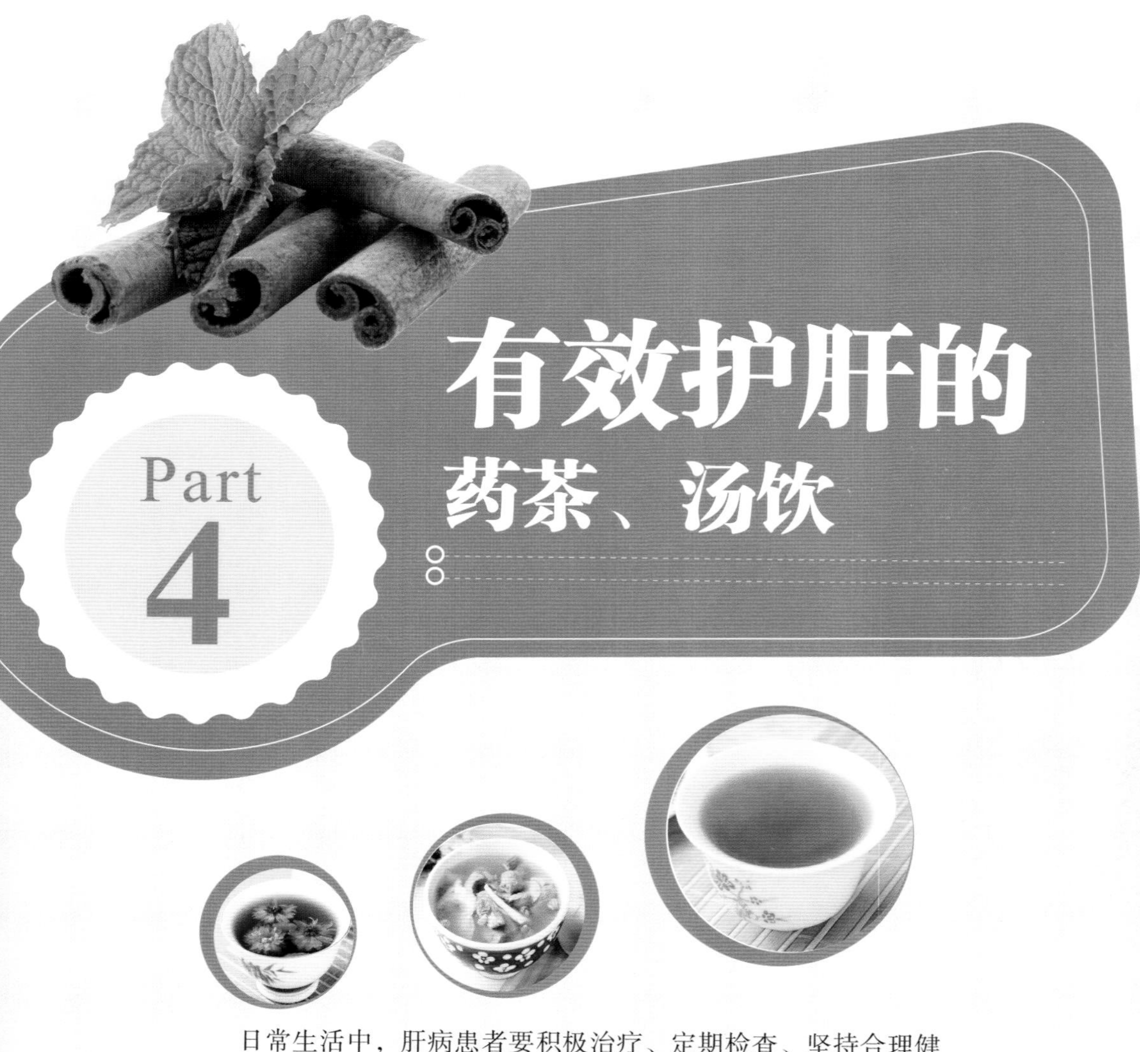

Part 4 有效护肝的药茶、汤饮

日常生活中，肝病患者要积极治疗、定期检查、坚持合理健康的饮食，将非常有利于病情的恢复。除此之外，中医自古有“药食同源”之说，很多中药材具有滋补肝肾、养肝护肝的作用，比如枸杞养肝明目，五味子补肝益肾，菊花清肝热，莲子心祛肝火。诸如此类的中药材，用来做药茶、汤饮，不仅有助于保护肝脏，对肝病患者来说，也有缓解病情症状的作用。肝病患者在重视饮食的同时，不可忽视药茶、药膳的功效。

本章列举最具代表性的26道辅助调理肝病的药茶、汤饮，取材均为常见的中药材，患者可根据自身病情，合理参考，找到适合自己的有效饮食良方，帮助自己走出病魔的阴影，早日恢复健康。

调理食谱 菟丝子五味子茶

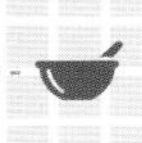

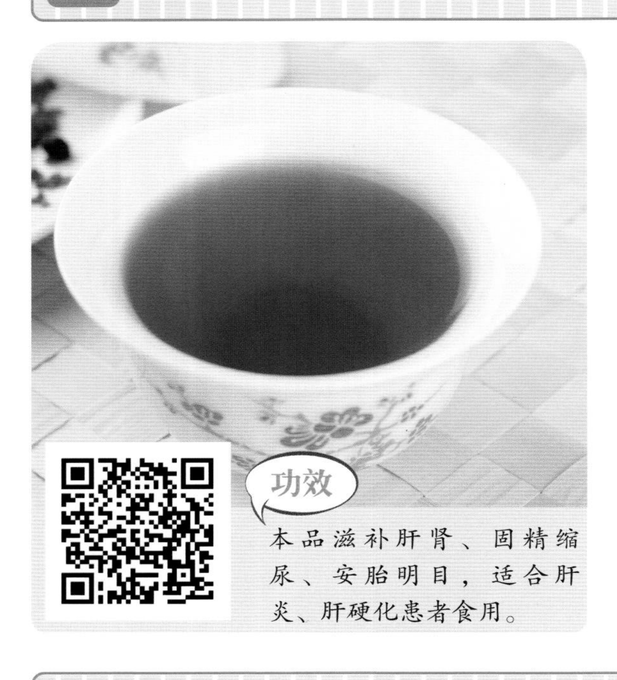

功效

本品滋补肝肾、固精缩尿、安胎明目，适合肝炎、肝硬化患者食用。

●原料：菟丝子5克，五味子5克

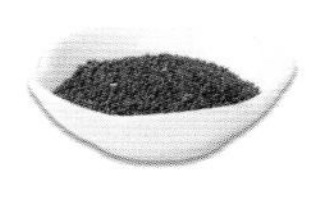

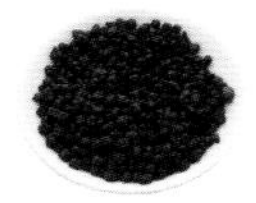

●制作：

①砂锅中注入适量清水烧开，倒入准备好的药材，搅拌均匀。

②盖上盖，用小火煮20分钟，至其析出有效成分，揭盖，搅动片刻。

③把煮好的药茶盛出，倒入杯中即可。

调理食谱 党参菊花枸杞茶

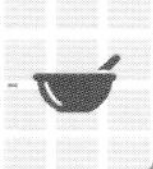

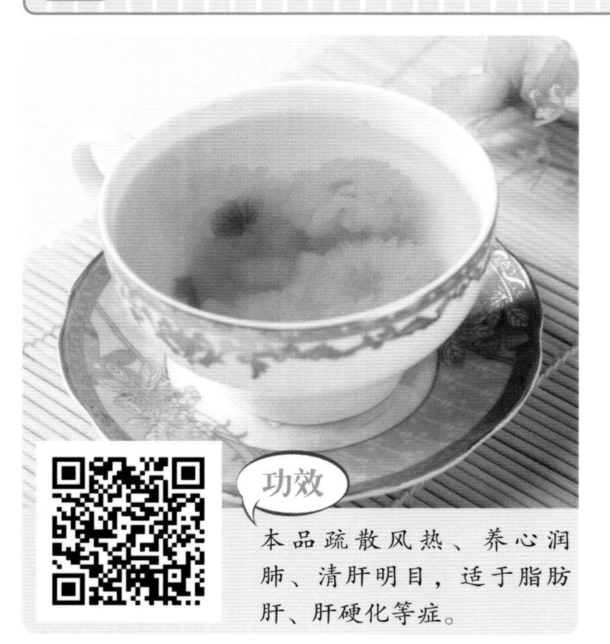

功效

本品疏散风热、养心润肺、清肝明目，适于脂肪肝、肝硬化等症。

●原料：党参15克，菊花5克，枸杞6克

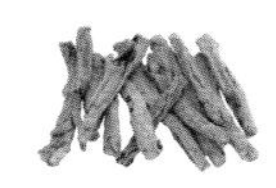

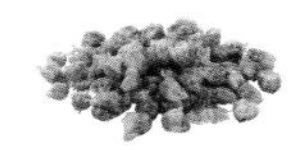

●制作：

①砂锅中注入适量清水烧开，放入洗净的党参，盖上盖，用小火煮约15分钟，至党参析出有效成分，揭盖，放入洗好的枸杞、菊花。

②盖上盖，用小火煮5分钟，至其析出有效成分，揭盖，搅拌匀。

③把煮好的茶水盛出，待稍凉后即可饮用。

调理食谱 白芍甘草茶

●原料：白芍10克，甘草5克

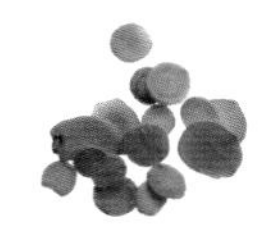

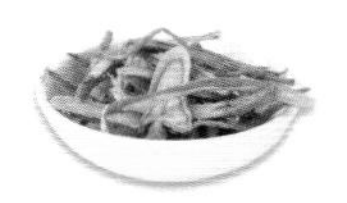

●制作：

①砂锅中注入适量清水烧开，倒入洗好的白芍、甘草。

②盖上盖，用小火煮10分钟，至药材析出有效成分，揭开盖子，搅拌片刻。

③关火后把煮好的药茶盛出，装入杯中即可。

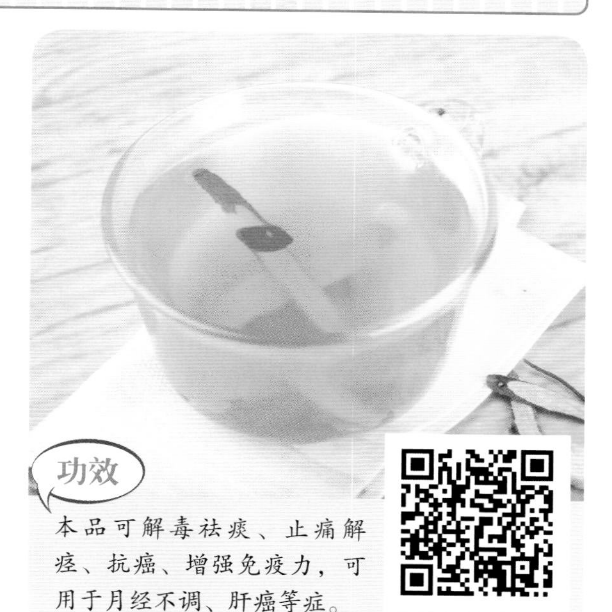

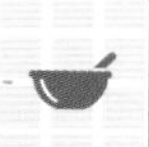

功效

本品可解毒祛痰、止痛解痉、抗癌、增强免疫力，可用于月经不调、肝癌等症。

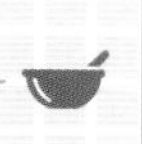

调理食谱 西洋参桂圆茶

●原料：西洋参片8克，桂圆肉20克，酸枣仁10克

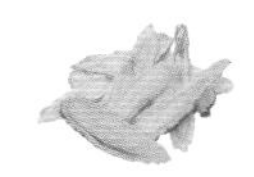

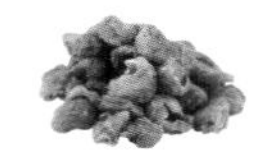

●调料：冰糖25克

●制作：

①砂锅中注入适量清水烧开，倒入洗净的西洋参片、桂圆肉、酸枣仁，拌匀，盖上盖，用小火煮15分钟，至其析出有效成分。

②揭开盖，放入适量冰糖，搅拌匀，煮至冰糖溶化。

③关火后盛出装碗即可。

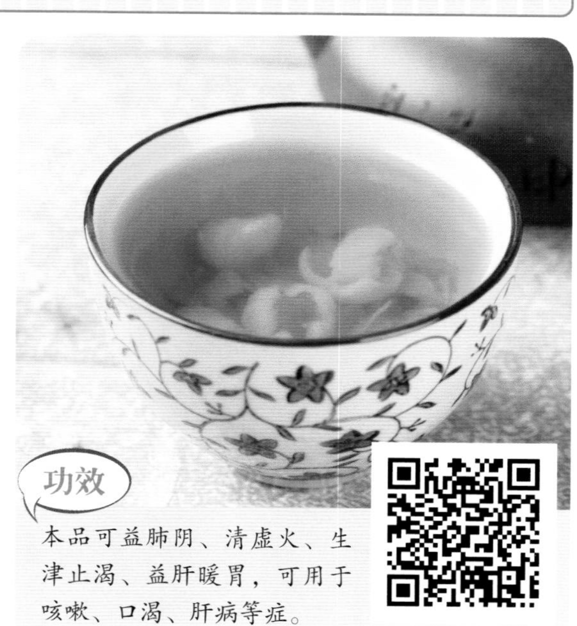

功效

本品可益肺阴、清虚火、生津止渴、益肝暖胃，可用于咳嗽、口渴、肝病等症。

调理食谱 灵芝茶

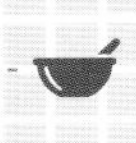

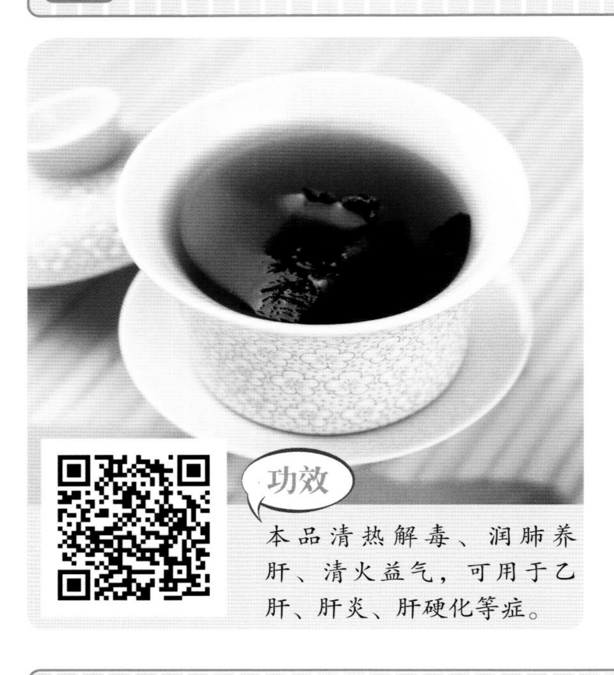

功效

本品清热解毒、润肺养肝、清火益气，可用于乙肝、肝炎、肝硬化等症。

●原料：灵芝7克

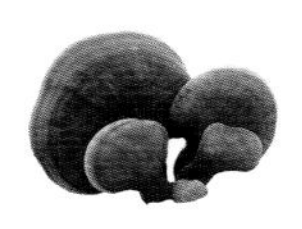

●制作：

①砂锅中注入适量清水烧开，放入洗好的灵芝，盖上盖，用小火煮20分钟，至其析出有效成分，揭盖，略搅片刻。

②把煮好的灵芝茶盛出，装入茶杯中即可。

调理食谱 枳实白术茶

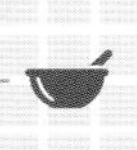

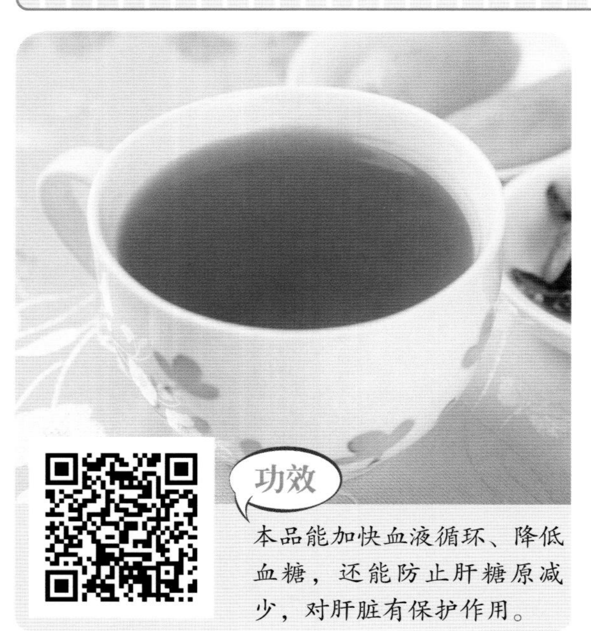

功效

本品能加快血液循环、降低血糖，还能防止肝糖原减少，对肝脏有保护作用。

●原料：枳实10克，白术15克

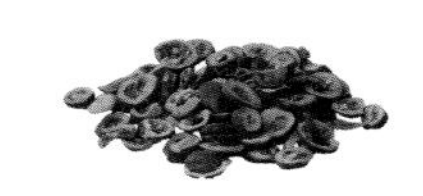

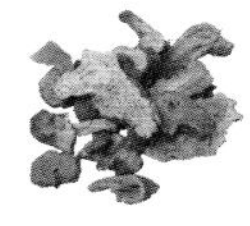

●制作：

①砂锅中注入适量清水烧热，倒入备好的枳实、白术，盖上盖，煮开后转小火煮30分钟至其析出有效成分。

②揭开盖，搅拌均匀。

③关火后盛出药茶，滤入杯中即可。

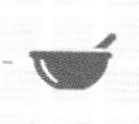

调理食谱 决明子枸杞茶

●原料：生地黄15克，决明子10克，枸杞8克，菊花4克

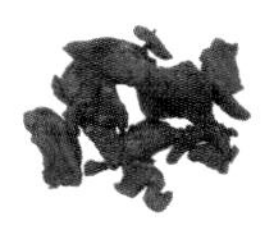 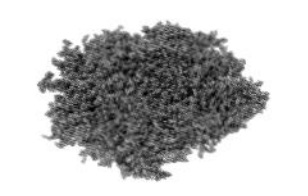

●制作：

①砂锅中注入适量清水烧开，放入洗净的生地黄、决明子，盖上盖，烧开后用小火煮约20分钟，至其析出有效成分。

②揭盖，撒上洗好的枸杞、菊花，快速搅拌匀，再转中火续煮约1分钟，至茶水散出花香味。

③关火后盛出煮好的枸杞茶，装入茶杯中，趁热饮用即可。

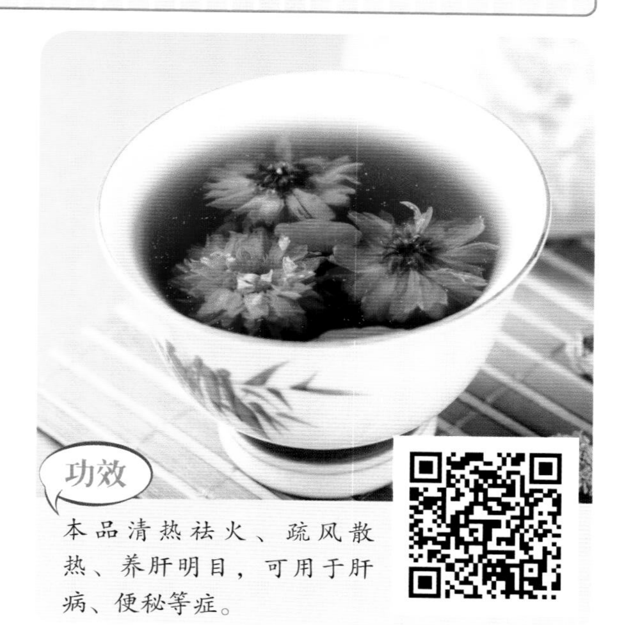

功效

本品清热祛火、疏风散热、养肝明目，可用于肝病、便秘等症。

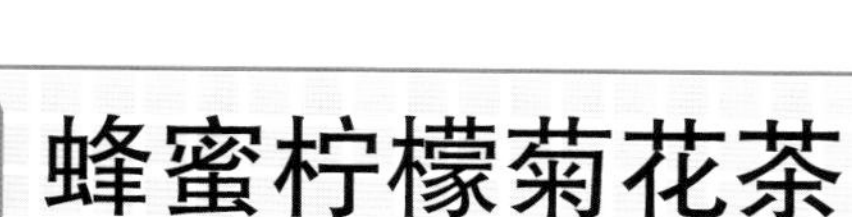

调理食谱 蜂蜜柠檬菊花茶

●原料：柠檬70克，菊花8克

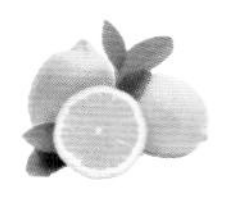 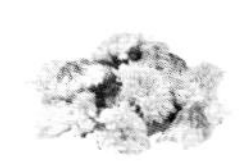

●调料：蜂蜜12毫升

●制作：

①将洗净的柠檬切成片，备用。

②砂锅中注入适量清水，用大火烧开，倒入洗净的菊花，撒上柠檬片，搅拌匀，煮沸后用小火煮约4分钟，至食材析出营养物质，轻轻搅拌片刻。

③关火后盛出煮好的茶水，装入碗中，趁热淋入少许蜂蜜即成。

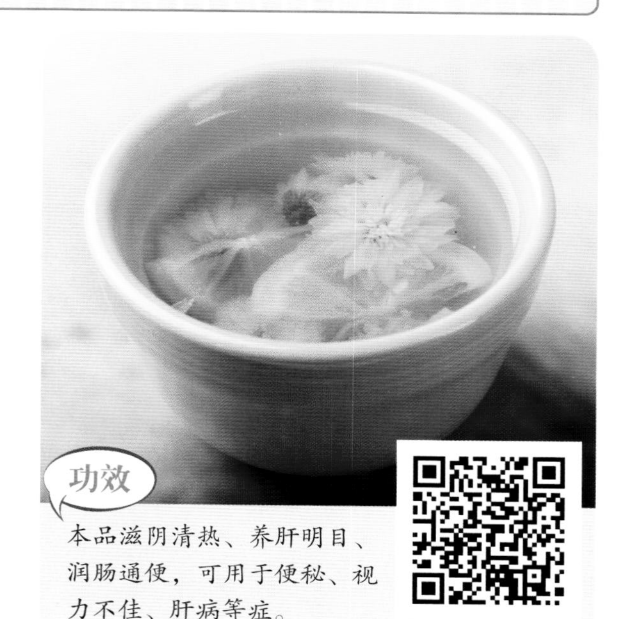

功效

本品滋阴清热、养肝明目、润肠通便，可用于便秘、视力不佳、肝病等症。

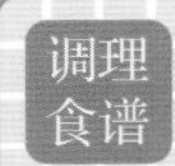

调理食谱 绞股蓝红枣茶

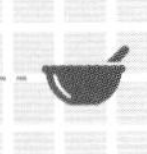

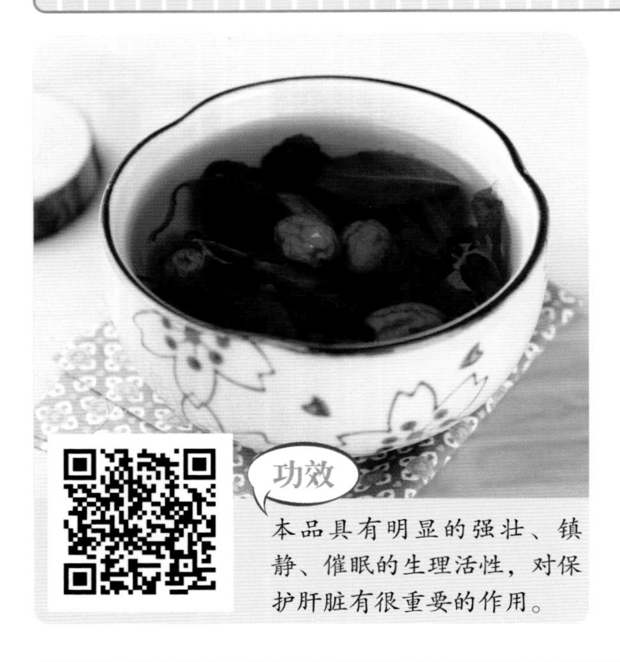

功效

本品具有明显的强壮、镇静、催眠的生理活性，对保护肝脏有很重要的作用。

●原料：绞股蓝7克，红枣20克

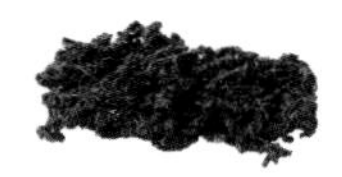

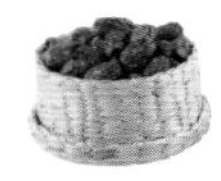

●制作：

①砂锅注入适量的清水烧开，倒入绞股蓝和红枣，搅匀。

②盖上盖子，小火炖15分钟至药性析出，掀开盖子，持续搅拌片刻。

③将茶水盛出装入碗中，放凉即可饮用。

调理食谱 生地莲子心饮

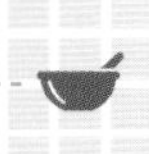

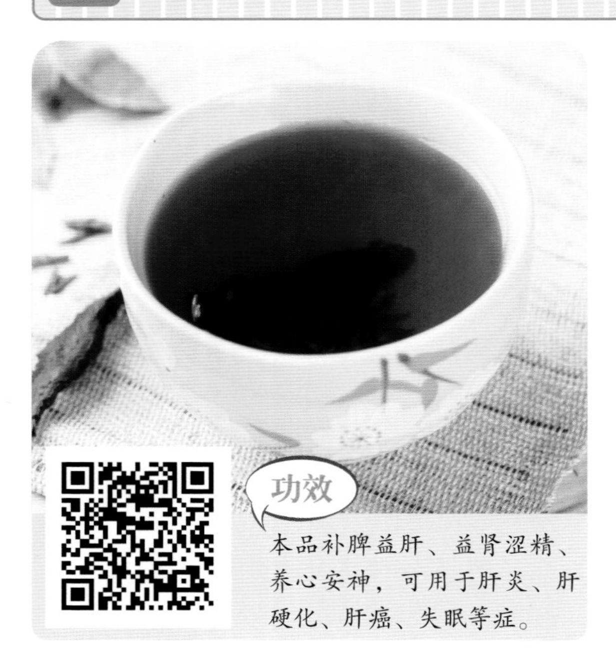

功效

本品补脾益肝、益肾涩精、养心安神，可用于肝炎、肝硬化、肝癌、失眠等症。

●原料：生地5克，莲子心3克

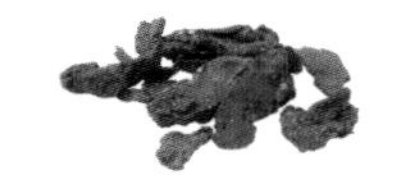

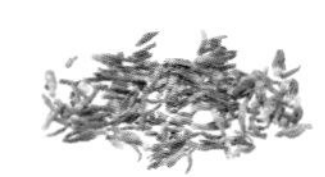

●制作：

①砂锅中注入适量清水，用大火烧开，倒入洗净的生地，放入备好的莲子心。

②盖上盖，煮沸后用小火煮约10分钟，至其析出有效成分，取下盖，搅拌片刻，用大火续煮片刻。

③盛出煮好的汤料，装入汤碗中，稍微冷却后即可饮用。

调理食谱 玫瑰蜜枣茶

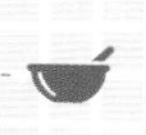

●原料：蜜枣10克，玫瑰花4克

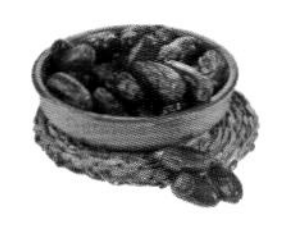
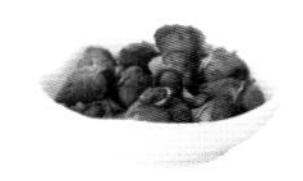

●制作：

①砂锅中注入适量清水烧开，放入洗净的蜜枣，盖上盖，煮沸后用小火煲煮约10分钟，至其析出有效成分，揭盖，搅拌片刻，转中火保温，待用。

②取一个干净的茶杯，放入备好的玫瑰花，盛入砂锅中的蜜枣汁，至八九分满，盖上盖，泡约5分钟，至散出茶香味。取下茶杯盖，趁热饮用即可。

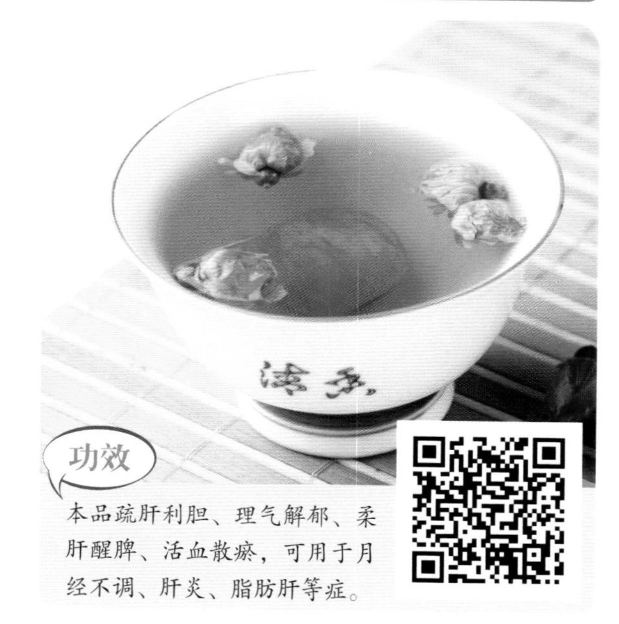

功效

本品疏肝利胆、理气解郁、柔肝醒脾、活血散瘀，可用于月经不调、肝炎、脂肪肝等症。

茵陈山楂麦芽茶

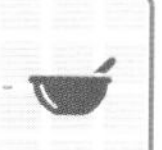

●原料：生麦芽10克，干山楂20克，茵陈4克

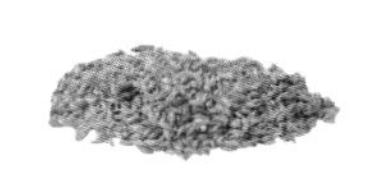
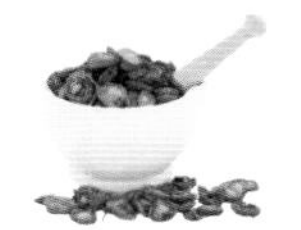

●制作：

①砂锅中注入适量清水烧开，倒入备好的生麦芽、干山楂、茵陈，搅拌片刻。

②盖上盖，用小火煮20分钟，至药材析出有效成分，揭开盖，搅拌片刻。

③关火后盛出煮好的药茶，滤入杯中即可饮用。

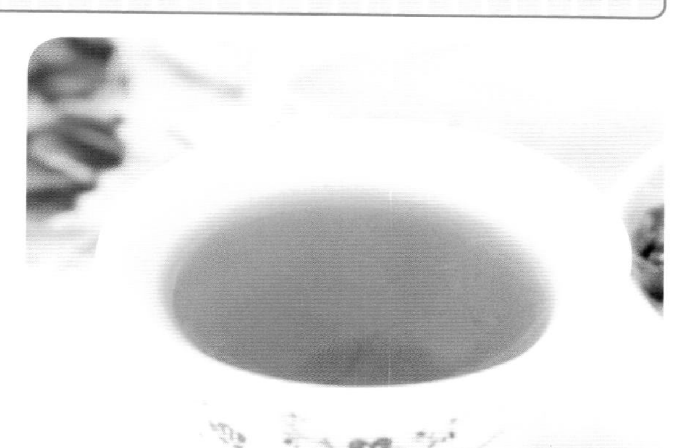

功效

本品消食化积、理气散瘀、养肝益气，可用于积滞、血瘀、肝病等症。

调理食谱 银花丹参饮

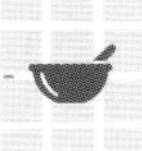

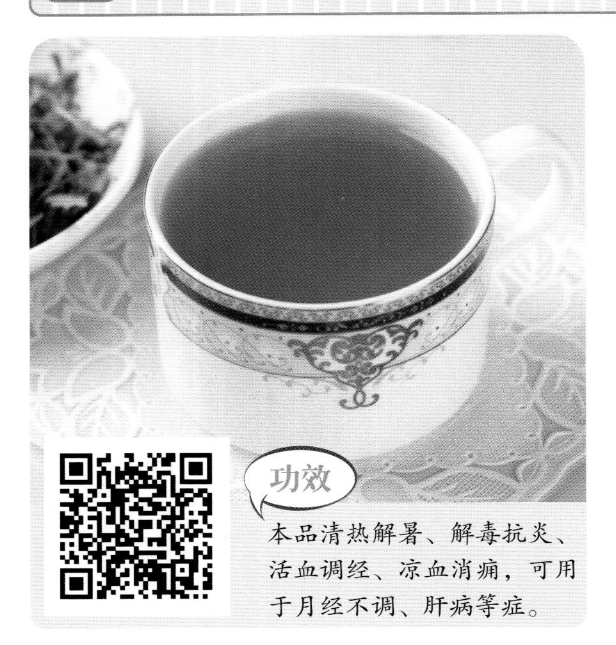

功效

本品清热解暑、解毒抗炎、活血调经、凉血消痈，可用于月经不调、肝病等症。

●原料：金银花5克，丹参5克

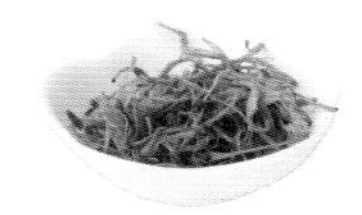
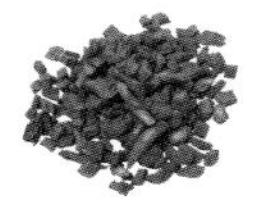

●制作：

①砂锅中注入适量清水烧开，倒入洗净的金银花、丹参，搅拌均匀。

②盖上盖，煮沸后用小火煮约15分钟，至其析出有效成分，揭盖，拌煮片刻。

③再盛出煮好的药茶，滤取茶汁，装入茶杯中即成。

调理食谱 银杏叶川芎红花茶

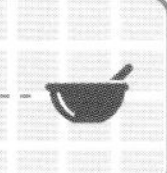

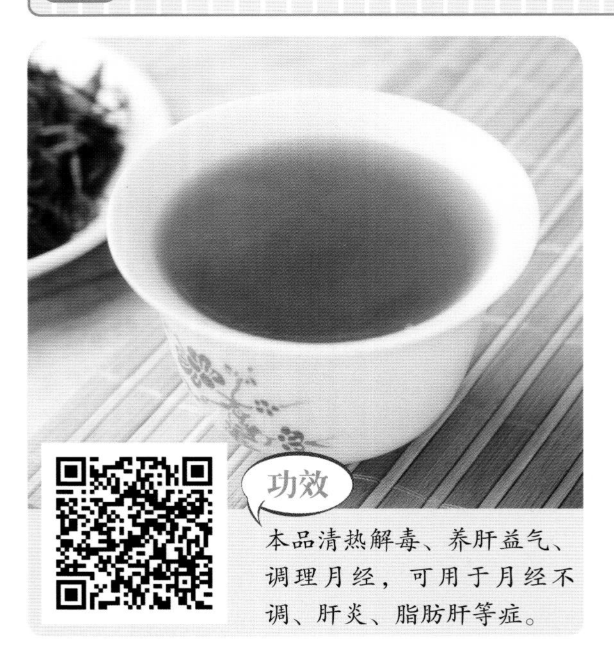

功效

本品清热解毒、养肝益气、调理月经，可用于月经不调、肝炎、脂肪肝等症。

●原料：川芎10克，银杏叶5克，红花4克

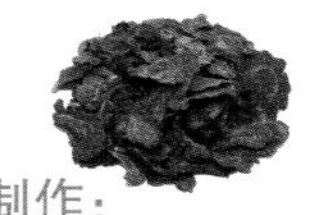
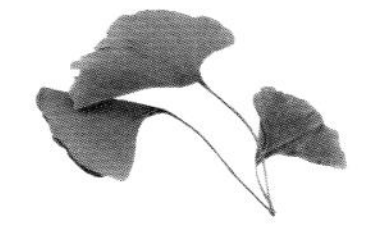

●制作：

①砂锅中注入适量清水烧开，放入备好的药材，搅散。

②盖上盖，煮沸后用小火煮约5分钟，至其析出有效成分。

③揭盖，搅拌片刻，关火后盛出煮好的药茶，装入杯中，趁热饮用即可。

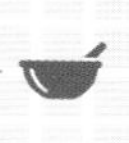

调理食谱 菟丝子女贞子瘦肉汤

●原料：菟丝子8克，女贞子8克，枸杞10克，瘦肉300克

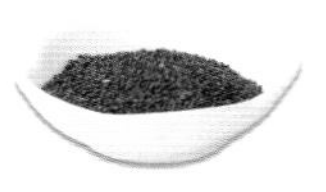

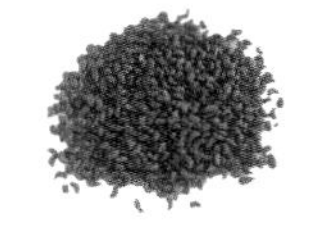

●调料：料酒8毫升，盐2克，鸡粉2克

●制作：

①将瘦肉洗净切条，再切成丁。

②砂锅注入适量清水烧开，放菟丝子、女贞子和枸杞，倒入瘦肉丁，搅散开，淋入适量料酒，拌匀，盖上盖，烧开后小火炖40分钟至熟，揭开盖子，放入盐、鸡粉，拌匀调味。

③将煮好的汤料盛入汤碗中即成。

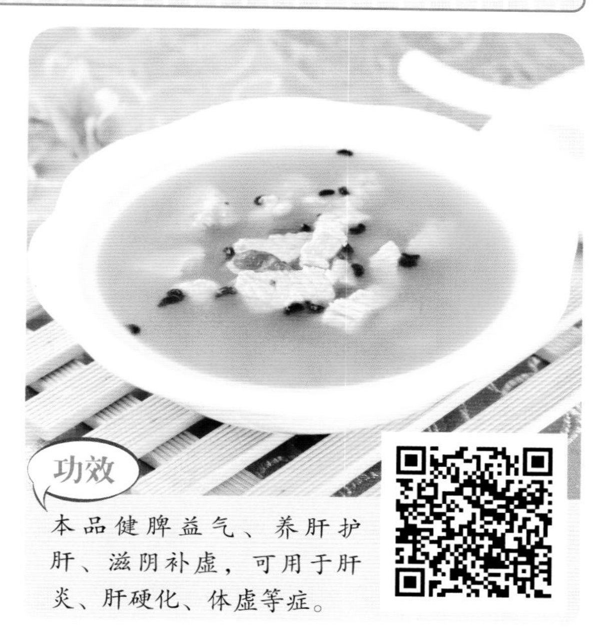

功效

本品健脾益气、养肝护肝、滋阴补虚，可用于肝炎、肝硬化、体虚等症。

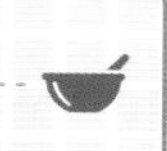

调理食谱 乌梅茶树菇炖鸭

●原料：鸭肉400克，水发茶树菇150克，乌梅15克，八角、姜片、葱花各少许

●调料：料酒4毫升，鸡粉2克，盐2克，胡椒粉适量

●制作：

①将洗好的茶树菇切去老茎。

②锅中注水烧开，倒入洗净的鸭肉，搅拌片刻，加入料酒，煮至沸，汆去血水，捞出备用。

③锅中注水烧开，倒入鸭肉，放入乌梅、姜片，加入茶树菇，淋入料酒，烧开后用小火炖煮1小时至食材熟软，放入鸡粉、盐、胡椒粉，拌匀盛出，撒入葱花即成。

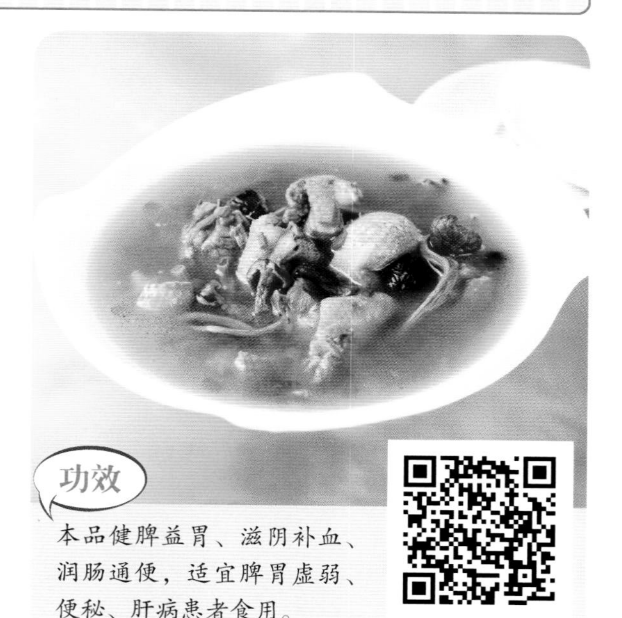

功效

本品健脾益胃、滋阴补血、润肠通便，适宜脾胃虚弱、便秘、肝病患者食用。

调理食谱 金银花丹参鸭汤

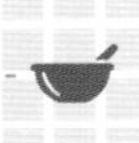

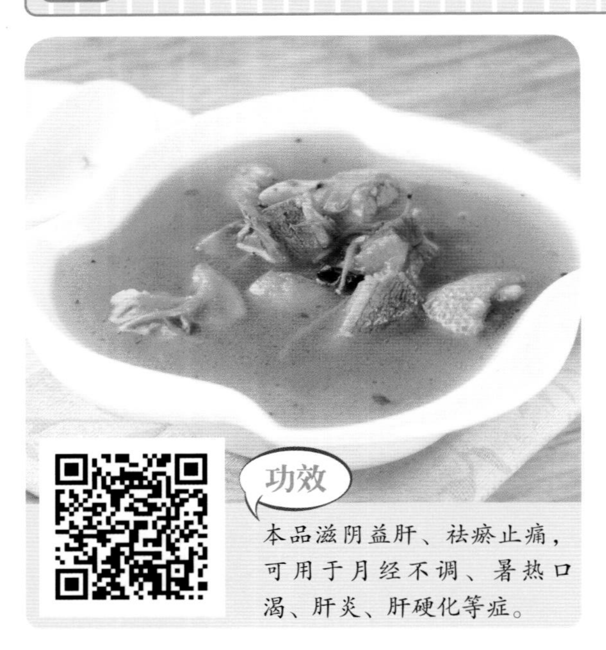

功效

本品滋阴益肝、祛瘀止痛，可用于月经不调、暑热口渴、肝炎、肝硬化等症。

●原料：鸭肉400克，金银花8克，丹参12克

●调料：盐2克，鸡粉2克，料酒20毫升

●制作：

①锅中注入适量清水，倒入洗净的鸭肉，加入适量料酒，用大火煮沸，汆去血水，捞出待用。

②砂锅中注入适量清水烧开，放入洗净的金银花、丹参、鸭肉、料酒，烧开后用小火炖1小时，放入适量盐、鸡粉，搅匀调味。

③把炖煮好的汤料盛出，装入碗中即可。

调理食谱 黄芪茯苓薏米汤

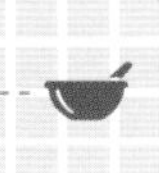

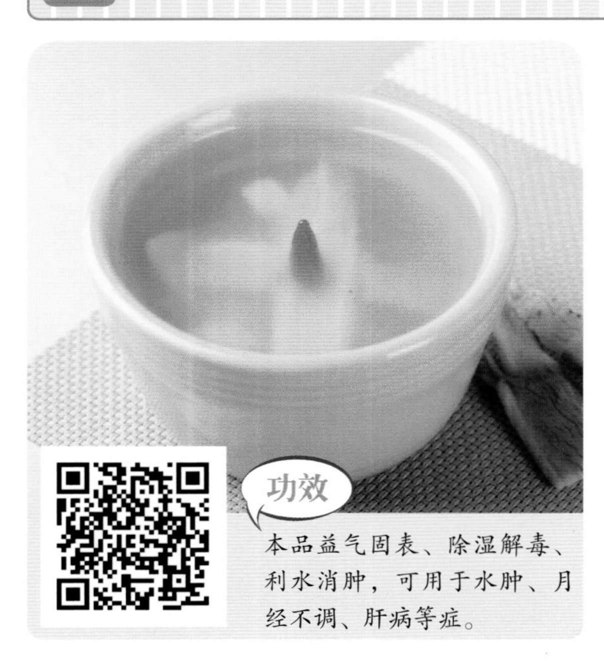

功效

本品益气固表、除湿解毒、利水消肿，可用于水肿、月经不调、肝病等症。

●原料：黄芪10克，茯苓12克，水发薏米60克

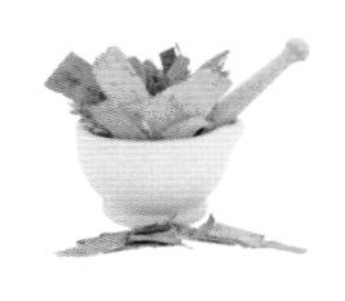

●调料：白糖15克

●制作：

①砂锅中注入适量清水烧开，倒入洗净的黄芪、茯苓、薏米，盖上盖，烧开后用小火炖20分钟，至其析出有效成分。

②揭开盖，放入备好的白糖，拌匀，略煮片刻，至白糖溶化。

③关火后盛出煮好的汤料，装入碗中即可。

调理食谱 佛手黄精炖乳鸽

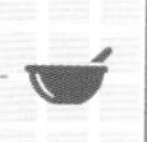

●原料：乳鸽块350克，姜片25克，佛手、黄精、枸杞各少许

●调料：盐2克，鸡粉2克，料酒适量

●制作：

①锅中注入适量清水烧开，倒入洗净的乳鸽块，拌匀，汆去血水，淋入料酒，拌匀，捞出待用。

②砂锅中注水烧开，倒入乳鸽块，加入黄精、佛手、枸杞，用大火煮沸，放入姜片，煮开后用小火煮1小时，加入盐、鸡粉、料酒，拌匀，用小火续煮20分钟，拣出姜片、黄精、佛手。

③关火后盛出煮好的汤水即可。

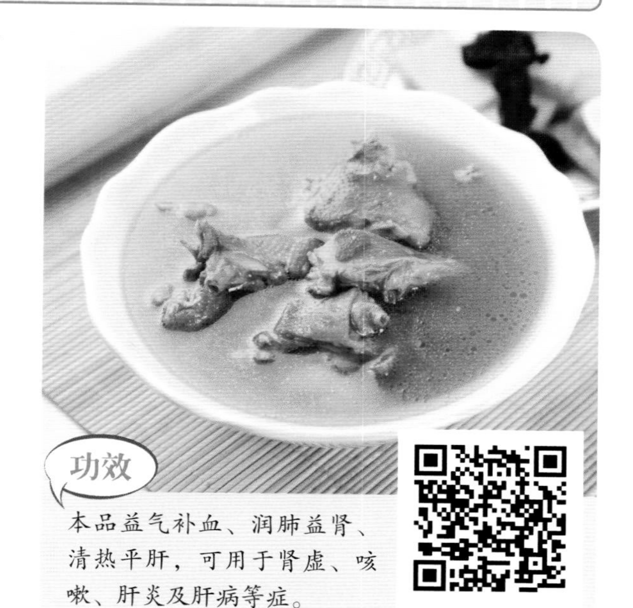

功效

本品益气补血、润肺益肾、清热平肝，可用于肾虚、咳嗽、肝炎及肝病等症。

调理食谱 石斛玉竹淮山药瘦肉汤

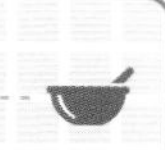

●原料：猪瘦肉200克，淮山药30克，石斛20克，玉竹10克，姜、葱花各少许

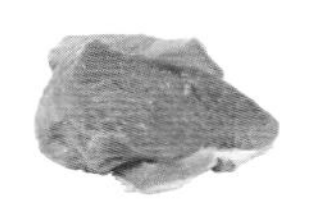
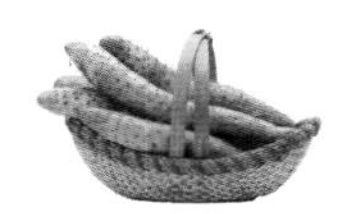

●调料：盐、鸡粉各少许

●制作：

①将洗净的猪瘦肉切成丁。

②锅中注水烧开，倒入瘦肉丁，拌匀，用大火煮片刻，汆去血渍，捞出待用。

③砂锅中注水烧热，放入淮山药、石斛、玉竹、瘦肉丁、姜片，拌匀，煮沸后用小火煲煮约30分钟，至食材熟透，加入鸡粉、盐，拌匀，用中火略煮片刻，至汤汁入味盛出，撒上葱花即可。

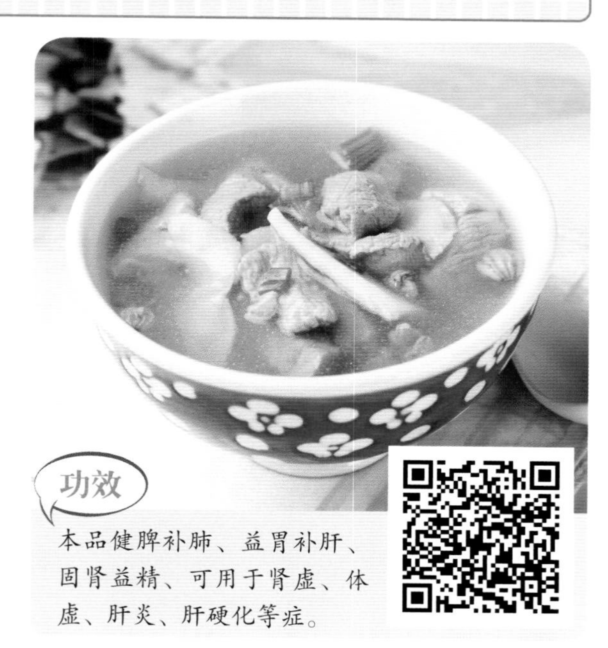

功效

本品健脾补肺、益胃补肝、固肾益精，可用于肾虚、体虚、肝炎、肝硬化等症。

调理食谱 玉竹苦瓜排骨汤

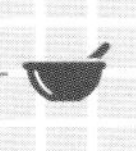

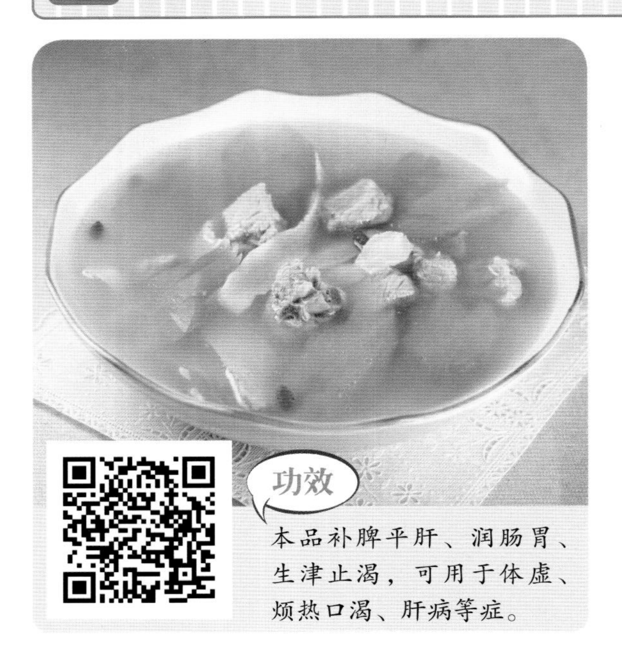

功效

本品补脾平肝、润肠胃、生津止渴，可用于体虚、烦热口渴、肝病等症。

●原料：排骨段300克，苦瓜肉250克，玉竹20克

●调料：盐、鸡粉各2克，料酒6毫升

●制作：

①将洗净的苦瓜切瓣，再切片。

②锅中注水烧开，倒入排骨段，用大火煮沸，去除血渍，捞出待用。

③砂锅中注水烧开，倒入排骨段、玉竹、料酒，拌匀，烧开后用小火炖煮约25分钟，至排骨段断生，倒入苦瓜片，拌匀，用小火续煮约10分钟，至食材熟透，加入盐、鸡粉，拌匀，续煮至汤汁入味即成。

调理食谱 马齿苋鸡蛋汤

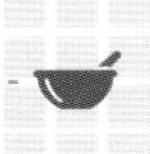

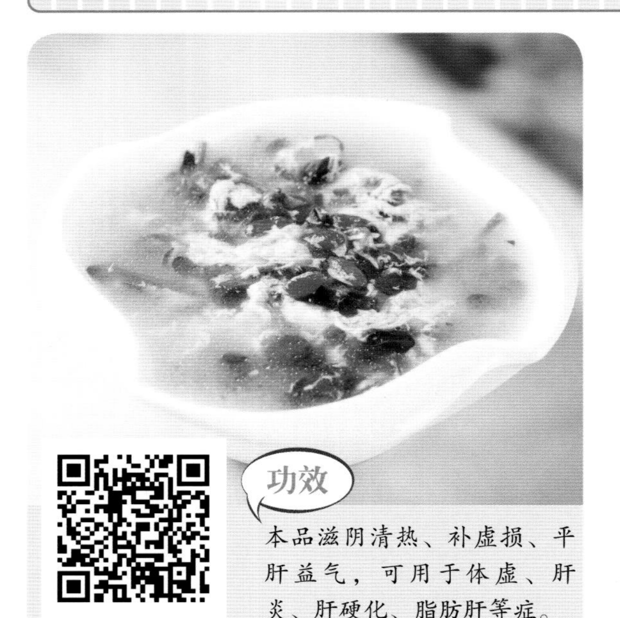

功效

本品滋阴清热、补虚损、平肝益气，可用于体虚、肝炎、肝硬化、脂肪肝等症。

●原料：马齿苋120克，鸡蛋1个，枸杞、葱花各少许

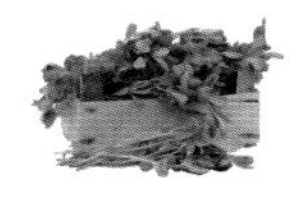

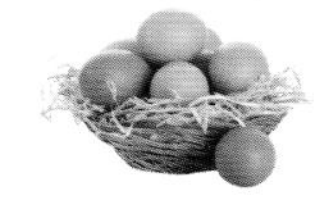

●调料：盐2克，鸡粉2克，食用油适量

●制作：

①将鸡蛋打入碗中，打散、调匀，备用。

②锅中注水烧开，放入枸杞、盐、鸡粉、食用油、马齿苋，搅拌匀，煮2分钟，至食材熟软；将蛋液倒入锅中，搅散，放入葱花，搅拌匀。

③关火后盛出煮好的汤料，装入汤碗中即可。

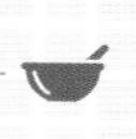

调理食谱 灵芝茯苓炖乌龟

●原料：灵芝20克，淮山30克，茯苓15克，姜片20克，乌龟1只

●调料：料酒10毫升，盐2克，鸡粉2克

●制作：

①锅中注水烧开，倒入处理干净的乌龟，煮至沸，汆去血水，捞出待用。

②砂锅中注水烧开，放入乌龟、灵芝、淮山、茯苓、姜片、料酒，烧开后用小火炖1小时，至食材熟透，放入少许盐、鸡粉，用勺拌匀，略煮片刻，至食材入味。

③关火后盛出煮好的汤料，装入汤碗中即可。

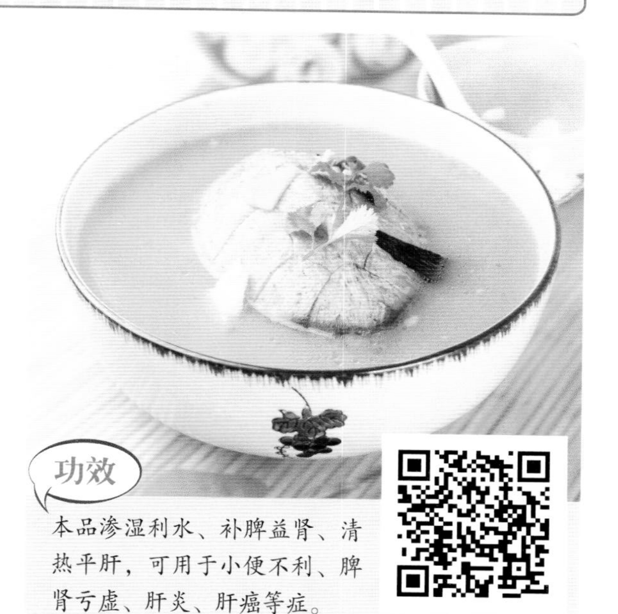

功效

本品渗湿利水、补脾益肾、清热平肝，可用于小便不利、脾肾亏虚、肝炎、肝癌等症。

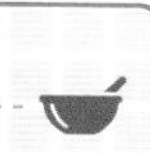

调理食谱 虫草山药排骨汤

●原料：排骨400克，虫草3根，红枣20克，枸杞8克，姜片15克，山药200克

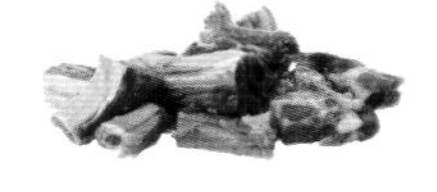

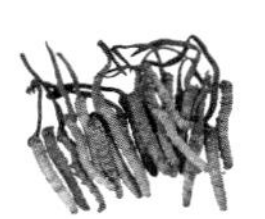

●调料：盐2克，鸡粉2克，料酒16毫升

●制作：

①将洗净去皮的山药切成丁。

②锅中注水烧开，倒入洗净的排骨，加入料酒，煮沸，汆去血水，捞出待用。

③砂锅中注水烧开，放入红枣、枸杞、虫草、姜片、排骨、山药丁，煮沸，淋入料酒，用小火煮40分钟，至食材熟透，放入盐、鸡粉，拌匀即可。

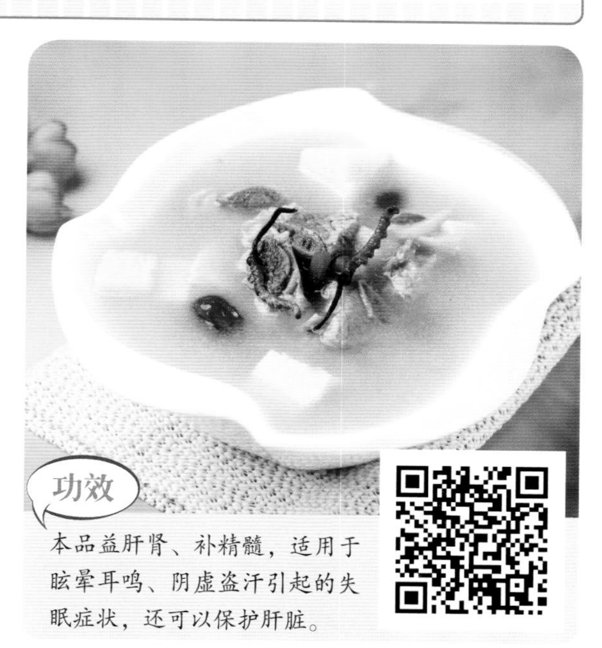

功效

本品益肝肾、补精髓，适用于眩晕耳鸣、阴虚盗汗引起的失眠症状，还可以保护肝脏。

调理食谱 当归党参瘦肉汤

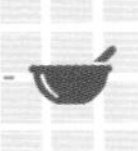

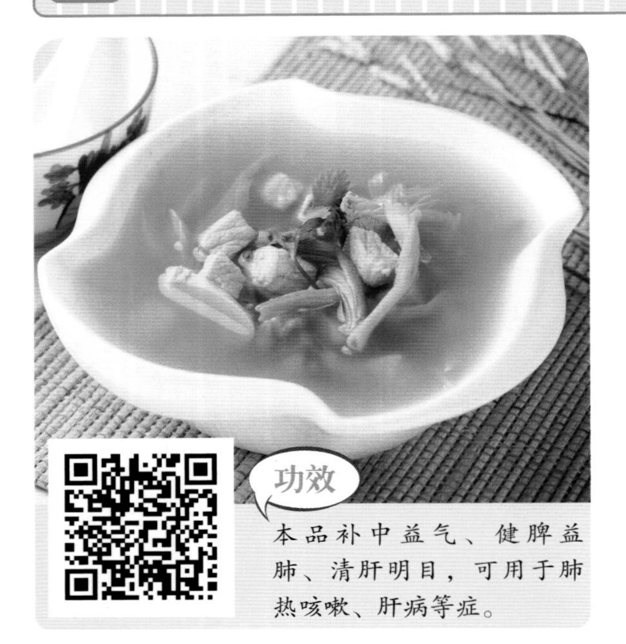

功效

本品补中益气、健脾益肺、清肝明目，可用于肺热咳嗽、肝病等症。

●原料：猪瘦肉300克，水发黄花菜100克，当归8克，党参15克，姜片30克

●调料：盐3克，鸡粉3克，料酒10毫升

●制作：

①将猪瘦肉洗净切丁；黄花菜洗净去蒂，备用。

②锅中注水烧开，放入瘦肉丁，搅拌匀，煮1分钟，汆去血水，捞出备用。

③砂锅中注入适量清水烧开，放入备好的当归、党参、姜片、瘦肉、黄花菜、料酒，搅拌匀，用小火炖30分钟，至食材熟软，放入盐、鸡粉，搅匀至食材入味，盛出装入盘中即可。

调理食谱 桑叶海带炖黑豆

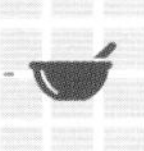

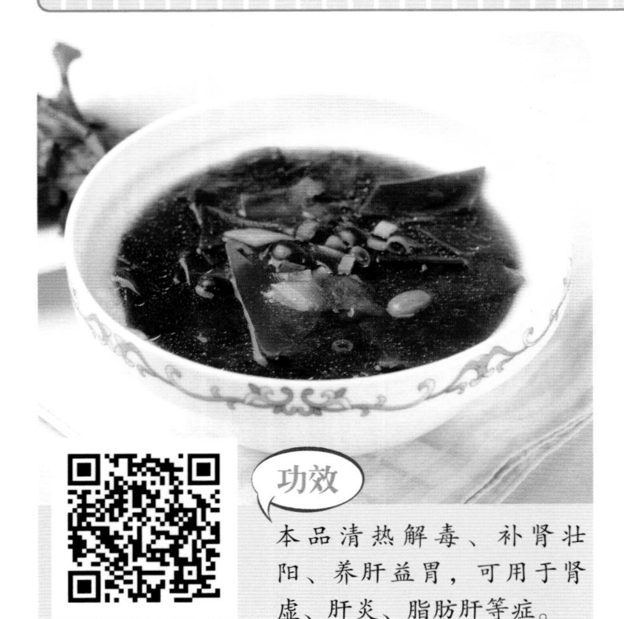

功效

本品清热解毒、补肾壮阳、养肝益胃，可用于肾虚、肝炎、脂肪肝等症。

●原料：桑叶5克，海带170克，水发黑豆100克，姜片、葱段各少许

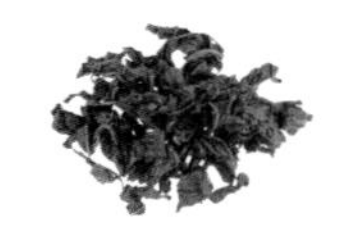

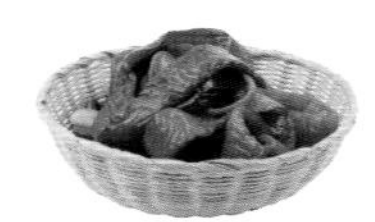

●调料：盐2克，食用油适量

●制作：

①将洗好的海带切成条，再切成小块。

②砂锅注入适量的清水烧开，倒入桑叶，拌匀，盖上盖，小火炖15分钟至药性完全析出，掀开盖，倒入黑豆、海带，搅拌匀，盖上盖，小火炖30分钟。

③掀开盖，放入食用油、盐，搅拌均匀，使食材更入味，盛出装入碗中，撒上葱花即可。

附录1 运动也可保肝护肝

生命在于运动，对于维持健康的体魄，尤其是肝脏的良好状态，运动是非常重要的手段。肝病患者可选择一些“慢”运动，如散步、慢跑、打太极、练瑜伽等慢运动来进行锻炼。

有空多散步，护肝又长寿

散步可以改善血液循环，刺激肌肉组织。通过散步，可达到排毒解压、锻炼身体的功效。研究表明，每天散步半小时，对全身的血液、淋巴循环都非常有帮助，在排毒、助眠、增加活力等方面都有很大裨益。

中老年人或肝病患者非常适合散步这种锻炼方法。值得注意的是，在散步前需要准备合脚的软底运动鞋和宽松的运动装。软底鞋可以缓解脚底压力，防止关节受损。还可以准备一壶白开水，可适当加些糖、盐。白开水是最好的止渴饮品，而糖和盐可以分别预防低血糖和防止流汗过多而引起的体内电解质平衡失调。散步需要选择适当的天气、路线、时间，并在散步前做必要的准备活动，比如活动一下手腕、脚踝，扭扭腰，转转头，避免运动损伤。散步还要尽量避开潮湿、有大风或其他极端恶劣的天气。路线上宜选人流少、通风、空气好的去处。

慢跑也能护肝

慢跑已成为治疗肝病肥胖症、孤独症、忧郁症和虚弱症等众多疾病的重要手段。以慢跑的标准姿势跑步，可以活动全身，让锻炼的效果更显著。标准姿势为：两眼平视前方，肘关节前屈呈90° 平行置于体侧，双手松握空拳；略抬头挺胸，上体略向前倾与地平面呈85° 左右；双脚交替腾空、蹬地，脚掌离地约10厘米；全身肌肉放松，用轻而略带弹跳的步伐前进，上肢屈肘保持60° ~90° ，在身体左右侧平行地自然摆动；呼吸自然，鼻吸鼻呼或鼻吸口呼，必要时口鼻可同时呼吸。

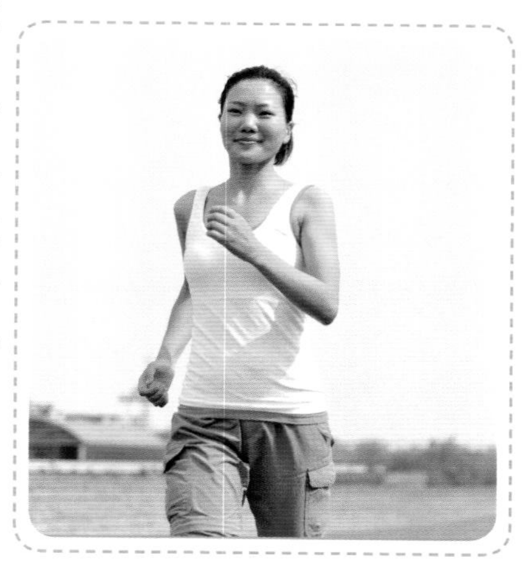

在慢跑中还需注意，跑时躯体要保持正直，除微前倾外，切勿后仰或左右摆动；肌肉及关节要放松；上肢要前后摆动，以保持前进时的动作及惯性；尽量用鼻子呼吸，这样可有效地防止咽炎、气管炎；慢跑也需量力而行，跑步过程中如遇头晕、胸部有紧束感、心悸气促及肝区胀痛不

适等情况，一定不要突然停跑，而是要改跑为走，慢慢地停下来。若这种情况反复出现，要果断地改慢跑为走路锻炼，同样可达到康复运动效果。慢跑后体热汗出，此时切忌贪凉，如饮用冷饮、冲冷水澡、吹冷风等，均会造成对身体的损害。

闲时打太极，抗击肝病又护肝

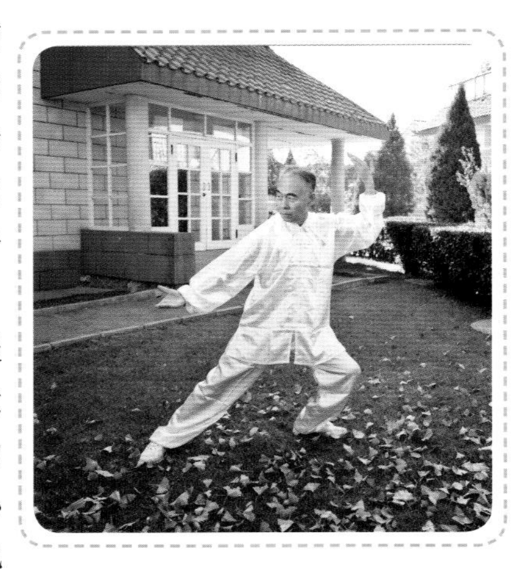

太极拳把我国传统的拳术、导引术和吐纳术三者结合起来，成为治病强身、增强体质、延年益寿的体育和武术运动，具有非常好的医疗保健功效。太极拳被广为推荐，是适合中老年人养生的健身运动。它既不受时间的约束，也不需要什么健身器材，且动作柔和，有强身健身的效果，对于慢性病的恢复也有很好的辅助作用。

闲时打打太极拳，对身体有很好的保健功效。太极拳讲求意境，舒体静心，摒除杂念，注意力集中，用意不用力，这些都是对大脑活动的良好训练因素。练拳的人常有这种感觉，即练时周身舒适，练后精神焕发、心情愉悦。打太极时会牵动各组肌肉、关节，其有节律地均匀呼吸运动，特别是横膈的运动，能加强肝脏的血液及淋巴循环，减少肝内瘀血，是一种消除肝毒的良好方法。打太极要求深长均匀的自然呼吸，因为气沉丹田，就更好地加速了血液与淋巴的循环，加强了肝细胞的营养，改善肝脏的代谢过程，为肝脏受损组织修复和肝脏疾病的康复建立了良好条件。很多老年人的疾病是与新陈代谢的降低分不开的。坚持打太极拳，对降低血液胆固醇含量，预防和治疗脂肪肝有着良好作用。

走路疗肝有妙招

走路人人都会，非常简单，但是走路也是有很讲究的，只要掌握好走路的技巧，就能达到护肝、疗肝的效果，可选择“趾抓地走路法”和“脚跟行走法”来交替锻炼。

趾抓地走路法：肝病患者双脚自然站立，与肩同宽，双臂向前上举，与肩同高即可。脚跟慢慢抬起，直至身体重心全部集中在脚趾上，用脚趾做使劲抓地动作，身体逐渐平衡后，脚跟再慢慢放下。以如此重复10～20次为宜。

脚跟行走法：上面是用脚尖保持身体的平衡，而这个方法则是利用脚跟。肝病患者双脚自然站立，与肩同宽，双臂微微抬起放于身体两侧，保持身体平衡。脚尖慢慢抬起，将身体重心完全集中在脚跟上，待身体平稳后，开始行走，走路过程中应注意，脚尖不能着地，要完全用脚跟走路。刚开始练习时坚持3～5分钟即可，之后可逐渐增加到10～20分钟。

起床前做做“护肝功”

对于肝病患者，在醒来后不要急着穿衣起床，起床前可以做做“护肝功”。首先放松身体，平躺在床上，双脚自然打开，双手微开放于身体两侧。在做动作前，应让自己的呼吸保持均匀，然后双膝尽量弯曲，双脚向上抬起，双手缓缓抱膝于胸前，双腿、双手同时施力，将身体尽量蜷成一团。然后俯趴在床上，双脚自然伸直，双手上举使身体摆成“一”字形。然后吸气，在吸气的同时双腿保持伸直状；腿向上抬起，双手及头也向上用力抬起。呼气时慢慢还原。

肝病患者身体自然放松，平躺在床上，双脚伸直，双手微开放于身体两侧。准备工作做好后，先屈左膝，将左小腿压于左大腿下方，脚背伸直，压在臀部下方。屈右膝，将右小腿压于右大腿下方，脚背伸直，也压在臀部下方。然后双臂向上向前用力伸展，上半身随着手臂的动作用力向上抬起，压迫小腿及脚部。护肝功可促进血液循环，加强肝脏解毒功能。

练练瑜伽，慢生活养肝

瑜伽是动静结合、节能的有氧运动，可优化人体内环境，以适应生存的外环境，适合各种年龄段的人来练习。瑜伽主要用于调理整体，提高人体的自愈能力，使全身各部分得到治疗，对肝病、高血压、心脏病、肥胖症、失眠、便秘、肩周炎、头痛、坐骨神经痛、神经衰弱、痛经等都有很好的疗效。

对于肝病患者，可先练简单的瑜伽姿势。练习有氧运动姿势可使自己身体免疫力得到增强。关键是要循序渐进地进入这种状态，切不可使自己超出轻松舒适的范围。时间要求是一天中饱食后的1~2小时外的任何时间段。肝病患者为求得效果，可以多练习下面这几组动作。

膝盖触头式

平躺于垫子上，抬起一条腿，弯曲膝盖并把手放在小腿上，柔和地拉向身体，用头触碰膝盖。用另一条腿交替重复这个动作。记得要非常柔和。这个动作可以增强腹肌，还能够加强脊柱部位的颈、腰和骶部的肌肉。

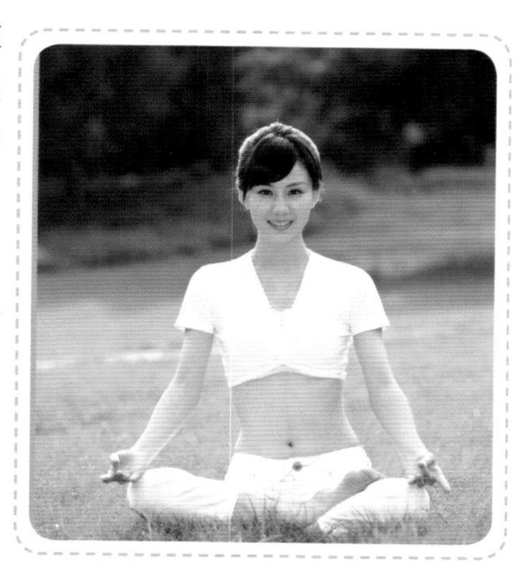

蛙式

坐在垫子上，两只脚掌并拢，双膝舒适地分开，抓住脚掌并轻柔地用头去碰脚。这样能增强骨盆部位的柔韧性，并抻拉大腿内部。这个动作可以应用于运动之后的平静调整。

眼镜蛇式

在垫子上俯卧，腿脚并拢，双掌紧按于两肩旁，用背肌而不是胳臂使力，使背拱曲，眼睛能平视天花板，使肚脐被压向垫子。以这个姿势处于放松状态持续10～20秒，即可感受到背部的疼痛消失。最后缓慢地卧到垫子上，脸转向一侧，手掌向上，放松20秒以后再重复全套动作。

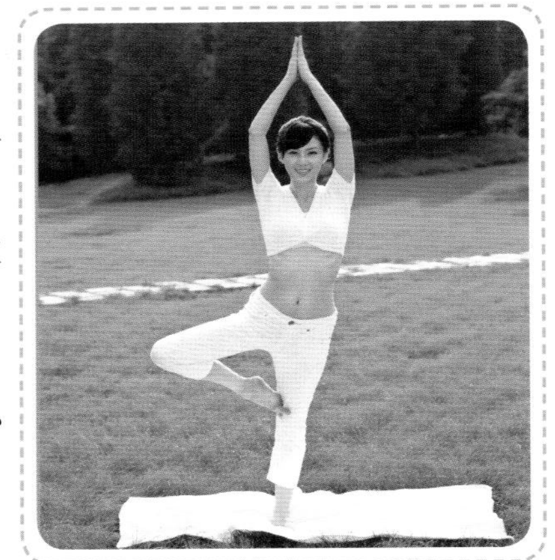

单足伸展式

站直，双脚与肩同宽，平稳呼吸；吸气，用双手将右脚置于左腿膝盖处；呼气，双手合掌于胸前；吸气，再慢慢向上举过头顶，保持左腿及指部挺直，坚持3次呼吸。换左脚再做。

仰卧式完全放松

仰卧于垫子上，双臂分别于体侧打开30度角，手心向上，双腿自然分开，保持均匀而顺畅的呼吸。

扎好马步做家务

日常生活中，肝病患者不适宜进行剧烈运动，但可以通过做些家务让身体每天适当地活动一下。可是做家务却不能称之为运动，它所达到的活动效果还不如10~20分钟的散步。其实，有一个很好的方法可以使肝病患者在做家务的同时，又能达到运动的效果，那就是扎着马步做家务。

肝病患者在洗碗刷锅时，先将双脚左右分开，双脚距离应比肩宽，另外，双脚应保持平行，不宜歪斜。然后膝盖慢慢屈起，将身体重心放于两腿之上，最佳的动作是双腿的大腿与地面保持平行。一开始扎马步时觉得有些吃力，可减少膝盖的弯曲程度，待逐渐适应之后，再慢慢增加膝盖的弯曲度。另外在刷牙洗脸时，也可以先扎上马步，同样可达到治病强身的效果。

扭腰抡臂，做做健肝操

肝病患者双脚自然站立，双脚距离约与肩同宽，膝盖微微弯曲，身体缓缓做下蹲动作。在下蹲的同时，上半身各处关节应保持放松状态，待肝病患者感觉无法继续下蹲时，缓缓扭动腰部。在扭腰时，肩部配合扭腰的动作也缓缓晃动，并保持上半身各处关节依旧处于放松状态。上半身放松的同时，下半身应承受身体的全部重量，重心下移，呼吸均匀且宜缓慢，不宜忽快忽慢。将精神全部集中在腹部，肝病患者在练习5~10分钟的扭腰运动后，稍微休息片刻后，双脚自然站立，距离略比肩宽，再缓缓做下蹲动作。无法再下蹲时，将全身各处关节放松，两臂伸展于身体两侧，先同时由前向后抡臂10次左右，再同时由后向前抡臂10次左右，感觉上半身的肌肉在双臂的带动下全部运动过即可。

肝病患者双脚自然站立，双脚间距离与肩同宽。让上半身处于完全放松状态，用力扭动腰部。在扭腰的同时，应让双臂随着扭腰的动作前后左右抡摆，以击到身体不疼为宜。这样做可以起到甩臂放松的目的，还能在甩臂的同时对上半身进行轻微击打，有按摩的作用。坚持3～5分钟即可。需要注意的是，在扭腰抡臂的时候，应避免头部随着身体大幅度晃动，这样会有头晕感，时间过长会使患者站立不稳，导致意外发生。

强肝健体头部操

肝病患者做强肝健体头部操的时候，首先要将双脚自然分开，抬头挺胸将脖子拉直，双手叉在腰上，右脚向前迈出一小步。接着，双手按在腰部用力向下按，同时头扭向一边，感觉到脖子上的筋已经拉直，头再也扭不动时即可。扭头的时候力度不能太大，以免造成脖子扭伤。然后慢慢将头扭回原位，休息片刻后，头向另一边扭去，动作要领一样。

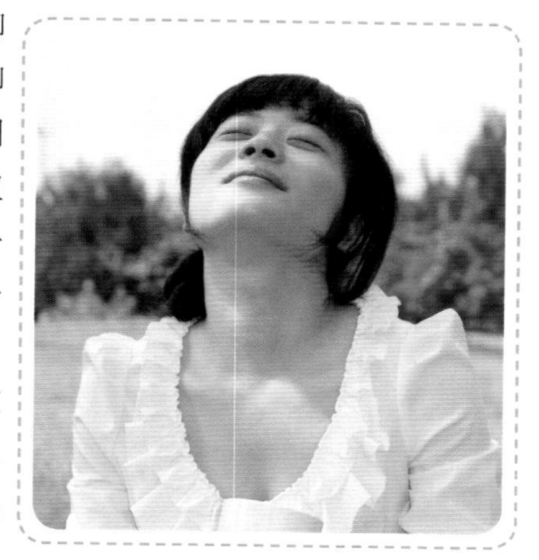

扭完头之后，再接着做偏头动作。肝病患者全身放松，自然站立，头先从左到右微微转几圈，待活动开之后，再慢慢朝左肩偏头，最好能将耳朵贴在肩部。如果做不到，也不要心急，需要慢慢练习。一般来说，做操的时间越长，脖颈间的柔韧性也就越好，动作也就会做得越到位。需要注意的是，切不可强行偏头，以免扭伤脖筋。向左偏头之后，稍停一会儿，再慢慢向右偏头，如此反复左右各歪10~20次即可。

踢腿运动护肝脏

不要以为只有跑跑跳跳才算是运动，简单地踢踢腿、伸伸胳膊也是不错的锻炼。尤其是中老年肝病患者，无法进行过于剧烈的体育锻炼，而散步走路又太单调，这个时候，在三部曲之余踢踢腿，既能使肌肉得到充分的放松，又能改变一下运动方式，调动患者的运动积极性。

肝病患者双脚自然站立，缓缓屈膝抬起左脚，将身体中心全部放在右脚上。然后由缓到急，慢慢将左腿由后向前甩出去。在进行此动作时，也可以借助墙或树干，一只脚站立，另一只脚前后反复，5~10次后换腿。

需要注意的是，进行上面这些运动的时候要适量喝水，以白开水为佳，以补充身体的需求。

附录2 “小动作”护肝法

养肝护肝，除了饮食要有所注意外，生活中可结合一些方法来护肝，如梳头、叩齿、转眼睛、掸耳朵、伸展肢体、锻炼握力，这些养肝小动作都是有大道理的。

常梳头——气血顺则百气通

保护肝脏，要常梳头。“肝”与“头”的关系主要体现在“气血”上，人体诸阳经汇聚在头，头为气血运行最为旺盛之处，而中医认为，“肝藏血”“肝主疏泄”，所以我们才说，头部的气血运行与肝脏的生理功能是否正常有着非常密切的关系。

经常梳头能让气血通顺。每次梳头，梳齿都会在头皮上滑动一定距离，这样头皮下的气血运行速度也比平常快了许多，这就是中医里常说的“行气活血”。其机制和推拿、刮痧相近。当梳头达到行气活血的效果之后，肝脏也能更好地得到血液的濡养。气血运行更加通畅，气血散布也就相应增多，被濡养的部位也会更加健康。

中医认为，“发为血之余”，而“肝藏血”，头发的养分都来自肝脏，所以勤梳头有助于通行血脉，不容易产生白发。再者，肝主疏泄，梳头，有助于气机的调达、舒畅。因此，每日看似平常的梳头，对肝脏益处良多。

梳头的季节也有所有讲究，一年中以春季每天梳头的保健功效最佳。《养生论》中说：“春三月，每朝梳头一二百下。”春天，大自然中阳气升发，万物萌生，而人体也顺应自然，体内的阳气向上向外升发，表现为代谢旺盛，生长迅速，毛孔舒展。一年里尤其是春季常梳头可以通达气血、宣发阳气，对于肝脏的保健非常关键。

齿常叩——补肾精、养肝血

叩齿即上下牙齿相抵的过程，叩齿实际上也是在健齿和健骨。

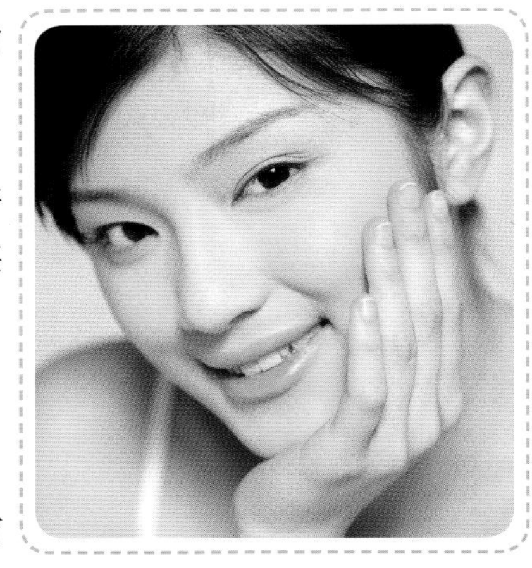

《杂病源流犀烛·齿唇舌病源流》中记载：“齿者，肾之标。”牙齿由肾中精气所充养，肾中精气充沛，则牙齿坚固而不易脱落；肾中精气不足，则牙齿易于松动，甚至损坏脱落。牙齿健康与否成为肾健康与否的标志之一。叩齿能健齿、充肾精，故可健肾。

当然，叩齿也能护肝养肝。中医认为，肝肾同源。在非健康状态下，肝血不足和肾精亏损多可相互影响，以致出现头昏目眩、耳聋耳鸣、腰膝酸软等肝肾精血两亏之证。因此，我们说常叩齿，可以补肾精，亦可养肝血。

古人认为：“齿健则身健，身健则长寿。”唐代名医孙思邈主张“清晨叩齿三百下”；宋朝大诗人苏东坡也有叩齿健身的习惯，他曾说：“一过半夜，披上上衣面朝东南，盘腿而坐，叩齿三十六下，当会神清气爽。”古谚语曰：“晨起，叩齿三百响，齿坚固。”叩齿适合早起后，心平气和，放松全身，闭目，口唇微闭，然后使上下牙齿有节奏地互相叩击，铿锵有声，次数不限。刚开始锻炼时，可轻叩20次左右，随着锻炼的不断进展，可逐渐增加叩齿的次数和力度，一般以36次为佳。力度可根据牙齿的健康程度量力而行。

津常咽——生津液、养肝阴

中医中的“津液”是人体正常水液的总称，是由饮食水谷精微所化生的、富于营养的液体物质。津液又泛指一切体液及其代谢产物。

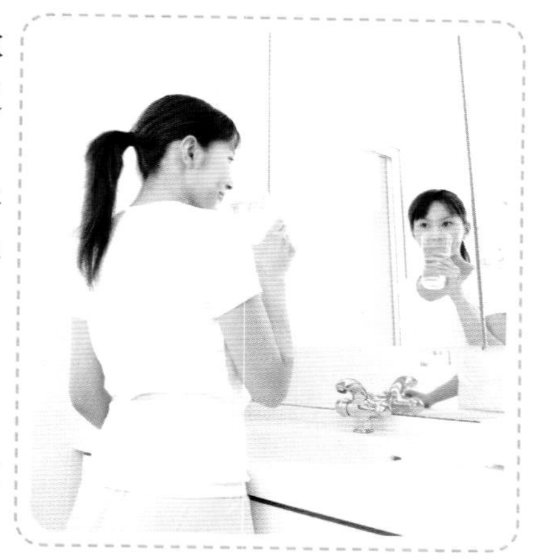

津液的功能有三处与肝阴有关。一是滋润濡养。肝脏“体阴而用阳”，“阴为主，阳为用”，故输送到肝脏的津液对于肝之本脏非常重要。

二是化生血液。津液是化生血液的基本成分之一，通过细小脉络渗入血脉之中，随即作为血液来到肝脏。肝为刚脏，且为藏血之府，非柔润不和，必赖阴血之滋养，方能发挥其正常的生理作用。

三是调节阴阳。津液作为热量的载体，在人体各处游走，并因外界温度的变化而出入人体。因此作为阴液的一部分，津液对人体的阴阳平衡起着调节作用。

脏腑之阴是否正常，与津液的盛衰是分不开的。肝阴尤为如此。实际上，唾液不仅对肝脏有益。中医学认为唾液能滋养五脏六腑，而现代医学研究亦证明，唾液中有许多与生命活动有关的物质。

“津常咽”指的是经常吞咽唾液。唾液作为津液的一部分，唾液濡养、滋润着食管和胃表面的一层黏膜。其道理与饭前喝少量汤水相近，起到润滑、保护的作用。如此，脾胃作为“后天之本”，就能更好地消化和吸收水谷精微，其生成的津液被输送到全身各处。

从传统中医养生之道来看，“叩齿”和“吞津”可以一起进行，叩击后用舌在口腔内贴着上下牙床、牙面搅动，用力要柔和自然，先上后下，先内后外，搅动36次，可按摩齿龈，改善局部血液循环，加速牙龈部的营养血供。当感觉有津液（唾液）时，不要咽下，继续搅动，等唾液渐渐增多后，以舌抵上腭部以聚集唾液，鼓腮用唾液含漱数次，最后分三次徐徐咽下。每当做时以10次为佳，一天当中早、中、晚各叩齿10次，多做更佳。

睛常转——双目灵、肝健康

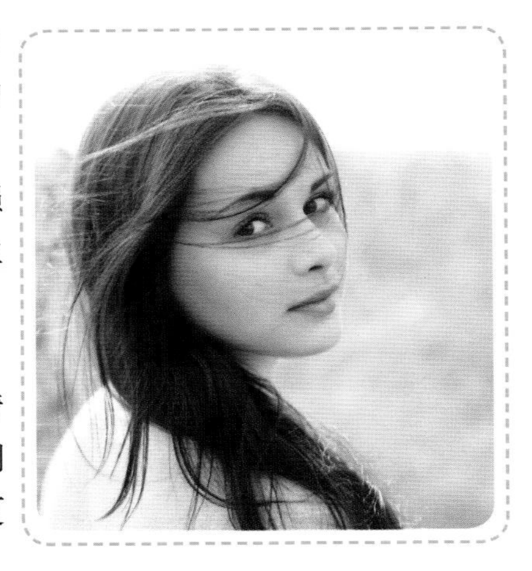

“睛”即“眼睛”“目”。中医认为，“目”由脏腑先天之精所成，为后天之精所养。与五脏六腑均有关联，尤与肝的关系最为密切，其与肝、胆、筋、爪等共同构成肝系统，系统中的各部分处于俱荣俱损的关系。《素问•阴阳应象大论》称“东方生风，风生木，木生酸，酸生肝，肝生筋，筋生心，肝主目”，非常精辟地说明了肝、筋、目之间一脉相承的关系。

眼睛过于疲劳，相应地耗损肝之精气。运动眼睛之所以有助于养肝，也因为肝受血而能视。肝和，则目能辨五色，通过对双眼的按摩保健，使眼球得到更多的精血濡养。

在日常生活和工作中，经常推拿眼周诸穴，可以缓解视疲劳，保护视力，同时可以有效减少眼周皮肤的细纹，而最重要的是可以达到肝脏保健的目的。具体方法为：快速对搓两手小鱼际十几次，轻闭双眼，将发热的小鱼际置于眼球上，从眼内眦向眼外眦熨9次，重复两遍。揉按眼睛至太阳穴，两手大拇指置于耳垂后，示指置于太阳穴，中指置于瞳子髎穴，示指、中指自内而外揉10次，以酸胀为限度。

耳常掸——护肝又治疗耳鸣

中医认为，耳与脏腑如肾、肝胆、脾胃，与经络、腺体都有密切的联系。人体任何部位发生病变都可通过经络反映到耳郭相应的部位上。从养生的角度来说，对耳朵进行按摩，是事半功倍的。经常对耳进行按摩、拉引刺激，可促进血液、淋巴循环和组织间液的代谢，调理人体各部位及脏腑功能，达到健身强体、延年益寿的目的。

运动耳朵有助打通全身经络。经常对耳郭、耳根进行拉、摩、敲、搓、捏活动，可以刺激耳郭的末梢神经及微血管，使局部循环加快，并有助疏通全身经络，增强代谢功能，促进血液循环，对防治疾病、增强体质很有益处。下面介绍几种常用的按摩手法。

摩搓耳郭

患者取舒适的坐姿或站姿，两手五指并拢，手掌心分别横置于两耳郭上，均匀、有力地顺向脑后推摩，再倒向面部按摩。倒向面部按摩时手掌心将耳郭压倒并按摩耳郭背部。一前一后为1次，每天做9次为宜，力度以摩搓后两耳郭有热感最好。

捏揉耳尖

患者取舒适的坐姿或站姿，用双手示指、拇指指腹捏、揉、抖耳尖半分钟左右。经常捏揉耳尖具有镇静、止痛等功能。

捏弹耳垂

患者取舒适的坐姿或站姿，以双手示指、拇指指腹捏揉双耳垂，为使耳垂发红发热，先轻轻捏揉半分钟，然后将其揪住向下拉，再放手。经常捏弹耳垂可以促进血液循环，延缓老年性耳聋，减少耳鸣。

牵拉全耳

患者取舒适的坐姿或站姿，右手绕过头顶，以大拇指、示指夹耳尖向上牵拉左耳36次，左手亦同理。这样能够提高免疫系统的功能，促进颌下腺、舌下腺的分泌，起到保护视力、减轻咽喉疼痛、防治慢性咽炎等作用。

双手扫耳

患者取舒适的坐姿或站姿，用双手手掌把耳朵即耳郭向前推扫，再把耳郭向后推扫。此法可激活免疫系统功能，可醒脑、补肾、调和阴阳，增强抗病能力。

手摩耳轮

患者取舒适的坐姿或站姿，双手握成空拳，为使耳轮充血发热，以大拇指、示指捏揉耳轮并沿耳轮上下来回摩擦数十次，此法有保肝、补肾等作用。

腹常运——气通则血通

中医认为，腹部属中下焦，内藏肝、脾、肾、胆、胃、大肠、小肠、膀胱、胞宫，亦为诸经循行之处。这其中，以气机运行最为重要。而气为血之帅，气推动着血液的运行。如果气机阻滞，会出现血瘀。如果气机紊乱，或者气逆于上而血随气逆，或气陷于下而血随气陷。而经常运腹气可以使气通畅，气畅则血通，肝气条达。

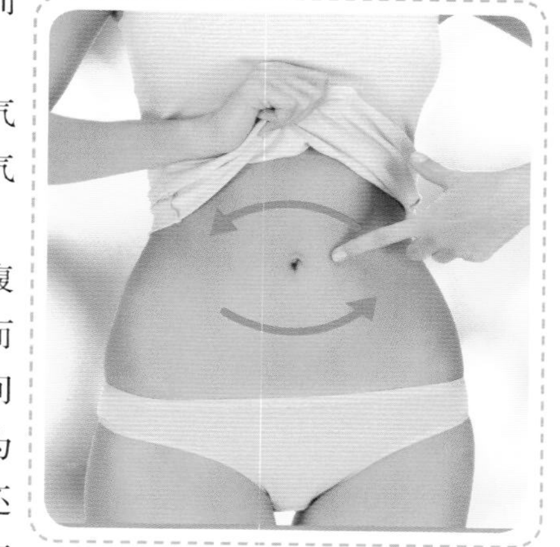

肝病患者以及中老年人可以经常运腹气。“运腹气”是指日常饭后，用手按揉胃部以及脐周各处。而此处我们讲的已不仅限于饭后，还包括日常其他时间段。需要补充的是，运腹气时宜按逆时针方向，因为这与小肠、大肠的蠕动和推动糟粕方向一致，这样还有助于治疗便秘。人们在揉腹的过程中，会使聚集在体内的郁气得到有效疏解，因而在一定程度上，可以起到疏肝理气的作用。

运腹气包括“按揉腹部”和“推腹部”两种方式。按揉腹部可以将手掌停在腹部的某个位置，以顺时针或逆时针方向（最好是逆时针方向），对该位置加以轻揉按摩。推腹时则可以用手掌掌根对腹部及周围进行由上而下的推送。可以在晚上睡前进行一次，早晨起床后也可以再进行一次。

锻炼握力——可养肝，助长寿

中医理论认为，人手的握力与肝经有着非常重要的关系。

肝在中医里面属于阴之性，有生发的能力和条达之性。肝功能好的人，精神状态和身体素质都会不错。我国道家认为，无名指的指根处为肝的风窍。因此，肝经能决定人手握力的大小。而人手握力的大小又决定着人的长寿与否。所以说，人要想护肝，应该经常锻炼手的握力。

日常生活中，我们经常见到有些老人手里握着两个核桃，相互揉转。其实，这是一个很好的锻炼手的握力的方法。把两个核桃放在手心，揉来揉去，可使每根手指都能很好地得到活动。核桃在手心当中正好形成一个太极之象，故也可叫作太极球。

除此之外，还可选用示指相敲的锻炼方法。方法很简单，只需十指相对，互相敲击，就可以有效地锻炼手指的灵活性，从而也达到锻炼肝气的目的。

身体抖一抖，百病绕着走

锻炼身体其实很简单，并不一定要好的装备、复杂的动作，有时候只需要进行简单的抖动动作，就可以预防并治疗多种疾病。全身抖动比散步、跑步更能消耗体内脂肪，达到锻炼身体的效果。

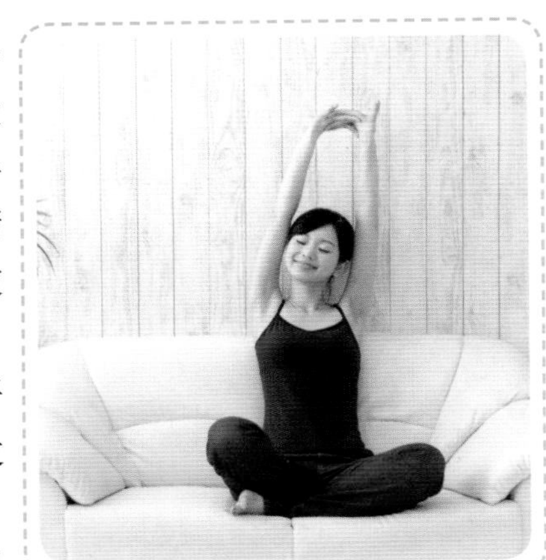

肝病患者可以双脚自然分开站立，双脚距离保持与肩同宽，先将呼吸调匀，使全身处于非常放松的状态。双手伸展，平举于身体两侧，右脚向右边跨出半步，然后深呼吸，在呼气的同时全身抖动。将全部精力集中在呼吸上，想象身体中的病气在抖动中全部被甩出来。

全身抖动时力度要大，但是要注意保持身体平衡，双脚用力抓地，以免抖动过程中因站立不稳而发生跌倒。

双手抖动时，可以前后左右抖动，也可以上下抖动，只要肝病患者觉得舒畅，什么姿势、什么动作都可以。

每天坚持早晚各抖动1次，每次进行10~15分钟即可。需要注意的是，全身抖动时要选择宽松的衣服，还要循序渐进。